U0262551

超声心动图诊断

第2版

主 编 杨 娅 马 宁 李嵘娟 谢谨捷

科学出版社

北京

内 容 简 介

全书分为三篇34章。第一篇为总论，介绍了常用超声心动图技术和正常表现、超声心动图在外科手术和介入治疗术中的应用及与心血管疾病相关的主要症状和体征、超声心动图的应用价值和心功能评估等。第二篇和第三篇分别介绍了先天性心脏病及获得性和遗传性心脏病。在各章节中同时介绍了临床表现、检查适应证、结合病例描述超声心动图表现、诊断要点、鉴别诊断和注意事项等。结合疾病的特征性表现配以丰富的图像。特别针对每个疾病的特点讲述了超声心动图报告的书写要点。全书内容简明实用、层次清晰、图文并茂，适合超声心动图工作者和心脏内、外科医师学习参考。

图书在版编目 (CIP) 数据

超声心动图诊断 / 杨娅等主编 . —2 版 . —北京：科学出版社，2021.1
ISBN 978-7-03-067864-5

Ⅰ . ①超… Ⅱ . ①杨… Ⅲ . ①超声心动图－诊断 Ⅳ . ① R540.4

中国版本图书馆 CIP 数据核字（2021）第 011808 号

责任编辑：郭　威 /责任校对：张　娟
责任印制：赵　博 /封面设计：龙　岩

科 学 出 版 社 出版
北京东黄城根北街16号
邮政编码：100717
http://www.sciencep.com

三河市春园印刷有限公司　印刷
科学出版社发行　各地新华书店经销
*

2021年1月第 一 版　开本：880×1230　1/32
2021年1月第一次印刷　印张：13 1/2
字数：512 000
定价：138.00元
（如有印装质量问题，我社负责调换）

编著者名单

主　编　杨　娅　马　宁　李嵘娟　谢谨捷

副主编　崇　梅　李宜嘉　杨　娇

编　者（按姓氏笔画排序）

马　宁	马　宁(小)	马晨嫄		王　征
王　琴	王月丽	王本荣	王佳洁	王艳红
亢爱春	付　萌	曲泡晨	吕　宁	任红艳
刘　琳	刘国文	刘银琢	孙　妍	孙琪玮
苏瑞娟	李丽萍	李宜嘉	李嵘娟	李静雅
杨　娅	杨　娇	杨　静	宋　砾	张　伟
张　洁	张　涵	张　琪	张芮英	张若冰
陈　琪	陈艺飞	罗向红	房　芳	赵　旭
赵小琪	赵昱晗	赵雪艳	胡国兵	秦　淮
徐丽媛	徐梦思	栾姝蓉	崇　梅	章新新
韩吉晶	谢谨捷	蒲利红	裴金凤	潘宇帆
薛静莉	魏光霞			

前　言

　　全书分为总论、先天性心脏病、获得性和遗传性心脏病三篇，图文并茂，与临床密切结合，实用性强。第一篇总论共4章，主要介绍超声心动图常用技术（包括二维超声、M型超声、脉冲多普勒、连续多普勒和彩色多普勒，超声造影、负荷超声心动图、经食管超声心动图和三维超声心动图等）、正常超声心动图表现，以及超声心动图在外科手术和介入治疗术中的应用。同时介绍了与心血管疾病相关的主要症状和体征、超声心动图的应用价值和心功能评估等。第二篇先天性心脏病共22章，较为全面地介绍了常见的和复杂疑难的先天性心脏畸形。第三篇获得性和遗传性心脏病共8章，包括心脏瓣膜病变、冠心病、心肌病、主动脉病变、高血压性心脏病、肺动脉高压与肺栓塞、心脏占位性病变和心包疾病。每个章节系统而简明地介绍了心脏大血管疾病的主要临床表现、超声心动图检查的适应证、超声心动图表现（包括二维和M型超声心动图、多普勒和超声造影表现）、诊断要点和鉴别诊断，以及超声心动图在预后判断和外科及介入手术中的应用价值，并特别提出在检查、诊断和随访过程中的注意事项和超声心动图报告的书写要点。全书选取特征性的图像，并在图中对解剖结构和疾病表现及测量进行了标注，能直观地说明超声心动图表现和定量分析方法。本书将超声心动图与心血管病相关的症状和体征、疾病的诊断和治疗及预后的判断密切结合，简明实用、方便查阅，可作为超声影像工作者及心脏内、外科医师的指导性参考书。

首都医科大学附属北京安贞医院
超声心动图一部
杨　娅

目　录

第一篇　总　　论

第二篇　先天性心脏病

第三篇　获得性和遗传性心脏病

本书配套短视频列表如下。

第一篇　总论
1-2-1　胸骨旁左心室长轴切面
1-2-2　胸骨旁心底短轴切面
1-2-3　胸骨旁右心室流入道长轴切面
1-2-4　胸骨旁二尖瓣水平左心室短轴切面
1-2-6　心尖四心腔切面
1-2-8　心尖左心室二心腔切面
1-2-9　心尖左心室长轴切面
1-2-10　剑突下四心腔切面
1-2-11　剑突下双房上、下腔静脉长轴切面
1-2-13　胸骨上窝主动脉弓长轴切面
1-4-4　肺动脉瓣和肺动脉主干血流
1-4-6　左心室流入道和二尖瓣
1-4-7　左心室流出道血流
1-5-2　左心室超声造影
1-10-2　术中三维超声
2-1-6　左心室三维成像（1）

第二篇　先天性心脏病
6-3-1　二尖瓣裂
6-5-1　完全三房心
7-1-2　二叶主动脉瓣（BAV）
8-1-1　三尖瓣下移畸形
9-1-1　肺动脉瓣狭窄
10-0-2　继发孔型房间隔缺损

第三篇　获得性和遗传性心脏病

英文缩略词表

英文缩写	中文全称
AAO	升主动脉
ALV	解剖左心室
AO	主动脉
ARCH	主动脉弓
ARV	解剖右心室
ASD	房间隔缺损
AV	主动脉瓣
BAV	二叶主动脉瓣
CS	冠状静脉窦
CTGA	矫正型大动脉转位
DAO	降主动脉
DOLV	左心室双出口
ECD	心内膜垫缺损
HV	左室发育不良
ILL	心房反位，心室左襻，大动脉左转位
IVC	下腔静脉
IVS	室间隔
LA	左心房
LAA	左心耳
LAD	左前降支
LCX	左回旋支
LIPV	左下肺静脉
LPA	左肺动脉

英文缩写	中文全称
LSPV	左上肺静脉
LSVC	左上腔静脉
LV	左心室
LVOT	左室流出道
MPA	肺动脉干
MV	二尖瓣
PA	肺动脉
PDA	动脉导管未闭
PMV	降落伞型二尖瓣
PR	肺动脉瓣反流
PV	肺动脉瓣
RIPV	右下肺静脉
RPA	右肺动脉
RSPV	右上肺静脉崤
RV	右心室
RVAW	右室前壁
RVOT	右心室流出道
SA	单心房
SDD	心房正位，心室右襻，大动脉右转位
SLL	心房正位，心室左襻，大动脉左转位
SVC	上腔静脉
TR	三尖瓣反流
TV	三尖瓣
VSD	室间隔缺损

第一篇 总 论

第1章

超声心动图常用技术

第一节 概 述

超声心动图对心血管疾病的诊断、治疗和疗效的判断具有重要的价值。常规超声心动图指经胸超声心动图（TTE），包括二维超声心动图、M型超声心动图和多普勒超声心动图。该技术无创、安全，与其他影像学技术相比具有可移动性、检查费用相对较低的特点，因此被广泛地应用于门诊、急诊、住院患者的检查，并用于危重症患者的床旁检查、导管室和外科术中监护。超声造影（又称声学造影）指右心造影，经静脉注入造影剂观察右心循环状况、解剖结构，判断有无心内、主动脉与肺动脉之间，以及肺动-静脉间的分流。通过肺循环的左心超声造影已取得初步的研究成果，本书不做详细介绍。负荷超声心动图通过观察负荷状态与静息状态超声表现，用于判断心脏的储备功能、心肌的供血情况和存活心肌。该技术需要进行运动试验或药物试验，存在一定危险，应严格掌握适应证和禁忌证，并严密观察患者的反应、心电图变化和血压状况等。经食管超声心动图（TEE）是将特殊的超声探头置于患者胃和食管内，从心脏后方观察心血管，克服了经胸壁超声图像受肺气肿、肥胖、胸廓畸形等因素影响的局限性。TEE为半创伤性的方法，需要有熟练的操作技术并掌握适应证和禁忌证。三维超声心动图日益成熟，已用于临床，本书仅做简要介绍。

第二节 二维超声心动图

由于心脏超声检查受肋骨和肺内气体干扰，透声窗很局限，常用的探查窗口为胸骨旁（胸骨左缘和右缘）、心尖部、剑突下及胸骨上窝。在每个探查窗口，通过人为地转动或调整探头角度可获得多幅长轴和短轴二维图像，从而实时显示心脏和大血管的断面图像。由于二维超声心动图图像是M型超声心动图、多普勒超声心动图和彩色多普勒血流显像的基础，因此如何获得高质量的二维切面图像对整个超声心动图检查至关重要。在此，我们对一些常用标准切面进行详细介绍。在实际工作中，不应仅局限于这些标准切面，应注意发挥超声心动图实时动态的特性，有针对性地对所观察的结构进行连续性扫查，切勿忽略对一些非标准切面和过渡切面的观察。

一、胸骨旁常用标准切面

1.胸骨旁左心室长轴切面　见图1-2-1（有视频）。

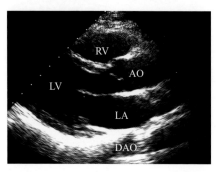

图1-2-1　胸骨旁左心室长轴切面（有视频）

患者取左侧卧位，通常探头示标朝右置于胸骨左缘第2～4肋间隙，使声束和右肩与左肋连线平行，获得切面相当于沿心脏长轴切开的心脏断面。胸骨旁左心室长轴切面是最重要、最常用的标准切面之一，不仅可观察左心室、室间隔、二尖瓣、主动脉瓣及主动脉根部等重要组织结构，还可作为M型测量的基础切面。

图像近场正中为胸壁，由前至后依次为右心室前壁、右心室、室间隔、左心室和左心室后壁。左心室位于右心室后方，两者间为室间隔，正常情况下室间隔参与左心室运动，与左心室后壁呈反向运动。

正常主动脉根部前壁与室间隔相延续，后壁与二尖瓣前叶呈纤维连续。左心室流出道（left ventricular outflow tract，LVOT）由前部的室间隔和后部的二尖瓣前叶围成，可在左心室长轴切面测量收缩期流出道宽度，用于计算每搏量。此切面可清晰显示二尖瓣及其附属的腱索及乳头肌，二尖瓣前后叶舒张期开放，收缩期关闭，瓣环前后径可在舒张早期（二尖瓣瓣叶开放达最大位置时）测量前叶与主动脉后壁纤维连续至后叶瓣根处（心房侧）的距离。

图像右侧为心底部，由前至后为右心室流出道、主动脉和左心房，正常三者内径比1:1:1。主动脉根部腔内可见右冠瓣和无冠瓣分别附着于前后瓣环，主动脉瓣环上方动脉壁稍向外膨出，为主动脉窦，窦以远为升主动脉，窦与升主动脉交界处称为主动脉嵴或窦管交界。主动脉根部后方为左心房，左心房前后径在收缩期测量，可观察房内肿瘤或血栓。

图像左侧为左心室心尖部，但应注意的是此时并不是真正解剖意义的左心室心尖部，因此在此切面不能准确评价左心室的心尖结构、室壁运动和径线。

通常在左心房后方可见到左下肺静脉入左心房。左心房后壁之后心包外可见一个圆形无回声结构，此为降主动脉横断面。于房室沟切迹处亦可见一个圆形无回声结构，此为冠状静脉窦。冠状静脉窦扩张时易与降主动脉相混淆。鉴别点在于降主动脉位于心脏外，其运动与心脏无关；而冠状静脉窦随房室环运动，同时要注意观察是否存在永存左上腔静脉、肺静脉异常引流入冠状静脉窦。

总的来说，胸骨旁左心室长轴切面的主要观察内容如下：

（1）观测右心室前壁厚度、运动及右心室前后径（舒张期）。

（2）观测左心房（收缩期）及左心室（舒张期）内径和容积，室间隔和左心室后壁的厚度（舒张期）及运动情况，观察室间隔连续情况，判断心腔大小。

（3）观察二尖瓣装置、主动脉瓣（瓣叶厚度及活动情况，有无瓣叶脱垂及狭窄、赘生物及穿孔等）有无异常。

（4）观察主动脉根部不同节段（瓣环、窦部、嵴部、升段）内径大小，显示主动脉瓣病变（钙化、赘生物、脱垂），瓣上、瓣下狭窄，主动脉扩张、内膜斑块、夹层等。

（5）观察各房室腔，判断其内有无肿物及血栓，明确位置、大小及运动情况。

（6）观察冠状静脉窦与降主动脉胸段的内径等情况。

（7）观察心包积液及评价心内肿瘤。

2. 胸骨旁心底短轴切面（大动脉短轴切面）　见图1-2-2（有视频）。

探头置于胸骨左缘第3、4肋间隙，在胸骨旁左心室长轴切面的基础上顺

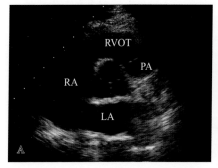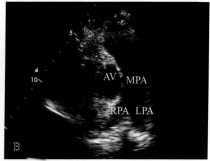

图1-2-2　胸骨旁心底短轴切面（有视频）

A. 显示主动脉瓣呈关闭状态，右心室流出道及肺动脉围绕其旁，主动脉瓣下方为左心房；
B. A切面基础上向左上方倾斜探头，显示出的主-肺动脉（MPA）及左、右肺动脉（LPA、RPA）

时针旋转90°即可获得。

主动脉呈圆形位于图像中央，为重要的解剖标志。自图像12点方位顺时针转依次可见右心室流出道、肺动脉、肺动脉主干及分支、左心房、房间隔、右心房、三尖瓣和右心室流入道等结构环绕其周围。

此切面是观察主动脉根部及主动脉瓣的重要切面。正常主动脉三瓣叶回声纤细，舒张期关闭呈"Y"字形，收缩期开放呈"▽"形。还可观察主动脉窦大小、左右冠状动脉起源及开口内径。此切面还可观察房间隔形态及与主动脉和房顶的毗邻关系，观察左心房、右心房内肿瘤或血栓，测量右心室前壁厚度，观测右心室流出道和肺动脉的形态、腔内结构及内径。

探头稍向上倾斜，可显示主-肺动脉及左右肺动脉分支和深部的降主动脉横断面，是观察动脉导管未闭的重要切面。探头稍向左上倾斜，可显示"牛角"形左心耳结构。此外，该切面有助于室间隔缺损分型、观察主-肺动脉间隔缺损及大动脉关系等。

胸骨旁心底短轴切面的主要观察内容如下：

（1）主动脉根部：观察主动脉内径，主动脉瓣叶数目、厚度、回声及活动状况，判断瓣叶有无狭窄及关闭不全。

（2）右心流出系统：观察右心室流出道、肺动脉、肺动脉主干及分支的宽度，判断有无狭窄及扩张；了解肺动脉瓣的厚度、回声及活动状况，判断瓣叶有无狭窄及关闭不全。

（3）左心房：观察左心房大小，其内有无异常回声。

（4）房间隔：观察房间隔的连续性，判断房间隔缺损的部位、大小及卵圆孔的情况。

（5）右心房：观察右心房大小，其内有无异常回声。

（6）三尖瓣：观察三尖瓣的厚度、回声及活动状况，判断瓣叶有无狭窄及关闭不全。

3.胸骨旁右心室流入道长轴切面 见图1-2-3（有视频）。

探头置于胸骨左缘第3～4肋间隙，将探头向下倾斜指向剑突和三尖瓣方向，并顺时针旋转探头15°～30°。

该切面主要显示右心房、三尖瓣、右心室流入道和右心室。重点观察三尖瓣前叶和后叶，最佳评价

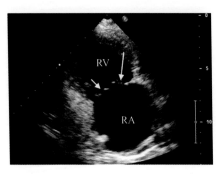

图1-2-3　胸骨旁右心室流入道长轴切面（有视频）

长箭头为三尖瓣前叶，短箭头为后叶

三尖瓣的结构和功能，特别是三尖瓣狭窄、脱垂、赘生物和Ebstein畸形。

右心室形状不规则，此切面测量右心室内径往往不如心尖四心腔切面准确，但能够观察右心房、右心室血栓和肿瘤；还可探及上、下腔静脉和冠状静脉窦入口及下腔静脉瓣结构；可作为引导导管进入冠状静脉窦的最佳切面。

在此切面基础上轻旋探头并向右上方倾斜，可同时显示右心室流入-流出道，由于与声束接近平行，因此对于右心室流出道的观察（尤其是血流频谱）优于大动脉短轴切面。

胸骨旁右心室流入道长轴切面主要观察内容如下：

（1）右心房和右心室：观察右心房和右心室的大小，其内有无异常回声。

（2）三尖瓣：观察三尖瓣前叶和后叶，判断瓣叶有无下移、狭窄及关闭不全。通过三尖瓣反流频谱估测肺动脉收缩压。

4.胸骨旁二尖瓣水平左心室短轴切面　见图1-2-4（有视频）。

探头置于胸骨旁第3～5肋间隙，由胸骨旁主动脉短轴切面探头稍向心尖偏斜获得。

切面图像从前向后依次是右心室前壁、右心室腔、室间隔、左心室和二尖瓣。左心室横断面呈圆形结构回声位于左后，右心室呈月牙形位于左心室右前方。

该切面可清晰显示二尖瓣前后叶舒张期瓣口开放呈"鱼嘴状"，收缩期合拢成一条弧线，是测量二尖

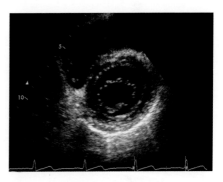

图1-2-4　胸骨旁二尖瓣水平左心室短轴切面（有视频）

瓣口面积的最佳切面，也是观察二尖瓣叶病变（脱垂、瓣叶裂、腱索断裂、赘生物）及分区（前/后叶由左前至右后依次为A1/P1、A2/P2、A3/P3区）的重要切面。

另外，还能观测肌部室间隔完整性，心室各壁基底段的厚度及运动幅度，节段性室壁运动异常和心脏功能。

胸骨旁二尖瓣水平左心室短轴切面主要观察内容如下：

（1）右心室：观察右心室壁厚度和运动，右心室腔的大小，其内有无异常回声。

（2）室间隔：观察肌部室间隔的厚度、回声和运动；判断室间隔的连续性。

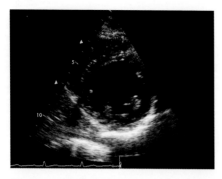

图1-2-5　胸骨旁乳头肌水平左心室短轴切面

（3）左心室：观察腔的大小，其内有无异常回声。判断左右心室的比例。

（4）二尖瓣：显示二尖瓣短轴，观察瓣叶数目、厚度、回声及活动状况，判断瓣叶有无狭窄及关闭不全。二尖瓣狭窄时在该切面测量瓣口面积。

5.胸骨旁乳头肌水平左心室短轴切面　见图1-2-5。

探头置于胸骨左缘第3、4肋间隙，在二尖瓣水平左心室短轴切面基础上探头向心尖倾斜或下移一个肋间隙。

可显示右心室、室间隔及左心室，左心室内可见前外侧和后内侧两组乳头肌的圆形断面回声突入左心室腔内。该切面可观测心室各壁中间段的厚度及运动幅度，常用于估测左心室心腔大小和乳头肌功能。

该切面主要观察内容如下：

（1）右心室：观察右心室壁厚度和运动，右心室腔的大小，其内有无异常回声。

（2）室间隔：观察肌部室间隔的厚度、回声和运动；判断室间隔的连续性。

（3）左心室：观察腔的大小，其内有无异常回声。判断左右心室的比例。

（4）乳头肌：观察乳头肌的数目、回声及附着部位。

6.胸骨旁心尖水平左心室短轴切面　扫查方向与二尖瓣及乳头肌短轴切面大致相同，探头位置通常低于乳头肌短轴切面一个肋间隙（接近心尖搏动点处）。

该切面仅显示左心室心尖部心腔和周围心肌，可观测心尖段的室壁厚度及运动，有助于评价心尖肥厚型心肌病、左心室心尖心肌致密化不全、左心室心尖部血栓、肿瘤及室壁瘤。

二、心尖部常用标准切面

1.心尖四心腔切面　见图1-2-6（有视频）。

探头示标朝左上置于心尖搏动点，声束向上指向患者右肩胛部，扫查平面中线经过心脏十字结构。

此切面可显示心脏的4个心腔、房间隔、室间隔、两组房室瓣及肺静脉。图像右上方为左心室，呈椭圆形，内膜较光滑，部分正常人可见假腱索横于心腔；左上方为右心室，呈三角形，内壁回声较粗糙，靠近心尖部可见调节束回声。三尖瓣隔瓣附着点较二尖瓣前叶附着点略靠近心尖，正常相距5～10mm。适当调整探头变换切面，左心房顶部可见右上、右下肺静脉入口，在左侧壁可见左上、左下肺静脉入口。

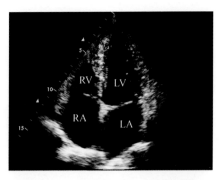

图1-2-6　心尖四心腔切面（有视频）

探头向上倾斜可获得心尖五心腔切面，向下倾斜可获得冠状静脉窦长轴切面，观察冠状静脉窦的右房入口。

心尖四心腔切面也是最常用、最重要的标准切面之一，其主要观察内容如下：

（1）观测心房（收缩期）及心室（舒张期）内径和容积，室间隔和左、右心室外侧壁的厚度（舒张期）及运动情况。

（2）判定心房-心室连接关系是否正常，观察室间隔及房间隔的连续情况，但应注意，由于卵圆窝处菲薄，容易出现"回声失落"而误认为房间隔缺损。

（3）测量三尖瓣隔瓣与二尖瓣前叶附着点间的距离，观察房室瓣器有无异常。

（4）确定各房室腔内肿物及血栓位置、大小及运动情况。

（5）观察肺静脉形态、走行、数目有无异常。

（6）评价左心室室壁运动、左心室功能，判断有无左心室室壁瘤形成。

（7）可结合组织多普勒评价心肌局部和整体的收缩和舒张功能，确定心室机械收缩不同步等。

2.心尖五心腔切面　见图1-2-7。

在心尖四心腔切面基础上将探头轻度向前上方偏斜，可见十字交叉结构被左心室流出道和主动脉根部所代替，近侧管腔内可见主动脉瓣。

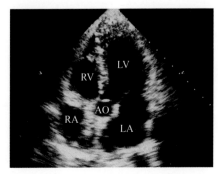

图1-2-7　心尖五心腔切面

该切面主要用于评价主动脉瓣结构及功能、室间隔的连续性和左心室流出道病变（如主动脉瓣下肌性、膜性狭窄和瓣下通道形成），还可结合彩色多普勒和频谱多普勒用于评价主动脉瓣反流程度和主动脉瓣上及瓣下血流速度。

该切面主要观察内容如下：

（1）与心尖四心腔切面观察内容基本相同。

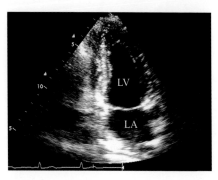

图1-2-8　心尖左心室二心腔切面（有视频）

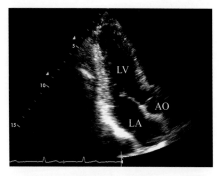

图1-2-9　心尖左心室长轴切面（有视频）

（2）室间隔：为前间隔。

（3）左心室流出系统：观察流出道的宽度，判断有无狭窄；观察升主动脉近端内径，主动脉瓣叶厚度、回声及活动状况，判断瓣叶有无狭窄及关闭不全。通过连续多普勒定量测量流出系统的血流，判断狭窄程度。

3.心尖左心室二心腔切面　见图1-2-8（有视频）。

探头置于心尖部，在心尖四心腔切面基础上逆时针旋转探头约60°，仅显示左侧房室。

此切面显示左心室、二尖瓣和左心房，左心室前壁、二尖瓣前叶位于图像右侧，左心室下壁、二尖瓣后叶位于左侧。主要用于观测左心室壁厚度及运动，有无节段性运动异常及室壁瘤形成，计算左心功能。

4.心尖左心室长轴切面（心尖三心腔切面）　见图1-2-9（有视频）。

探头置于心尖部，在心尖左心室二心腔切面基础上继续逆时针旋转探头约60°直至主动脉根部长轴出现。

此切面可显示心尖、左心室流入流出道、二尖瓣及主动脉瓣，是观察左心室流出道、主动脉瓣的很好切面。由于主动脉管腔与扫查声束方向平行，因此也是多普勒测量心排血量和主动脉跨瓣压的一个最佳取样位置。

三、剑突下常用标准切面

1.剑突下四心腔切面 见图
1-2-10（有视频）。

患者平卧位屈膝，腹肌放松并
深吸气，探头示标朝右上置于剑突
下，声束扫查由剑突下指向左上。
此切面图像可显示心脏4个心腔及两
组房室瓣，同样可见由房间隔、室
间隔、二尖瓣及三尖瓣所形成的十
字交叉结构，但呈"X"形。

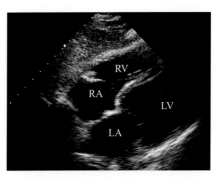

图1-2-10 剑突下四心腔切面（有视频）

该切面特别适合肺气肿患者，
常规经胸骨旁切面无法满意观察，通常在剑突下可获得很好的切面图像。本切
面可观察左心室壁及右心室游离壁厚度及运动幅度，观察室间隔及房间隔的连
续性，观测二尖瓣、三尖瓣及心包情况。

2.剑突下双房上、下腔静脉长轴切面 见图1-2-11（有视频）。

探头置于剑突下右肋缘，示标朝下，探头稍向左下倾斜。此切面可显示肝
脏、右心房、房间隔、左心房及上、下腔静脉近心段。

根据下腔静脉和心房的连续性可判断左右心房解剖关系是否正常。由于探
测超声声束和房间隔接近垂直，避免了假性回声失落，因此该切面是观察房间
隔缺损的最佳切面，并且可显示缺损与上、下腔静脉的关系。

3.剑突下右心室流出道长轴切面（剑突下主动脉短轴切面） 见图
1-2-12。

探头置于剑突下，在剑突下四心腔切面基础上，探头稍向左前左肩方向倾

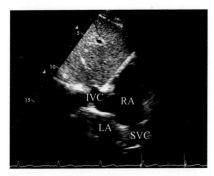

图1-2-11 剑突下双房上、下腔静脉
长轴切面（有视频）

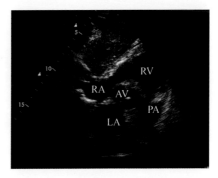

图1-2-12 剑突下右心室流出道长轴
切面

斜，顺时针旋转探头即可获得。

此切面可显示右心室流出道、肺动脉瓣、肺动脉主干及分支、左心室短轴。该切面是观察干下型室间隔缺损、肺动脉瓣的最佳切面。

4.剑突下降主动脉长轴切面　探头置于剑突下左肋缘，此切面可显示胸主动脉下段及腹主动脉。

可观察主动脉内径、内膜厚度、有无动脉瘤（真性、假性、夹层动脉瘤）、附壁血栓等。有研究显示，6.5%的50岁以上的高血压患者可意外地发现腹主动脉瘤。

四、胸骨上窝常用标准切面

1.胸骨上窝主动脉弓长轴切面　见图1-2-13（有视频）。

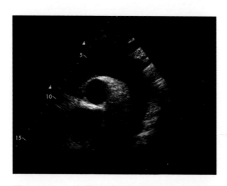

图1-2-13　胸骨上窝主动脉弓长轴切面（有视频）

探头置于胸骨上窝，扫查平面方向指向后下，示标指向左耳垂方向。

正常左位主动脉弓时，切面显示右肺动脉呈圆形结构位于图像正中央，升主动脉在右肺动脉右侧上升至切面上方延续为主动脉弓，在左侧下降为降主动脉，在主动脉弓上方发出3支动脉：头臂干（靠右侧，又称无名动脉）、左颈总动脉和左锁骨下动脉。偶尔在主动脉根部可看到主动脉瓣叶。如为右位主动脉弓，可逆时针转动探头，使示标朝向右侧，即可获得类似左位弓的图像。

该切面是观测主动脉各段的宽度、走行和方向、内膜厚度、有无夹层等的理想切面，还可评价有无上腔静脉异常、头臂干起始段病变、主动脉缩窄、动脉导管未闭及主动脉弓离断。

2.胸骨上窝主动脉短轴切面见图1-2-14。

探头置于胸骨上窝，由主动脉弓长轴切面顺时针旋转90°即可。

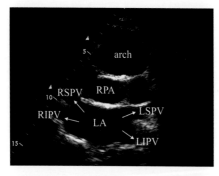

图1-2-14　胸骨上窝主动脉短轴切面

RPA.右肺动脉；arch.主动脉弓；RSPV.右上肺静脉；RIPV.右下肺静脉；LSPV.左上肺静脉；LIPV.左下肺静脉；LA.左心房

此切面图像顶部圆形无回声结构为主动脉弓短轴，其后水平走行的管腔状结构是右肺动脉（有时能看到右肺动脉的分支），再后方是左心房。

此切面基础上，扫查声束再略向前胸壁倾斜，可观察到4支肺静脉入左心房，称为"螃蟹"征；扫查声束略向后、向左倾斜，可观察到左肺动脉及肺动脉融合部。

第三节　M型超声心动图

M型超声心动图是在A型超声基础上发展起来的一种检查方法，可显示局部组织的细微结构和运动状态，主要用于测量心脏各腔室的大小和功能。

一、胸骨旁左心室长轴二维切面引导M型

M型超声心动图一般需要在二维超声心动图的基础上进行取样，根据M型取样线的放置部位不同，我们可以分别从心底部、二尖瓣瓣叶和左心室腱索3个水平对心脏结构进行观察和测量（图1-3-1）。

美国超声心动图协会新的指南将心室波群M型取样线的位置确定如图1-3-2所示。

1.心底部水平　见图1-3-3。

胸骨旁左心室长轴切面M型取样线置于主动脉瓣水平，与主动脉及左心房后壁垂直。图像从前到后依次为右心室流出道、主动脉前壁、主动脉瓣、主动脉后壁、左心房等结构。

主动脉根部M型曲线为两条平行的强回声，分别代表主动脉的前、后壁，

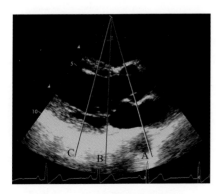

图1-3-1　M型取样线的方位

胸骨旁左心室长轴切面二维图像引导下，分别从心底部（A）、二尖瓣瓣叶（B）和左心室腱索（C）3个水平进行M型取样

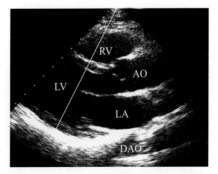

图1-3-2　心室波群M型取样线的方位

取样线在二尖瓣瓣尖略偏下水平

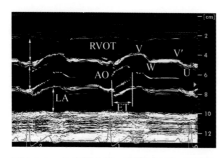

图1-3-3　心底部水平M型超声及相关测量

主动脉根部内径在舒张末期（QRS起始处）测量主动脉前壁回声前缘至后壁回声前缘的距离。在心动周期中主动脉根部曲线呈规律性变化，心脏收缩时，主动脉曲线上升形成主波（V峰）；心脏舒张时主动脉曲线逐渐下降形成W点，P波前曲线又稍向上活动形成重搏波（V′峰）。U波为曲线最低点，R波在之后。正常人主波幅度应当＞10mm，重搏波清晰可见。主动脉硬化则运动曲线幅度降低，重搏波消失。

主动脉瓣的M型曲线在舒张期表现为与主动脉壁平行的瓣叶关闭线，收缩期主动脉瓣开放，呈六边形盒样曲线。正常人瓣叶六边盒曲线回声纤细，前、后方细线分别代表主动脉右冠瓣和无冠瓣，方盒的宽度相当于左心室射血时间（ejection time，ET），正常值＜160ms；方盒的高度代表瓣叶的开放幅度，正常值＞15mm。测量心电图QRS波起点至主动脉瓣开放点之间的时间间期为左心室射血前期（pre-ejection period，PEP），正常人＜60ms。

左心房内径随心动周期而改变，在收缩末期（心电图T波结束）达最大，在舒张末期心房收缩达最小。左心房前后内径应在收缩末期测量主动脉后壁（左心房前壁）回声前缘至左心房后壁回声前缘的距离。

2.二尖瓣瓣叶水平　见图1-3-4。

胸骨旁左心室长轴切面M型取样线置于二尖瓣瓣尖水平。从前到后依次为右心室前壁、右心室、室间隔、二尖瓣前后叶、左心室后壁等结构。

正常人二尖瓣前叶舒张期开放，在M型曲线上表现为向前运动形成E、A两峰，收缩期瓣叶关闭，形成一缓慢向前的CD段。A峰代表舒张晚期左心房收缩，二尖瓣前叶向前运动。C点代表收缩期二尖瓣关闭点，D点标志二尖瓣即将开放，CD段为关闭的二尖瓣前叶随左心室后壁收缩运动一起向前运动。E峰代表快速充盈期，此时二尖瓣前叶距室间隔最近，E峰与室间隔的距离称为EPSS，EPSS增宽代表左心室扩张和左心

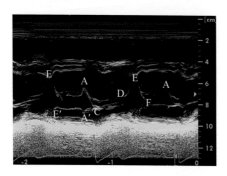

图1-3-4　二尖瓣瓣叶水平M型超声

室收缩功能减低。曲线达E峰后，随后迅速下降至F点，下降速度称为EF斜率，正常值80～120cm/s。EF斜率减低代表左心室舒张末压增高，左心房排空减慢。

二尖瓣后叶活动曲线与前叶相反，互为镜像，舒张期向下两峰分别为E′、A′峰。由于二尖瓣后叶较短，曲线运动幅度较前叶为低。

3. 左心室腱索水平 见图1-3-5。

胸骨旁左心室长轴切面M型取样线置于腱索水平并与室间隔及左心室后壁垂直。从前到后依次为右心室前壁、右心室、室间隔、左心室后壁等结构。

右心室前壁正常厚度范围是2～5mm，右心室前壁运动曲线与室间隔右心室面活动曲线方向一致，运动幅度较低。舒张末期右心室心内膜面与室间隔右心室面垂直距离即右心室前后径。

收缩期室间隔活动曲线向左心室侧运动，心肌明显增厚；舒张期室间隔向右心室侧扩展，心肌明显变薄。左心室后壁曲线与室间隔活动曲线呈反向运动。

左心室腔为室间隔与左心室后壁之间的心腔，分别于收缩期末和舒张期末测量室间隔左心室心内膜

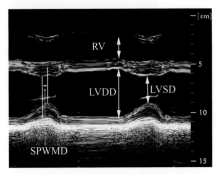

图1-3-5 左心室腱索水平M型超声

与左心室后壁心内膜间距离，即为左心室舒张末内径和收缩末内径。测量室间隔运动曲线最低点与左心室后壁运动曲线最高点之间的时间间隔，可得到室间隔至左心室后壁的运动延迟（septal-to-posterior wall motion delay，SPWMD），SPWMD≥130ms提示存在左心室内收缩不同步。

根据新的指南，上述测量的M型取样线应在二尖瓣瓣尖略偏下（图1-3-2）。

心包分为心包脏层与壁层，部分正常人，右心室前壁前方和左心室后壁后方可见1～3mm低或无回声区，于收缩期出现，舒张期消失。

二、肺动脉瓣曲线

胸骨旁心底短轴切面M型取样线经过肺动脉瓣获得瓣膜活动曲线。a波出现在心电图P波之后，其大小和深度与呼吸和肺动脉压力有关，呼气时和肺动脉瓣狭窄时加深a波，肺动脉高压时变浅，甚至消失（图1-3-6）。

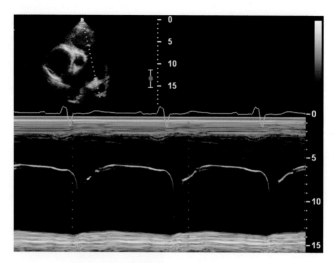

图1-3-6　肺动脉高压时肺动脉瓣曲线

三、M型超声心动图的新进展

1.M型彩色血流传播速度　见图1-3-7。

M型彩色血流传播速度即在普通M型基础上加上彩色多普勒血流,用于显示心腔和血管内的血流变化。二尖瓣血流传播速度:将取样线经过二尖瓣血流,并且尼奎斯特极限设置在50～60cm/s,测量充盈早期自流速混叠开始的

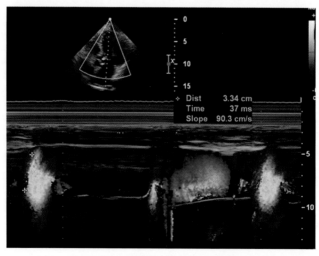

图1-3-7　M型彩色血流传播速度

斜率（自二尖瓣口至左心室内4cm处），传播速度与左心室的收缩和舒张功能呈一定比例，正常值 > 60cm/s。

2.解剖M型超声心动图 见图1-3-8。

传统M型取样线为一直线，必须自探头位置开始，可指向扇形区内的任何一个方向。但解剖M型超声心动图，取样线不必起始于探头位置，而是可以任意角度和位置的调整，从而达到解剖学测量的目的，观察到传统M型超声心动图无法探及的室壁和瓣膜的运动，为临床提供了更为丰富的信息。

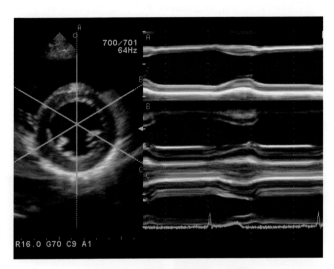

图1-3-8 解剖M型超声心动图

第四节 多普勒超声心动图

多普勒超声心动图是利用多普勒效应原理探测心血管系统内血流的方向、速度、性质、途径和时间等血流动力学信息。多普勒超声心动图分为彩色多普勒血流显像技术（CDFI）和频谱多普勒技术两大类，后者又包括脉冲多普勒（PW）和连续多普勒（CW）。

一、多普勒超声简介

1.多普勒超声基本原理 多普勒原理由奥地利物理学家Doppler于1842年首次提出。声学多普勒效应指声源与接收器相互接近时声频增加，而两者相互远离时声频减小。当声速、发射频率和声束血流夹角相对不变时，超声频移与血流速度成正比。

实际工作中，超声声束和血流之间可能存在一定角度，影响计算结果，为了减少误差，应尽量使超声声束和血流平行，并可使用仪器的角度校正功能。

2.多普勒超声检查方法　彩色多普勒血流显像通常以红色代表朝向探头方向的血流，蓝色代表背离探头方向的血流，色彩越鲜亮代表血流速度越快。临床上主要用于观察正常心腔内血流，检出各种异常血流的起源、走行方向和性质。

脉冲多普勒定位准确，但最大探测速度较小，临床上主要用于探测静脉、房室瓣和半月瓣口的低速血流频谱。连续多普勒能测定高速血流，但采集的是取样线方向上的所有频移信号，无法准确定位，临床上用于测定心内瓣膜狭窄或反流及心内分流的最大速度和压差。

二、正常多普勒超声心动图

1.腔静脉　见图1-4-1。

下腔静脉检查多采用剑突下四腔切面、剑突下双房上下腔静脉切面，上腔静脉探查多采用胸骨上窝主动脉弓短轴切面、剑突下四腔切面及心尖四腔切面。

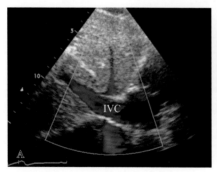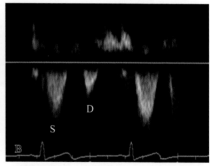

图1-4-1　腔静脉血流

A.下腔静脉和肝静脉彩色多普勒血流；B.下腔静脉多普勒频谱

胸骨上窝主动脉弓短轴切面上腔静脉内血流方向背离探头，显示为蓝色血流束；剑突下四腔切面上腔静脉内血流朝向探头，故显示为红色血流束进入右心房。剑突下四腔及右肋缘下纵行扫查下腔静脉内血流均背离探头，故彩色多普勒显示蓝色血流束注入右心房。

下腔静脉为典型三相静脉血流频谱，由负向的S峰、D峰及一较小的正向波a峰组成。其测值受呼吸影响较大，吸气时血流速度加快，呼气时则减低。

2.右心房、三尖瓣和右心室流入道 见图1-4-2。

一般取四心腔切面、胸骨旁右心室流入道长轴切面和胸骨旁主动脉短轴切面。舒张期均可见红色血流束自右心房经三尖瓣口进入右心室。

三尖瓣口血流频谱与二尖瓣相似，为舒张期E、A正向双峰窄带血流频谱，幅度较二尖瓣低。吸气时三尖瓣口血流速度加快，呼气时则减低。

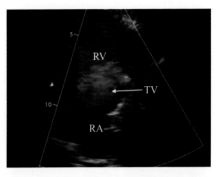

图1-4-2 右心房、三尖瓣和右心室流入道血流

3.右心室流出道 见图1-4-3。

选取胸骨旁右心室流出道长轴切面和剑突下大动脉短轴切面进行观察。

在胸骨旁右心室流出道长轴切面，收缩期肺动脉瓣开放，彩色多普勒显示蓝色血流束自右心室流出道经肺动脉瓣口进入主-肺动脉腔。

探查右心室流出道血流频谱应将取样容积置于肺动脉瓣下，可探及不典型肺动脉血流频谱，呈负向三角形窄带频谱，幅度较低，上升支、下降支均较圆钝。

4.肺动脉瓣和肺动脉主干 见图1-4-4（有视频）。

胸骨旁右心室流出道长轴及剑突下主动脉短轴切面可显示肺动脉瓣，一般仅能显示前瓣及左瓣，而右瓣则不能显示。

在胸骨旁右心室流出道长轴切面，收缩期肺动脉瓣开放，彩色多普勒显示一蓝色血流束自右心室流出道经肺动脉瓣口直抵分叉处，舒张期肺动脉瓣关闭，肺动脉腔内无血流信号。

取样容积置于肺动脉瓣开放瓣尖水平，收缩期肺动脉血流频谱呈负向三角

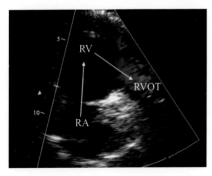

图1-4-3 右心室流出道

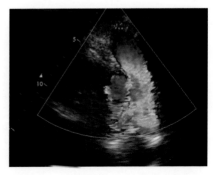

图1-4-4 肺动脉瓣和肺动脉主干血流（有视频）

形窄带波形。

5.肺静脉和左心房　见图1-4-5。

观察左心房通常采用胸骨旁左心室长轴切面、主动脉短轴切面和心尖心四腔切面。经胸单一切面完整显示4条肺静脉有一定困难，需多切面结合观察。

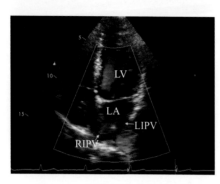

图1-4-5　肺静脉和左心房血流

在心尖四心腔切面，舒张期二尖瓣开放，彩色多普勒显示红色血流束自左心房经二尖瓣进入左心室，收缩期二尖瓣关闭，左心房腔内仅于上壁肺静脉入口处见少许暗红色血流信号显示。经胸壁检查心尖四心腔切面右下肺静脉血流方向与扫查声束平行，其他肺静脉分支与声束夹角过大，故常采用右下肺静脉测量其血流速度。

正常人肺静脉血流频谱为三相波，收缩峰（S）和舒张峰（D）分为正向波，心电图P波之后可见一小的负向波（反a波），负向波由心房收缩导致肺静脉血流短暂倒流所致，正常人D峰大于S峰，速度一般在40～80cm/s。

6.左心室流入道和二尖瓣　见图1-4-6（有视频）。

通常采用左心室长轴切面、左心室短轴切面和心尖四心腔、二心腔切面进行检查。在心尖四心腔切面上，彩色多普勒显示舒张期一宽阔明亮的红色血流束自二尖瓣口进入左心室，近瓣尖处颜色最鲜亮。

探查二尖瓣血流频谱一般选取心尖四腔切面和心尖左心室长轴切面。取样

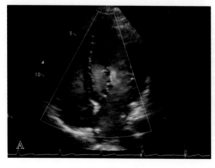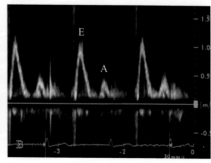

图1-4-6　左心室流入道和二尖瓣

A.二尖瓣口彩色多普勒血流（有视频）；B.二尖瓣口多普勒频谱

容积置于二尖瓣瓣尖左心室侧。舒
张期二尖瓣血流频谱呈正向双峰波
形，第一峰（E峰）较高，是心室
舒张早期快速充盈所致；第二峰（A
峰）较低，是心房收缩心室缓慢充
盈所致。

7.左心室流出道　见图1-4-7
（有视频）。

心尖五腔切面及心尖左心室长
轴切面是观察左心室流出道血流的较
好切面。收缩期主动脉瓣开放，彩色

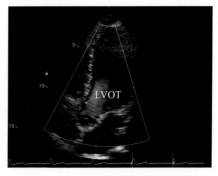

图1-4-7　左心室流出道血流（有视频）

多普勒示蓝色血流束自左心室流出道经主动脉瓣口，一直延续到升主动脉腔内。

取样容积置于主动脉瓣下左心室流出道内可探及收缩期负向血流频谱，呈
楔形，与主动脉瓣口血流频谱类似，但上升支速度及速度峰值可能略低。

8.主动脉瓣和主动脉　见图1-4-8。

观察主动脉瓣通常采用胸骨旁左心室长轴切面和主动脉短轴切面、心尖五
腔切面和心尖左心室长轴切面。

心尖左心室长轴及心尖五腔切面显示收缩期主动脉瓣开放，左心室射血入
主动脉，血流方向背离探头，蓝色血流信号充满左心室流出道与主动脉，舒张
期升主动脉内一般无血流信号。测量主动脉瓣口血流频谱一般选取心尖五心腔
切面，取样容积位于主动脉瓣开放的瓣尖水平，取样线与血流方向平行。主动
脉瓣口及升主动脉血流频谱均呈收缩期单峰窄带波形。

探查升主动脉通常选取左心室长轴切面，观察升主动脉、主动脉弓及降主
动脉选取胸骨上窝主动脉弓长轴切面。胸骨上窝主动脉弓长轴切面，升主动脉

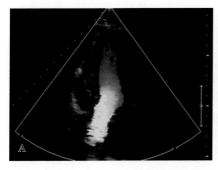
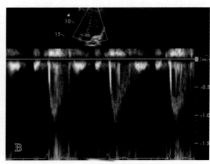

图1-4-8　主动脉瓣口血流

A.主动脉瓣口彩色多普勒血流；B.主动脉瓣口多普勒频谱

腔内充满红色血流信号，降主动脉腔内为蓝色血流信号，主动脉弓则由于血流方向与声束垂直而无血流信号。

主动脉腔内血流频谱与主动脉瓣口血流频谱相似。胸骨上窝探查时升主动脉为正向血流频谱，降主动脉为负向血流频谱。

第五节 超声造影

在常规超声心动图的基础上，使含微气泡的液体通过各种途径进入心血管系统，产生造影效果，进一步达到诊断目的的方法称为对比超声心动图或造影超声心动图，简称超声造影。超声造影可用于观察心内和肺内分流，增强多普勒信号和心内膜缘的显示，评估心肌灌注等，根据超声造影研究部位不同，可分为右心超声造影、左心超声造影和心肌超声造影。

美国超声心动图协会（American Society of Echocardiography，ASE）分别于2001年、2008年和2014年先后发表了关于超声造影在超声心动图临床应用中的专家共识和指南。2009年欧洲超声心动图协会（European Association of Echocardiography，EAE）也发布了基于临床证据的造影超声心动图检查建议。超声造影在我国超声心动图临床应用逐步发展。为了促进和统一我国心血管超声造影增强检查的临床应用规范科学发展，使之更安全有效地为临床心血管疾病诊断和治疗提供帮助，我国心血管超声专家结合国内外相关文献和国外发表的相关指南和共识，根据我国国情起草了中国心血管超声造影增强检查专家共识。该共识即将在国内发布并指导临床的应用。

一、右心超声造影

经心导管或周围静脉注入右心超声造影剂，达到右心腔显影的目的。常用的造影剂为振荡后的生理盐水和二氧化碳微气泡，可由碳酸氢钠和稀盐酸、碳酸氢钠和维生素C（或维生素B_6）混合后产生，也可采用过氧化氢（双氧水）。

造影剂经周围静脉注射后，正常为腔静脉→右心房→右心室→肺动脉顺序显影，因造影剂气泡不能通过肺毛细血管，左心系统无造影剂气泡回声。

临床上右心超声造影主要应用于评估分流，增强心内膜缘的显示，具体应用如下。

1.先天性心脏病（卵圆孔未闭、房间隔缺损、室间隔缺损、动脉导管未闭）存在心内右向左分流，在右心显影之后3个心动周期之内，可见造影剂从不同水平分流入左心系统。如为左向右分流，可观察到负性显影区。

2.肺动-静脉瘘，右心显影3～4个心动周期之后左心房才显影。

3.右心腔结构的观察，如右心憩室、右心占位等，造影剂可使病变形态结构显示更清晰。

4.右心超声造影还可应用于确诊永存左上腔静脉。注意应经左肘静脉注射，首先左上腔静脉显影，如为冠状静脉窦先于右心房显影，提示左上腔静脉引流入冠状静脉窦（图1-5-1）；如为左心房先显影，提示左上腔静脉引流入左心房。

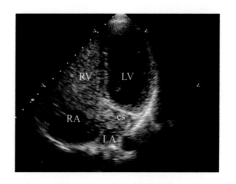

图1-5-1 右心超声造影

永存左上腔静脉时造影剂经冠状静脉窦进入右心房

二、左心超声造影

1.基本原理 经心导管或周围静脉注入左心超声造影剂，达到左心腔或心肌显影的目的。

近10年来超声造影剂研发及应用进展主要是经肺循环的新型造影剂。经静脉内注入造影剂后，微泡随血流迅速通过肺到达左心腔，达到左心室显影的目的。造影剂还可通过冠状动脉循环，使心肌显影，以达到评估心肌灌注的目的。造影剂还可通过体循环使其他脏器显影。

Optison（鸥迪升）和SonoVue（声诺维）是近年来使用较为广泛的左心超声造影剂。Optison是全氟化碳外包裹了人血清白蛋白外膜，微泡大小为$3.0 \sim 4.5 \mu m$，第一个被美国FDA批准可用于人体左心室心腔造影及心内膜边界识别。SonoVue其内充有六氟化硫气体，外包裹凝脂成分。为白色冻干粉末。使用前用5ml生理盐水稀释，摇荡20s后，成为乳白色六氟化硫混悬液，微泡平均直径$2.5 \mu m$，其浓度为$（2 \sim 5）\times 10^8$个/ml。SonoVue是目前我国FDA批准唯一可用于临床的超声造影剂。

左心超声造影分为左心室超声造影和心肌超声造影。

2.左心室超声造影（LVO） 主要用于评价左心的结构和功能，观测左心室壁的厚度和运动，观察左心系统的形态结构和瓣膜分流及左向右分流（图1-5-2，有视频）。主要临床应用如下。

（1）定量评价左心室容量和左心室射血分数。

（2）精确观测心脏病理解剖结构和功能。

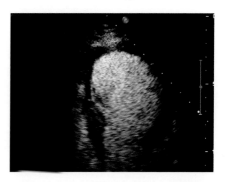

图1-5-2 左心室超声造影（有视频）

心尖部室壁瘤

（3）增强多普勒信号。

（4）鉴别心腔内肿块。

（5）与负荷超声心动图相结合通过室壁运动的观察评价缺血心肌和存活心肌。

3.心肌超声造影（MCE） 是左心超声造影的研究重点。其原理是将含有微气泡的造影剂直接经冠状动脉注入抵达冠状循环，或经周围静脉注入通过肺循环后抵达冠状循环。当微泡通过心肌微血管床时，在二维超声心动图上可见到心肌显影。与心肌超声造影有关的超声成像技术包括二次谐波成像技术、间断谐波成像技术、双触发谐波成像技术、脉冲反向成像技术、相干成像技术及背向散射积分成像技术。

主要临床价值如下：

（1）定量心肌血流灌注。MCE和核素单光子发射计算机断层显像（SPECT）检测冠状动脉疾病（CAD）的敏感性和特异性相似，都具有较高的敏感性和特异性，对预测稳定性冠心病事件更有价值。

（2）对急性胸痛患者的危险分层，MCE的价值高于临床、心电图（ECG）和心肌损伤标记物，与SPECT相似。

（3）与负荷超声心动图相结合检测存活心肌。

（4）与负荷超声心动图相结合估测冠状动脉微循环储备能力。

（5）评价经皮腔内冠状动脉成形术（PTCA）疗效等。

第六节　负荷超声心动图

负荷超声心动图（stress echocardiography）是指应用超声心动图对比观察负荷状态与静息状态超声所见，以了解受检者心血管系统对负荷的反应状况。近年来在无创伤性诊断心肌缺血、存活心肌的判定及评价心脏功能方面起着越来越重要的作用。

负荷超声心动图通常分为运动、起搏、药物负荷三部分，临床应用较为广泛的是运动与药物负荷。负荷超声通常使用美国超声心动图学会规定的16节段分段法分析室壁运动，主要观察室壁节段性运动异常、室壁运动评分指数（WMSI）和室壁增厚率。

负荷超声心动图包括运动和药物负荷试验。

运动负荷的方法包括活动平板运动试验、仰卧位踏车试验与直立位踏车试验，超声心动图常用的是仰卧位踏车。运动负荷可使心肌血流量增加5～7倍，较容易使冠状动脉血流储备不足的冠心病患者诱发心肌缺血。凡运动负荷后左心室腔扩张、左心室功能减低均提示严重心肌缺血。

据Quinoes的观察，运动负荷超声对单支病变的敏感性仅58%，而相同的运动负荷对双支及三支冠状动脉狭窄的敏感性分别达到86%及94%。运动负荷超声的另一重要临床意义在于运动负荷超声试验阴性者，能够比较明确地排除冠心病。由于受场地和试验设备的限制，国内多采用药物负荷试验。

药物负荷试验所用药物主要包括多巴酚丁胺、双嘧达莫（潘生丁）、腺苷等，近年来我国应用多巴酚丁胺较多。

一、缺血心肌的判断

1.基本原理和方法 大剂量多巴酚丁胺［20 ～ 40μg/（kg·min）］刺激 α_1、β_2受体，使心率加快，缩短心室舒张期，减少心内膜下心肌的供血，使重度狭窄血管供血区心肌缺血进一步加重。分别观察基础状态、低剂量、高剂量和恢复状态（停药后5min）时的室壁运动（图1-6-1，图1-6-2）。

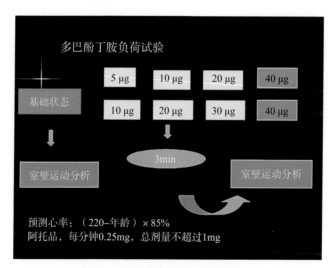

图1-6-1 多巴酚丁胺负荷试验方法

正常负荷试验的反应是室壁增厚与室壁过度运动。对于冠状动脉狭窄而静息时冠状动脉血流正常的患者来说，多巴酚丁胺能够通过增大心肌耗氧量而诱发局部心肌缺血，出现心肌节段性运动异常。双嘧达莫和腺苷通过扩张正常冠状动脉小血管，狭窄的冠状动脉不能扩张。此时大量血流流向正常的冠状动脉，而狭窄的冠状动脉血流减少从而诱导心肌缺血出现室壁运动异常（图1-6-3）。

2.负荷试验终止标准

（1）室壁运动异常恶化或出现新的异常运动节段。

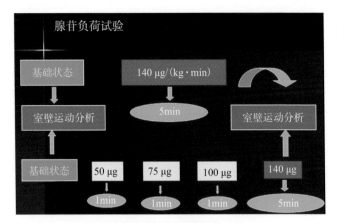

图1-6-2 腺苷负荷试验方法

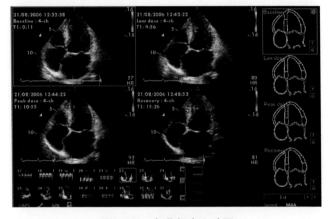

图1-6-3 负荷超声心动图

同一屏幕上同时显示基础状态、低剂量、高剂量和恢复状态下的室壁运动情况，以利于分析比较

（2）心动图ST-T下降大于或等于2mm。

（3）出现心绞痛症状。

（4）收缩压高于220mmHg或低于基础压15mmHg、舒张压高于110mmHg。

（5）严重心律失常或其他严重不良反应。

（6）达到年龄最大预测心率的85%。计算公式为（220－年龄）×85%。

3.负荷超声心动图（DSE）阳性（缺血心肌）的指标

（1）出现≥1个室壁节段运动异常。

（2）室壁运动无增强、室壁运动和室壁增厚率减低，或原有运动异常加重。

（3）左心室扩大。

（4）出现新的二尖瓣关闭不全或二尖瓣关闭不全加重。

（5）ECG阳性表现。至少2个相邻导联ST段偏移0.2mV。

（6）严重的胸痛症状。

二、存活心肌的判断

小剂量多巴酚丁胺［＜10μg/（kg·min）］使β₁受体兴奋而出现显著的正性肌力作用；小剂量多巴酚丁胺负荷超声心动图（LDDSE）可用于检测存活心肌。LDDSE是指在超声检查的基础上，输液泵以5μg/（kg·min）的速度输注多巴酚丁胺，持续5min后增加至10μg/（kg·min），持续5min后停药。LDDSE检测存活心肌的敏感性为84%，特异性为81%。

存活心肌包括心肌顿抑和心肌冬眠。心肌顿抑（stunning）系指急性心肌缺血后心肌虽受损伤，但并未坏死，在心肌再灌注作用下缺血心肌能得以挽救，需要数天至数周时间才能得以恢复。通常心肌收缩功能约2周能恢复，而心肌舒张功能则需要较长时间才能恢复。心肌冬眠（hibernation）是指心肌长期在低灌注状态下，心肌功能长期处于功能障碍状态。

心肌顿抑和心肌冬眠相关的心肌收缩功能一过性丧失。心肌存活应包括在缺血心肌行血管重建后的功能恢复，与无心肌存活的患者相比，有心肌存活的患者长期生存率更高，心力衰竭的发病率更低。

1.存活心肌判断的方法

（1）试验方法。小剂量多巴酚丁胺负荷试验：小剂量多巴酚丁胺［5μg/（kg·min），持续滴注5min］，后增加至10μg/（kg·min），持续5min后停药。

小剂量腺苷负荷试验：腺苷50μg/（kg·min），持续滴注5min，后增加至100μg/（kg·min），持续5min后停药。

（2）辨认存活心肌的标准

①至少两个相邻节段原有运动异常的室壁节段运动增加≥1个级别。

②室壁运动计分指数＞20%。

③室壁收缩期增厚率增加＞25%。

（3）检测存活心肌的敏感性为84%，特异性为81%。

（4）存活反应。室壁运动功能受损的节段在基线时改善、在试验晚期恶化（冬眠心肌呈现双相反应）或持续改善（顿抑心肌）。

（5）双相反应。小剂量多巴酚丁胺可改善心脏功能，大剂量时功能恶化。在静脉输入小剂量多巴酚丁胺期间，冠状动脉血流增加，收缩储备功能可改善功能受损心肌的室壁运动。随着多巴酚丁胺剂量增加，冠状动脉血流不再进一步增加，向心肌供血的冠状动脉狭窄诱发心肌缺血，与小剂量多巴酚丁胺不同，导致室壁运动恶化。

2.存活心肌判断的临床意义

（1）缺血性左心室功能不全但有大量存活心肌的患者，在血管重建治疗后，与由于无存活心肌而左心室功能不全不可逆转的患者相比，围手术期死亡率降低，左心室局部和整体功能改善，心力衰竭症状减少，生存率改善。

（2）多巴酚丁胺负荷试验对血管重建治疗后左心室功能是否改善具有最佳的预测价值，这也是在评价存活心肌时推荐联合应用小剂量和大剂量多巴酚丁胺的原因。与心肌核素成像相比，多巴酚丁胺负荷试验评价存活心肌的敏感性稍低（70%～80%），但特异性较高（80%～90%）。

（3）应变和应变率成像技术可提高存活心肌评价的诊断准确性。

总体来说，多巴酚丁胺试验是很安全的，但要注意其禁忌证：中度以上主动脉狭窄、肥厚型心肌病、未控制的高血压、心房颤动、严重心律失常、电解质紊乱等不宜做此试验。

负荷超声心动图试验的局限性在于高度依赖于操作者，分析结果带有主观性；另外，对图像质量和心内膜的显示要求很高，否则直接影响试验结果。但近年来超声新技术层出不穷，包括彩色室壁动态分析（CK）、组织多普勒超声成像（TDI）、二维和三维斑点追踪技术（STI）、心肌超声造影、组织定征技术等，通过新技术与负荷试验的结合，能进一步增进超声辨认心内膜边缘与室壁节段运动的能力，使负荷超声心动图成为临床心脏病学的必不可少的一种手段（图1-6-4）。

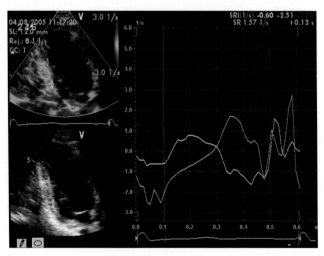

图1-6-4   负荷超声心动图与定量组织多普勒相结合评价心肌应变

第七节　经食管超声心动图

经食管超声心动图（trans-esophageal echocardiography，TEE）是将特殊的食管探头置于食管或胃底，从心脏后方向前扫查心脏。不仅克服了经胸壁超声图像受肺气肿、肥胖、胸廓畸形等因素影响的局限性，而且由于探头紧邻左心房，能清晰显示心脏后部结构的细微结构，大大提高了对某些心脏疾病诊断的敏感性和特异性。

一、TEE适应证和禁忌证

成年人经食管超声探头由胃食管内镜改良而来，探头长约100cm，宽1cm，换能器位于探头顶端，10～16cm。经食管探头分为单平面、双平面和多平面探头。多平面探头可控制探头头端的晶片在0°～180°范围内旋转，0°和90°相当于双平面的水平和纵切面，而45°和135°则对应于心脏的短轴和长轴。

经食管超声心动图（TEE）在疾病诊断、外科术中监测及术前术后评价等方面起到越来越重要的作用，但是TEE毕竟是一种半侵入性的检查手段，它的基础仍是经胸超声心动图（TTE）。因此，在TEE之前必须行TTE了解受检者心脏基本情况，明确检查目的，严格掌握适应证和禁忌证。

1.TEE适应证　房颤射频消融术前观察左心房有无血栓、二尖瓣、三尖瓣与主动脉瓣病变，人工瓣膜，感染性心内膜炎，外科术中及介入治疗的术前术后评估，以及其他常规经胸检查图像质量不理想而又无检查禁忌者。

2.TEE禁忌证　严重心律失常、严重心力衰竭、不稳定型心绞痛、急性心肌梗死、血压高或过低、体质极度虚弱、持续高热不退、麻醉药过敏者，以及咽部或食管病变如溃疡、静脉曲张等。

二、TEE检查方法及常用切面的临床意义

术前禁食12h，要求患者或家属签署受检知情同意书，检查有无活动义齿，食管黏膜和咽黏膜表面麻醉，备抢救药品。患者面向术者侧卧位或平卧位，心电监护，食管探头前涂抹耦合剂，探头顶端前倾呈自然弧形，套好咬口垫，经口腔将探头插入患者食管约40cm。操作过程切记要动作轻柔，在诊断全面的基础上尽量缩短检查时间。患者术后禁食2h。

目前多平面食管探头最常用，一般先将探头插入胃底部，然后逐渐回撤，依次在胃底、食管中下段、食管中段、食管中上段和食管上段5个不同的探查深度，通过0°～180°调节晶片扫查角度，理论上可组合出无数的切面，下面仅做简要介绍。

1.胃底切面　见图1-7-1。

探头深插至胃底，声束可穿过肝脏和膈肌而获得左心室短轴切面。

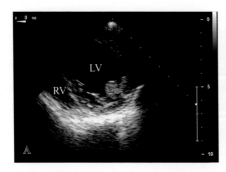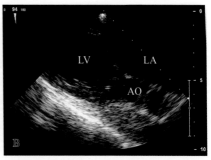

图 1-7-1　胃底切面

A.0°左心室乳头肌水平短轴，显示二尖瓣瓣叶情况；B.90°～120°左心二心腔切面基础上显示左心室流出道、主动脉和主动脉瓣

　　0°时显示左室乳头肌水平短轴，可观察二尖瓣瓣叶活动情况，判断二尖瓣病变类型及部位。40°～60°时显示左心室的斜切面，左室呈椭圆形。90°时为左心二心腔切面，可用于观察二尖瓣瓣叶、腱索和左心室心尖。120°时左心二心腔切面基础上可显示主动脉、主动脉瓣和左心室流出道。

　　2.食管中下段切面　见图1-7-2。

　　探头头端位于食管下段，深度为35～40cm。0°时为四心腔切面，可显示左、

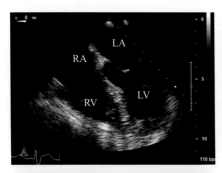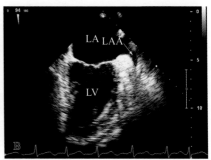

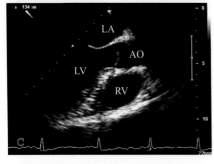

图 1-7-2　食管下段 TEE 切面

A.0°为四心腔切面，显示左、右心房及心室和二、三尖瓣；B.90°为左侧二心腔切面，显示左心房、左心耳、左心室和二尖瓣；C.130°为左心室长轴切面，显示前间隔、二尖瓣、左心室流出道、主动脉瓣和主动脉根部

右心房及心室，二尖瓣、三尖瓣情况。90°～100°时为左侧二心腔切面，除左心房、左心室、二尖瓣外，还可显示左心耳和左肺静脉。130°～150°时为左心室长轴切面，显示前间隔、二尖瓣、左心室流出道、主动脉瓣和主动脉根部。

3.食管中段切面　见图1-7-3。

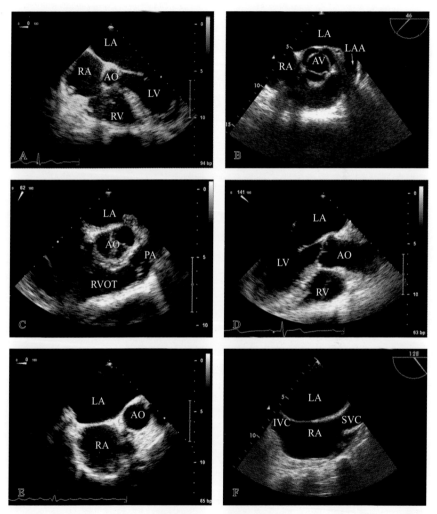

图1-7-3　食管中段切面

A.食管中段0°，显示4个心腔及斜切的主动脉和左心室流出道；B.食管中段45°，显示主动脉根部短轴及左心耳；C.食管中段60°，显示右心室流入道、右心室流出道和肺动脉主干；D.食管中段140°，显示左心室长轴、主动脉根部、升主动脉近段；E.食管中段探头向右旋转，0°显示双心房切面；F.食管中段探头向右旋转，130°显示双心房及上、下腔静脉

　　探头头端位于食管中段，深度为30～35cm。0°～30°时为斜切主动脉和左心室流出道。30°～60°时为主动脉根部短轴切面，主要观察主动脉瓣形态及结构。60°～100°时显示右心室流入道、流出道和肺动脉。110°～150°时升主动脉长轴切面，主要观察主动脉根部、升主动脉近段。

　　在食管中段将探头向右旋转，0°时显示双心房切面，90°时显示下腔静脉最清楚，110°～130°时为双房上下腔静脉切面，重点显示左心房、右心房的大小、房间隔（包括卵圆窝）结构，判断房间隔缺损的大小、类型、分流方向及与腔静脉的关系。

　　4.食管中上段切面　探头头端位于食管上段，左心房后方，深度为25～30cm。0°时可显示左心房和升主动脉短轴和肺动脉长轴。30°～40°时可显示肺动脉长轴和左右肺动脉。90°～120°时可显示升主动脉长轴和右肺动脉短轴。

　　5.食管上段切面　食管上段主动脉弓短轴切面显示主动脉弓短轴、主-肺动脉长轴，但通常图像欠佳；食管上段主动脉弓长轴切面显示升主动脉远端和主动脉弓和肺动脉短轴。

三、TEE对一些特殊结构的观察

1.左心耳　见图1-7-4，图1-7-5。

　　食管中段主动脉根部短轴切面将探头稍后退并微调即可清晰显示左心耳。左心耳呈楔形，尖端朝前，底部与左心房相连，其内有梳状肌回声。通过旋转探头手柄将左心耳置于图像中央，然后通过不断改变晶片的扫查角度，可对左心耳的长轴、短轴切面进行连续、细致的观察。部分患者左心耳呈分叶状，应注意仔细观察，避免遗漏。

　　心房颤动是临床常见的心律失常，TEE可清晰显示左心房及左心耳，在心律转复前行TEE检查来观察左心耳有无血栓形成，对于有效降低由转复

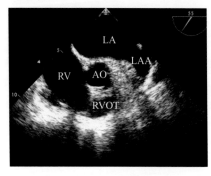

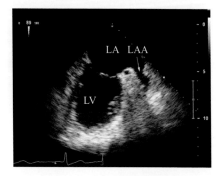

图1-7-4　左心耳短轴切面　　　　　图1-7-5　左心耳长轴切面

引起的血栓栓塞风险有重要意义，但要注意血栓与左上肺静脉嵴、梳状肌相鉴别。多普勒血流频谱在左心耳口处可探及收缩期和舒张期正负双向的血流速度，通常＞50cm/s，如果＜20cm/s时，提示血栓栓塞的风险明显增加。

2.肺静脉 见图1-7-6。

在左心耳短轴切面水平将探头稍推进，图像左侧可见左上肺静脉，呈管形，其内侧与左心耳相邻；

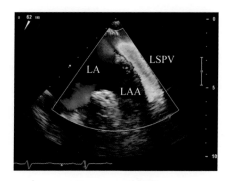

图1-7-6 肺静脉

探头深插可显示左下肺静脉。食管上段0°～30°时可见右上肺静脉与左心房相连，深插探头可显示右下肺静脉。另外，在45°～60°主动脉短轴切面时，旋转手柄使探头转向右，可同时显示右上、下肺静脉呈"Y"字形汇入左心房；110°～130°时，旋转手柄使探头转向左，同样可显示左上、下肺静脉呈"Y"字形。

3.降主动脉 见图1-7-7。

探头声束指向左后方，0°时为圆环样降主动脉短轴图像，角度为90°时为长管状降主动脉长轴图像。两切面结合对于观察主动脉扩张、主动脉夹层等有重要价值。将探头上下移动时，可观察胸降主动脉全程的宽度、轮廓、管壁的结构及血流状况。

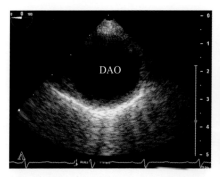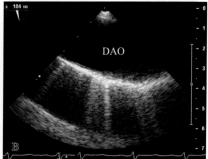

图1-7-7 降主动脉

A.降主动脉短轴；B.降主动脉长轴

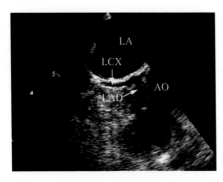

图 1-7-8 冠状动脉

4.冠状动脉 见图 1-7-8。

通常在左心耳切面探头略回撤可显示左冠状动脉主干及前降支起始段和回旋支，左心室长轴切面主动脉右窦前壁可观察到右冠状动脉起始段。

5.TEE发现的正常心脏变异

由于 TEE 图像分辨率明显高于 TTE，因此一些 TTE 不能发现的结构得以清晰显示，对一些正常变异容易误认为异常，必须仔细分辨。

（1）瓣膜纤维条索：由于瓣叶长期的弯曲和皱褶，造成心内膜下胶原和弹性纤维的断裂，随后内皮增生形成。瓣疣是一种很纤细（宽0.6～2.0mm）的、长条状（长4～16mm）的、并且活动度很大的结构，可以在主动脉瓣叶的关闭点或二尖瓣上看到，并且很少发生在右心系统的瓣膜上。瓣膜纤维条索多在 TEE 检查时被探查到，在健康人群中检出率高达35%～40%，随时间变化无改变，并且很可能与心脏栓塞危险无关。

（2）梳状肌：见图1-7-9。

梳状肌是从左心耳的侧壁延伸至内侧壁的肌嵴，其表现为心耳壁的线性凸起或锯齿状，回声与心耳壁相似，通常会在整个心耳内均可看到横穿的梳状肌。

（3）左上肺静脉嵴：见图1-7-10。

在经食管中段 TEE 短轴左心耳切面可观察到左上肺静脉嵴，该嵴由左上

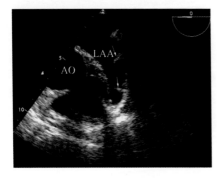

图 1-7-9 梳状肌

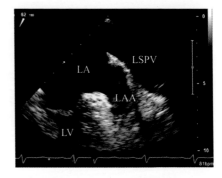

图 1-7-10 左上肺静脉嵴

肺静脉的前壁和左心耳的侧壁联合形成，但必须注意的是它的中部和上部经常突入到左心房内，会误认为左房肿物。

四、TEE的局限性及展望

食管上段与心脏之间夹有气管，使升主动脉上段成为盲区。右心室流出道、升主动脉和上腔静脉等血流均与脉冲多普勒取样声束垂直，不易进行定量研究。普通经食管超声探头仍较大，尤其是多平面探头，不适宜儿童使用。随着超声技术的发展，实时三维食管超声心动图已经应用于临床，其可使图像更清晰，解剖关系更明确，为临床医师提供更多更详细的信息。

第八节　三维超声心动图

随着超声及计算机技术的不断提高，研究者们以极大的热情进行了多种尝试与探索，使三维超声心动图技术得到迅速发展，实时立体显示心脏与大血管解剖结构的愿望得以实现，在临床工作中起到非常重要的作用。

一、三维超声心动图成像技术发展史及其简介

1.三维超声心动图成像技术的发展　最初的三维图像是通过手动扫描重建多幅二维图像或线性、扇形、螺旋形的连续门控成像而得来的，因此，这只是三维重建技术，并不是真正意义上的实时三维。随着技术的进步，产生了拥有3000晶片的矩阵探头，可以获得心脏结构的楔形图像，通过几个心动周期的图像采集整合，还可获得全容积图像，实现了实时三维成像。

2.三维超声心动图的图像采集　三维超声的成像方法有两大类：表面成像（surface rendering）和体元成像（volume rendering）。三维超声心动图常用的检查方式有两种：经食管检查和经胸壁检查。

动态三维图像采集方法：使用三维探头，在二维超声心动图显像后，位置不变即可进行实时动态三维超声检查，直接观察到心脏的立体图像，并可存储后再分析。如嘱患者屏气，经过几个心动周期即可获得全容积三维图像数据。

动态三维图像的切割分析：实时动态三维超声图像或全容积心脏三维图像存储后，检查者可选择切割键进行多角度任意切割（由前至后、由左至右、由上至下等），从而得到所要观察结构的最佳视角。

实时三维多平面图像：使用实时三维探头，还可以同时显示多幅二维图像。

二、三维超声心动图的临床应用

在超声工作者的共同努力下，三维超声心动图的临床应用不断扩展，研究

方向大致可分定性和定量两部分：定性研究主要是研究正常及病变结构的三维形态学变化特点；定量研究是对心脏容积、重量的测量及心脏机械收缩同步性的评价。

1.观察心脏形态　见图1-8-1。

进行动态三维超声心动图检查时，结合图像的切割与旋转，可以从不同方位了解心脏各个结构的形态、位置、大小、腔室内径、空间关系、立体方位与活动状态；观察心壁、间隔与大血管的连续状态；因此可以对各种先天性心脏病复杂畸形的诊断与鉴别发挥重要作用。

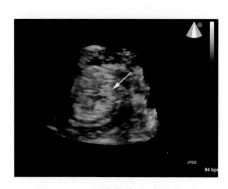

图1-8-1　三维超声心动图（1）
显示房间隔缺损封堵术后的封堵器

2.确定瓣膜病变性质　见图1-8-2。

在动态三维超声图像上实时显示瓣膜（尤其是二尖瓣）的形态、厚度及关闭和开放时的活动情况，犹如术者手术所见。术中经食管进行动态三维成像，对二尖瓣狭窄者、二尖瓣脱垂、二尖瓣叶裂、瓣叶穿孔、腱索断裂及感染性心内膜炎时的瓣膜赘生物等可提供重要信息。

3.探测心腔容积　见图1-8-3。

由于动态三维超声图像能准确显示心脏在不同时相的立体形态，并可将心底到心尖平行切割为众多的短轴切面，分别描绘出心腔与心壁的轮廓与面积，由计算机将

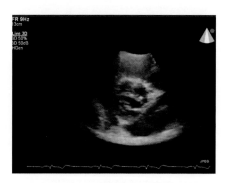

图1-8-2　三维超声心动图（2）
显示二叶主动脉瓣

其累加，能准确估算心腔容量和室壁重量，故可用于测定心脏功能和心肌肥厚程度。

4.观察室壁活动、确诊心腔肿物　见图1-8-4。

三维超声对于观察心壁节段性运动失常，诊断心肌梗死等也有较大意义。同时对于心腔内黏液瘤、附壁血栓、Valsalva窦瘤及其他肿物，动态三维超声可以检测其位置、形态、大小，确定与心壁结构的关系。

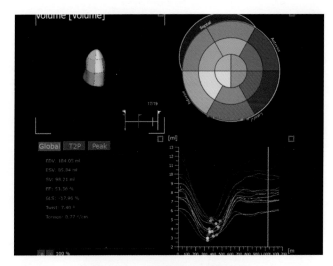

图 1-8-3 三维超声心动图（3）
探测左心室心腔整体和局部容积

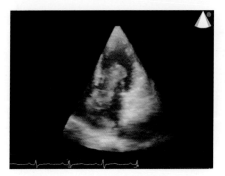

图 1-8-4 三维超声心动图（4）
左心房黏液瘤

5.评价左心室内机械收缩的同步性 见图 1-8-5。

实时三维多平面技术结合组织多普勒技术，可以在同一个心动周期同时分析左心室内 12 个节段的心肌局部运动，通过测量达峰时间来定性定量收缩延迟节段，尤其适用于心律失常、心房颤动患者。

6.夹层动脉瘤 主动脉根部内膜剥离形成夹层者，术中经食管进行动态三维成像，见增粗的环状主动脉壁反射内有一薄层灰暗呈波浪状的内膜光环，形成套管状的真腔与假腔，主动脉瓣附于剥离的内膜上。

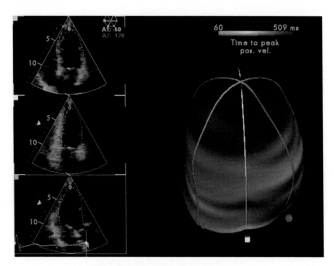

图1-8-5　三维超声心动图（5）

评价左心室内机械收缩的同步性

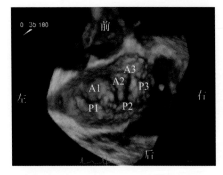

图1-8-6　经食管三维超声心动图

显示二尖瓣前叶A1区脱垂

三、三维超声技术的发展

动态三维超声心动图尤其是经食管三维超声心动图（图1-8-6），能清晰显示心脏及大血管动态的立体形态和空间关系，直观反映病变发生的形态、结构及血流变化，为疾病的诊断和治疗提供帮助。虽然相对于CT、磁共振来说，对组织的细微结构的显示水平还有待改进，今后应不断地改进仪器性能，提高图像质量。但是由于超声具有对人体无创、重复性好等突出于其他影像检查的优点，人们对其发展仍充满希望。

第九节　应变和应变率成像

1973年，Mirsky与Parmley首先将应变这一概念引入心脏研究领域。心肌应变就是指心肌的伸长和缩短，一维应变可用Lagrangian公式表示：$\varepsilon=(L-L_0)/L_0=\Delta L/L_0$，式中 ε 代表应变，L_0 代表心肌初始长度，L 代表检测时心肌的瞬时长度，$\Delta L = L - L_0$即心肌长度的改变量。

应变率则是指单位时间内心肌的形变也可理解为心肌形变发生的速度，$SR =$（$\Delta L/L_0$）$/\Delta t$。Δt为自初长度L_0至瞬时长度L的时间的改变量，应变及应变率成像使得检测特定区域局部及整体收缩成为可能。

一、基于组织多普勒（TDI）技术的应变及应变率

TDI技术通过抑制高频率、低振幅的血流信号而获得低频率、高振幅的心肌运动信号，并通过彩色编码和全视野显像，取得组织速度通过空间和瞬间过程中产生的所有参数。TDI可以在高帧频情况下提供实时的局部速度信息，使得测量更多节段的应变及应变率成为可能。

在定量组织速度成像技术上发展起来的应变及应变率，除具有超高频帧组织速度显像特点（帧频可达每秒190帧以上，时间分辨率可＜5ms）外，该技术还有不受邻近组织牵拉及心脏旋转运动等影响的优势，是目前评价局部心肌功能的较好方法，尤其是在冠心病患者中的应用。

心尖四腔观可分析后间隔及左心室侧壁心肌长轴应变及应变率，胸骨旁左心室纵向可分析前间隔及后壁心肌径向应变及应变率。

当心肌缺血或梗死时，局部心肌收缩力降低，导致心肌形变能力发生变化，应变率紊乱、降低、倒转或消失，因而，该技术的发展为存活心肌和非存活心肌提供了新的鉴别方法。

与所有基于彩色多普勒技术基础上的其他技术一样，TDI技术也具有角度依赖性。

这种方法只能测量与声束平行的方向上的应变及应变率（即纵向应变及应变率），对于与声束垂直及有角度的方向上的应变及应变率则不能测量，这就导致了该方法应用的局限性。

二、基于二维斑点追踪成像技术的应变及应变率

斑点追踪成像技术（speckle traeking imaging，STI），又称为二维应变技术。在高帧频二维超声图像上，用最佳模式匹配技术追踪识别心肌内回声斑点的空间运动，标测连续不同帧之间同一位置的心肌运动轨迹，以此测算出心肌的位移、速度、应变、应变率和旋转等力学参数，来评价心肌的形变（图1-9-1至图1-9-3）。

由于STI技术是定量测量应变及应变率，是建立在二维灰阶图像基础上的，故其没有角度依赖性，不受周围心肌的牵拉和心脏整体运动干扰，Amundsen等用声呐微测量法和磁共振方法做对照，证实斑点追踪技术无角度依赖性，可对心肌应变进行精确的测量，与上述两种试验方法有良好相关性。

通过测量长轴、径向及圆周应变，得到心肌增厚程度、心肌纤维在心室短轴圆周方向的缩短能力和心脏在长轴方向的伸缩能力，因而可以用来分析局部心肌收缩及整体心肌收缩情况。收缩期峰值应变率是反映心肌收缩力的非负荷

依赖指标，因此可以提供更有价值的反映局部收缩功能的信息。

运用2DT时需要采集和存储左心室3个短轴切面和3个心尖切面图像，在图像分析时同样要分别勾画6个切面的心内膜和心外膜边界。二维超声斑点追踪成像要求有清晰的二维图像，肺气肿、肥胖等二维图像欠清晰的患者，成像的准确性受到限制。

心脏是立体结构，因此测量心肌形变的理想模式是三维估测，而二维应变是二维估测，从某种程度上还不能完全反映心肌应变。

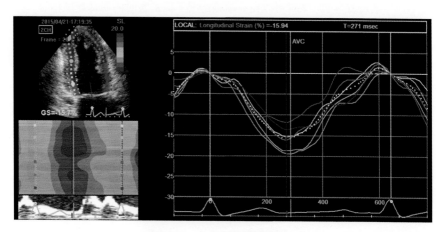

图1-9-1　左心室应变成像（1）

二心腔切面分析

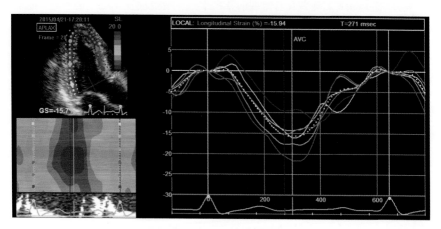

图1-9-2　左心室应变成像（2）

三心腔切面分析

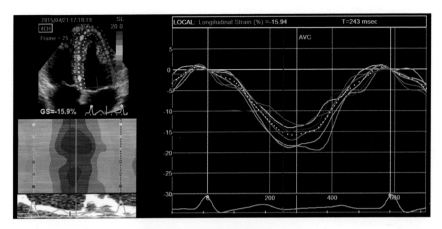

图1-9-3 左心室应变成像（3）

四心腔切面分析

目前超声斑点追踪成像尽管在长轴应变已出现实时分析，但大多应变参数仍必须将二维图像储存后脱机分析，尚不能达到实时分析。

帧频也有待进一步增大，较低的帧频，亦造成追踪斑点的丢失，影响评价的准确性。

三、基于三维室壁运动追踪成像技术的应变及应变率

三维斑点追踪成像技术是在斑点追踪原理的基础上发展起来的，但它不受心肌运动方向限制，可以在三维容积内客观、准确地追踪心肌的运动轨迹，弥补了二维斑点追踪技术局限于所扫描的平面内追踪心肌运动斑点的不足，左心室舒张和收缩末期容积、每搏输出量、LVEF值均与MRI测值显著相关。

运用三维室壁运动追踪成像技术时只需要同时采集心尖二心腔和四心腔切面，存储左心室全容积图像，图像分析时只需要勾画两个切面的心内膜和心外膜边界，不需要脱机分析，因此三维室壁运动追踪成像技术所用时间明显缩短，因而它是一种方便、省时的分析左心室整体和局部功能的新方法。

三维斑点追踪成像技术通过计算心内膜面积变化率而得出左心室收缩功能，因而不受左心室几何形态的影响，更真实反映左心室收缩功能。然而，三维室壁运动追踪成像技术对图像质量有较高要求，特别需要清晰显示心内膜边界，否则将严重影响追踪结果的准确性。另外，三维斑点追踪成像技术的时间分辨率低于二维斑点追踪技术及TDI技术（图1-9-4）。

综上所述，随着一些新技术的开展和临床应用，超声评价左心室局部和整体收缩功能日趋完善，其凭借无创、价廉及重复性强等优势始终处于该项检测手段的一线地位。基于三维斑点追踪成像技术的应变及应变率的问世，为我们

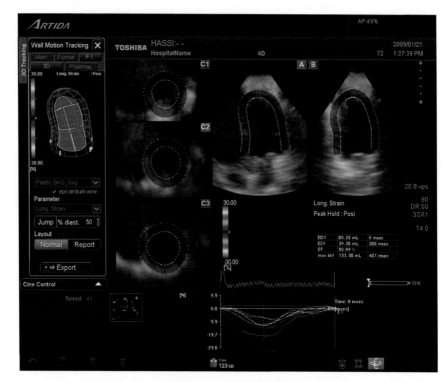

图 1-9-4　三维斑点追踪

左心室纵向应变

宏观及精确了解左心室整体及局部运动提供了更为出色的方法，随着超声机软件及硬件的更新与研发，我们相信其功能将更加方便、精确、快捷。

第十节　外科手术和介入治疗术中超声心动图

心脏超声技术以其实时、无创、高分辨率、重复性强、简便价廉等其他检查无可比拟的优点，为心血管外科的术前定性定位诊断、术中超声心动图监测、术后治疗效果判断和远期随访都提供了方便快捷、准确可靠的方法，在心脏外科手术和介入治疗术中发挥着重要作用。

一、超声心动图在外科手术中的应用

外科术中超声心动图的主要作用可归纳为以下几个方面：①体外循环前提供更多、更新的诊断及治疗信息，有助于外科医师选择、修正术式；②术后即刻评价手术疗效；③评价左心室整体及局部功能；④寻找导致术中血流动力学不稳定的心血管方面的原因。

在外科手术术中主要应用心外膜超声心动图和经食管超声心动图（TEE），TEE较心外膜超声心动图以其图像清晰、切面多变、可连续观测术中过程及不干扰手术视野等优点，得以在临床应用越来越广泛。在国外，术中经食管超声心动图已常规应用于绝大多数心脏手术中。国内在心脏外科手术量较大的医院亦逐步开展并常规应用。尤其是小儿食管超声探头和三维食管超声探头的问世，使术中超声应用更加广泛。

1. 左心室整体和局部功能的监测　常用观察切面为经食管中段的四心腔和二心腔切面，经胃的左心室长轴和短轴切面。

左心室整体收缩功能的指标大致同TTE，M型或Simpson法用于计算左心室舒张末容积（LVEDV）、左心室射血分数（LVEF）、每搏量（SV）和心排血量（CO）等。但经食管中段的TEE四心腔切面显示的并不是左心室的真正长轴，会导致左心室容积的低估和射血分数（EF）的高估。左心室局部功能的评价：超声观察室壁节段运动异常，以早期发现心肌缺血。

2. 二尖瓣成形术　目前对于二尖瓣反流的患者，提倡尽量行二尖瓣修补而不是置换，与二尖瓣换瓣术比较，二尖瓣成形术的短期和长期病死率较低。

二尖瓣病变千变万化，因此成形术是个体化的手术，术前TEE可进一步提供瓣叶病变部位、病变程度及瓣下结构损害的情况，根据瓣膜病变损害程度不同，实施修复成形手术采取的方式及效果也不尽一致。二尖瓣瓣叶裂者多采用瓣叶修补术；对瓣叶冗长和脱垂者可采用瓣叶切除或折叠的方法；对瓣环畸形或扩张者多采用植入成形环的方法；腱索断裂、冗长者多采用腱索成形、移植或短缩术。

术中经食管超声评判手术效果需要在手术关胸前、体外循环停机后、患者血压和心率稳定、基本恢复生理状态时进行。常用超声切面包括左心室长轴和心尖四心腔和二心腔切面，需要观察二尖瓣残余反流量，二尖瓣有效瓣口面积及术后心功能。残余反流量通常采用反流束面积法进行评估，按反流程度分为0～Ⅳ级：0级，无反流；Ⅰ级，反流较少，局限于瓣口；Ⅱ级，反流束面积＜4cm^2，反流束面积与左心房面积比＜30%；Ⅲ级：反流束面积4～8cm^2，反流束面积占左心房面积的30%～50%，Ⅳ级：反流束面积＞8cm^2，反流束面积占左心房面积的50%以上。对偏心性反流束，以其长度超过左心房中部为Ⅲ级，超过左心房2/3为Ⅳ级。

如成形术后残余反流在Ⅱ级以下，则认为可接受的治疗效果；若残余反流大于或等于Ⅲ级，则必须重新处理二尖瓣，根据情况决定再次成形或改瓣膜置换术。

需要注意一点，如术后仍有显著二尖瓣反流，并且可见二尖瓣收缩期前向运动（即SAM征），需要注意是否存在左心室低容量和（或）高动力状态，当增加左心室容量或应用β-受体阻滞药后，SAM征和二尖瓣反流即可明显减轻。

3.人工心脏瓣膜置换术　术前TEE可有助于指导瓣膜成形术或置换术的确定，评价瓣膜成形术失败后即刻进行人工瓣置换，预测人工瓣环的大小（图1-10-1）。

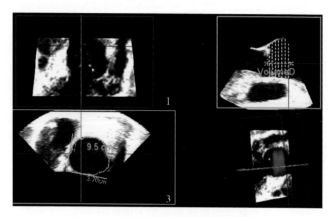

图1-10-1　术中三维超声评估主动脉瓣环

TEE对人工机械瓣尤其是二尖瓣位人工机械瓣的瓣环、瓣环与周围组织关系、金属瓣片的开启和闭合活动等均可获得清晰的图像，彩色血流显像可观察舒张期瓣叶开放时的过瓣血流，关闭时有无人工瓣反流及瓣周异常血流信号。

术中超声应仔细区分"生理性"反流、病理性反流及瓣周漏。"生理性"反流出现在收缩早期，反流束为中心性，长度<3cm，宽度<1cm，反流束面积<3cm²，反流束面积/左心房面积<20%，反流速度<3m/s；瓣叶失灵所致病理性反流多为中心性，反流面积/左心房面积多>30%；瓣周漏为偏心反流束出现在人工瓣环外径以外，二维超声可见人工瓣环外缘与心脏组织间的裂隙，可提示心外科医师酌情进行手术修补。

TEE还可即刻观察人工瓣瓣叶启闭情况，评价人工瓣血流动力学状态，如二维超声表现为瓣叶不能开启提示有急性机械瓣梗阻，外科医师应及时处理。

4.梗阻性肥厚型心肌病外科手术　肥厚型心肌病外科手术治疗包括肥厚心肌切除及左心室流出道重建。术前超声观察确定SAM征与室间隔接触点（即梗阻相关心肌）及室间隔厚度，有助于术者决定切除心肌的部位及程度；术后超声评价梗阻缓解程度、评价手术效果及左心室功能和及时检出术后并发症。

需要注意的是，左心室流出道流速和压差应尽量在经胃底左心长轴切面测量，使频谱取样线尽可能与声束平行，减少误差。

5.先天性房、室间隔缺损修补术 见图1-10-2（有视频）。

术前明确缺损的大小、部位，判断是否合并其他畸形。修补术后观察修补片、瓣叶的情况，有无反流及残余分流。室间隔缺损补片缝线的微量分流常在术后可逐渐消失。而室间隔缺损修补术后补片撕裂所致的跨补片分流则需要进行闭胸前的二次手术修补。

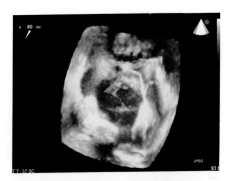

图1-10-2 术中三维超声
多孔房间隔缺损（有视频）

6.先天性心脏病术中判定流出道残余梗阻 经食管二维彩色多普勒血流显像技术有助于检出复杂先天性心脏病矫治术后心室流出道的残余梗阻部位。连续波多普勒则有助于了解梗阻造成的压力阶差，并判定其梗阻程度。要注意功能性和动力性流出道梗阻的鉴别。

7.超声心动图在其他心脏外科手术中的应用

（1）主动脉夹层根治术：术中超声能够了解主动脉夹层的部位、范围、破口及数目，并帮助判定夹层内有无血栓及夹层是否累及分支血管和冠状动脉开口。

（2）Ebstein畸形矫治术：常涉及三尖瓣叶再次移位和右心室折叠术。矫治前了解三尖瓣叶的移位、腱索附着点、乳头肌的插入部位、是否合并其他复合畸形等。矫治后判定瓣叶重建术后的功能变化及残余反流程度。

（3）左心室辅助装置置入术：观察引流管与心室连接处有无漏血、血栓形成；观察与升主动脉吻合口处是否匹配，有无夹层；评价辅助泵射血功能。

（4）心脏移植术：观察供体心脏与受体心脏及大血管是否匹配，评价供体心脏功能，术后观察有无心肌排斥反应。

（5）术中监测栓塞并发症：术中栓子多见于血栓脱落，空气栓塞，少数情况下可由脂肪组织碎片或人工材料的脱落引起。

二、超声心动图在心脏介入治疗中的作用

心脏介入治疗始于20世纪初，由于其具有不用开胸、创伤小、术后恢复快等优点，近年来得到迅速发展，已广泛应用于临床，包括房间隔缺损、室间隔缺损、动脉导管未闭、冠状动脉瘘、主-肺动脉间隔缺损和肺动静脉瘘等疾

病的封堵，以及二尖瓣狭窄、主动脉瓣狭窄和肺动脉瓣狭窄的球囊扩张术、心内膜活检和起搏器置入术等。

1. 房间隔缺损（ASD）封堵术 见图1-10-3。

房间隔缺损封堵器最常用的是Amplatzer封堵器。Amplatzer隔膜封堵器是超弹性镍钛合金金属网结构，由2个自主膨胀的圆盘经4mm宽的腰部连接，内缝3层高分子聚酯片，装置的大小由腰部直径所决定，有4～40mm不同尺寸，圆盘部分比中间部分的直径分别大（左心房面）14mm、（右心房面）10mm。传送系统由装载鞘、传送鞘和主控钢丝组成，主控钢丝顶端有螺纹，末端带一旋转柄。Amplatzer封堵器是一种新型的适于继发孔型ASD的封堵器，其设计思路不同于以往的封堵器，它结合了双盘装置和自主中心机制的优点，在世界各地进行了大规模的临床试验。该装置操作简便，直径26mm以下的封堵器输送鞘管较小，适于幼儿的ASD封堵，对股静脉的损伤小封堵器的"腰部"为封堵的主要部分，其直径与ASD直径相匹配，不易发生移位；左右心房侧的盘状结构恢复记忆形状后可协助封堵ASD的边缘部分，降低残余分流的发生率。其还被证明是经导管堵闭多种缺损（ASD、PFO、Fontan开窗术等）的重要装置，具有置入容易、传送鞘小、装置简单、闭合率高及短中期效果好等显著优点，现已在临床广泛应用。

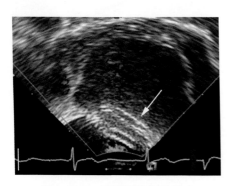

图1-10-3 房间隔缺损封堵术

封堵术后显示封堵器，判断有无分流

房间隔缺损封堵治疗的适应证如下：

（1）继发孔型房间隔缺损：ASD直径一般＜36mm；最大号40、42号封堵伞可封堵直径最大为36mm的ASD；更大直径的ASD可根据实际情况定制特殊型号的封堵伞。

（2）儿童房间隔缺损直径通常≤30 mm。

（3）右心室扩大，右心室容量负荷增加。

（4）左向右分流。

（5）缺损边缘至冠状窦、房室瓣和右上叶肺静脉的距离≥5 mm。

（6）不合并必须做外科手术的其他心脏畸形。

（7）卵圆孔未闭（PFO）且有脑卒中及短暂性脑缺血发作（TIA）病史。

（8）外科修补术后的残余分流或二尖瓣球囊扩张术后遗留的心房水平

分流。

　　封堵术前应仔细观察ASD的部位、大小和数目，与二尖瓣、三尖瓣、冠状静脉窦、上下腔静脉入口、主动脉根部的距离及关系。判断是否合并部分或完全肺静脉畸形引流、重度肺动脉高压、原发孔型或静脉窦型房间隔缺损和其他复杂先天畸形等禁忌证。

　　术中TEE测量房间隔缺损直径，指导封堵器型号的选择，一般封堵器型号为ASD直径基础上加4～7mm。TEE可全程监测封堵过程，指导鞘管垂直穿过缺损平面，指导封堵器的定位及释放；仔细观察房间隔缺损各边缘是否完全夹闭于封堵器两伞之间，是否有残余分流。封堵器是否妨碍二、三尖瓣，上、下腔静脉，肺静脉和冠状静脉窦的功能及回流，确定无误才可释放封堵器。

　　封堵术后继续观察封堵器夹闭情况和有无并发症直至手术结束。

　　2.室间隔缺损（VSD）封堵术　以Amplatzer室间隔缺损封堵器最常用。VSD封堵治疗的适应证：左向右分流的肌部或膜部VSD距主动脉瓣≥2mm；距三尖瓣隔瓣≥3mm，VSD<15mm；部分心肌梗死后肌部室间隔穿孔也适于介入封堵治疗。

　　室间隔缺损封堵治疗的适应证如下：

　　（1）年龄通常≥3岁。

　　（2）有血流动力学意义的单纯VSD。

　　（3）膜周部VSD直径>3mm；肌部VSD直径>5mm。

　　（4）VSD上缘距主动脉右冠瓣≥2mm。

　　（5）无主动脉右冠瓣脱垂及主动脉瓣关闭不全。

　　（6）外科术后残余分流。

　　（7）心肌梗死或外伤后室间隔缺损。

　　由于VSD右心室面粗糙，鞘管不易穿过缺损，VSD封堵常需要通过股动脉建立轨道来引导鞘管进入左心室。封堵前准确检出室间隔缺损的位置、数目、直径和与周围半月瓣、房室瓣、腱索等结构的关系，选择合适的病例和封堵器。封堵器型号一般较VSD直径大2～4mm。

　　封堵中可指导圈套器与钢丝对接建立股动脉→室间隔缺损→股静脉心内环，指导鞘管、封堵器的置入、定位及释放。封堵后即刻观察是否影响半月瓣或房室瓣功能，室水平分流情况及封堵效果。

　　3.单纯二尖瓣狭窄球囊扩张术　见图1-10-4。

　　术前TEE观察左心房及左心耳内无附壁血栓、二尖瓣瓣叶柔韧度好、交界无明显钙化及瓣下腱索无明显挛缩者为适于球囊扩张的患者。指导穿刺房间隔，提高穿刺的成功率及安全性。常用切面为四心腔切面和双房上、下腔静脉切面。超声心动图监测球囊扩张术后即刻疗效，包括扩张后瓣口面积测量、反流情况及有无并发症。术后患者定期超声检查随访，如发现瓣口再度狭窄可再行球囊扩张治疗。

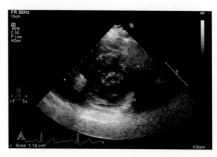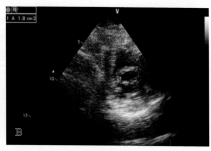

图1-10-4 经皮二尖瓣狭窄球囊扩张术（PBMV）

A.PBMV术前，二尖瓣交界融合，瓣膜开放严重受限，瓣口严重狭窄；B.二尖瓣狭窄PBMV术后，二尖瓣口面积明显增加

适应证如下：

（1）中、重度单纯二尖瓣狭窄，瓣膜无明显变形、弹性好、无严重钙化，瓣膜下结构无明显异常，左心房无血栓，瓣口面积≤1.5cm²，窦性心律。

（2）二尖瓣交界分离手术后再狭窄、心房纤颤、二尖瓣钙化、合并轻度二尖瓣或主动脉瓣关闭不全，可作为相对适应证。

（3）二尖瓣狭窄伴重度肺动脉高压，手术治疗危险性很大者，不宜换瓣者，也可作为PBMV的选择对象。

（4）心功能为Ⅱ、Ⅲ级或心力衰竭已被控制者。

4.肺动脉瓣狭窄球囊扩张瓣膜成形术 术中超声心动图可帮助了解右心扩大程度、肺动脉瓣及瓣环情况，测量右心室收缩压及肺动脉瓣跨瓣压差等。术中指导球囊定位于肺动脉瓣口，即刻观察扩张后肺动脉瓣跨瓣压差，并显示肺动脉瓣口血流及反流情况，监测并发症。术后定期随诊患者。

5.室间隔心肌化学消融术（TASH） 见图1-10-5。

TASH是通过导管向肥厚型梗阻性心肌病（HOCM）患者梗阻相关的心肌注入无水乙醇，人为地造成局部的心肌梗死，以减轻左心室流出道梗阻为目的的一种介入治疗方法。

常规超声心动图在术前能确定肥厚心肌的部位、厚度，测量左心室流出道流速及压差。冠状动脉血流显像技术可显示梗阻心肌内的冠状动脉血流，可在术前筛选适应证、拟定靶血管。心肌超声造影技术可应用于术前消融心肌的定量及术中消融后即刻消融心肌范围的判断。术后超声心动图可观察即刻左心室流出道疏通情况。

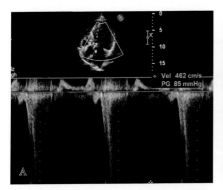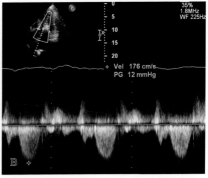

图1-10-5 肥厚型心肌病化学消融术

A.术前：左心室流出道高速血流信号；B.术后：左心室流出道血流速度明显减低

适应证如下：

（1）超声心动图证实符合HOCM的诊断标准，梗阻位于主动脉瓣下而非心室中部或其他部位，室间隔厚度≥15mm。

（2）经积极药物治疗后患者仍有明显临床症状（例如劳力性气短、心绞痛、晕厥等）、NYHA心功能Ⅲ级或Ⅳ级。

（3）超声多普勒测定静息状态下左心室流出道压力阶差（LVOTPG）≥30mmHg（1mmHg＝0.133kPa）或激发试验LVOTPG≥50mmHg。

（4）冠状动脉解剖适于行TASH。

6.超声心动图在其他心脏疾病介入治疗中的应用

（1）心内膜心肌活检术：引导活检钳通过三尖瓣送入右心室，观察钳取组织位置，及时发现并发症。

（2）主动脉弓缩窄球囊扩张术：确定主动脉弓缩窄部位及类型，指导球囊定位并监测扩张过程，监测有无动脉瘤及血管内膜损伤。

（3）主动脉瓣狭窄球囊扩张术：确定狭窄类型，是否伴有中-重度关闭不全、严重钙化、心功能不全等禁忌证。术中指导扩张球囊精确定位监测扩张时的情况，术后即刻测量瓣口跨瓣压差及反流情况。

三、术中超声心动图存在的问题与展望

经食管超声心动图虽然图像清晰，在外科手术和介入治疗中都起到了举足轻重的作用，但仍存在一些问题，如探头仍不够小巧，低体重小婴幼儿无法行TEE检查。

术中经食管实时动态三维超声心动图、心腔内超声的应用将为我们提供一种以"术者式"角度来观察心脏结构的方法，使超声心动图的临床应用将更为广泛。

第2章

心功能评估

　　心功能的改变对于判断患者的病情、选择治疗方案、评价疗效及预后均有极为重要的意义。因此心功能如何评估显得尤为重要，而超声心动图技术正是评价心脏功能的首选工具。

第一节　左心室收缩功能的评估

【定义、病因和分类】

　　1.心室收缩功能指心室收缩期的射血能力，即心室的泵血能力。

　　2.可分为左心室和右心室收缩功能或整体和局部收缩功能。

　　3.左心室起着主要的泵血功能，并连接高压力的体循环系统，其内流动的是含氧量高的动脉血。左心室形态规整，近似圆锥体，肌壁厚、收缩力强，耐受缓慢增加的压力负荷而对容量负荷相对不耐受。

　　4.心室收缩功能衰竭时，可分为急性与慢性心力衰竭。

【临床表现】

　　1.左侧心力衰竭肺淤血的表现

　　（1）劳力性或阵发性呼吸困难，端坐呼吸，可于肺部可听到哮鸣音，称为心脏性哮喘。

　　（2）严重时可发展成肺水肿，咯大量泡沫状血痰，两肺满布湿啰音，血压可下降，甚至休克。

　　2.心排血量减少导致组织血液灌注不足的表现

　　（1）血压下降，脉压减小。

　　（2）末梢血管收缩，桡动脉、足背动脉脉搏细弱，四肢发冷、苍白或发绀。

　　（3）无力、尿少，心率加快。

　　3.舒张期奔马律，并有原发心脏病的体征。

【适应证】

　　评价整体及局部收缩功能、相应的各项指标。

【超声心动图表现】

1.M型超声心动图 见图2-1-1。

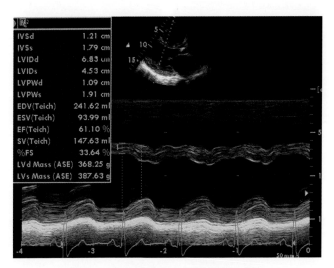

图2-1-1 M型超声心动图测量心功能

（1）整体收缩功能：适用于无节段性室壁运动异常者。在标准的胸骨旁左心室长轴切面、二尖瓣腱索水平，将取样线垂直于室间隔和左心室后壁，测量左心室舒张末期内径（EDD）、收缩末期内径（ESD）。按照校正立方体积法（Teich）计算左心室舒张末期容积（EDV）、收缩末期容积（ESV）、每搏量（SV）、射血分数（EF）及缩短分数（FS）等。

$$V = \left(\frac{7.0}{2.4+D}\right)D_3 \quad (V: \text{容积}; D: \text{左心室内径})$$

SV ＝ EDV － ESV

EF ＝ SV/EDV×100%

FS ＝（EDD － ESD）/EDD×100%

（2）局部收缩功能：一般取左心室长轴二尖瓣腱索水平的M型曲线。如有解剖M型和曲线M型功能，则可测量任两个被关注的室壁节段的收缩活动。室间隔运动幅度：5 ～ 8mm，＜5mm为减低。左心室后壁运动幅度：7 ～ 14mm，＜7mm为减低。室壁增厚率：收缩期厚度与舒张期厚度之差占舒张期厚度的百分比，正常值为27% ～ 33%，平均30%左右。

2.二维超声心动图

（1）整体收缩功能：见图2-1-2。

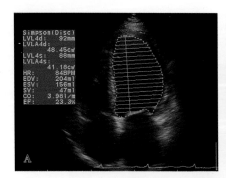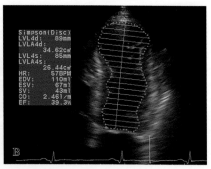

图2-1-2　二维超声心动图测量心功能

①可用于节段性室壁运动异常者。

②标准的心尖四心腔、二心腔切面，描记左心室舒张末期和收缩末期心内膜，根据椭球体公式采用面积长度法，或根据Simpson公式原理采用碟片法（MOD）计算左心室容积和射血分数。

③单面碟片法（四心腔切面）：$V = \frac{\pi}{4} \times H \sum_{0}^{n} D^2$（$H$：长轴径L/n；$D$：左心室短轴；$n$：左心室分成的碟片数）

④双面碟片法：$V = \frac{\pi}{4} \times H \sum_{0}^{n} D_1 D_2$（$D_1$和$D_2$，四心腔和二心腔切面的短轴）

⑤面积长度法：$V = \frac{8A^2}{3\pi L} \approx 0.85 \frac{A^2}{L}$（$A$：左心腔断面面积；$L$：左心室长径）

（2）局部收缩功能

①室壁分段方法：最常用的是16节段法。

沿左心室长轴将左心室分为基底段、中间段和心尖段三部分。

心尖四心腔切面：后室间隔和左心室侧壁。

心尖二心腔切面：左心室前壁和下壁。

心尖左心室长轴切面：前室间隔和左心室后壁。

二尖瓣短轴切面为基底部分：分为左心室前壁、左心室侧壁（前侧壁）、左心室后壁（后侧壁）、左心室下壁、后室间隔和前室间隔共6节段。

乳头肌水平左心室短轴切面为中间部分：分为左心室前壁、左心室侧壁（前侧壁）、左心室后壁（后侧壁）、左心室下壁、后室间隔和前室间隔共6节段。

心尖左心室短轴切面为心尖部分：分为室间隔、左心室前壁、左心室侧壁、左心室下壁共4节段。

三维超声又增加了正心尖段，共17节段。

②目测室壁运动评分：评分标准　1分：运动正常；2分：运动减低；3分：运动消失（无运动）；4分：反常运动（矛盾运动）；5分：室壁瘤形成。可计算室壁运动指数（WMSI）指标，即可将某几个室壁节段评分后算出总分，除以参与评分的节段数，比值即室壁运动指数。比值为1，说明参与评分室壁的整体功能正常。比值越大，该部分室壁的整体功能越低。

③彩色室壁运动技术（color kinesis，CK）：原理是在声学定量技术（AQ）的基础上，自动跟踪心内膜边界，将运动的心内膜边界用彩色标出，收缩起始自红→橙→黄→绿→青→蓝→紫的顺序进行色阶变换，至收缩末期所有彩阶均叠加于最后一帧图像中，清楚地、逐帧地、实时地显示出心脏收缩或舒张期的室壁运动的各个顺序的阶段。是一种半定量分析室壁运动的技术。指标有节段面积变化率、节段心内膜运动幅度、射血和充盈时间变化。左心室节段性收缩异常的CK图像显示：CK顺序显示的彩色边界使心内膜边界易于观察，简化了室壁运动的定量分析。CK对于检查冠心病、心肌病和心脏传导异常的患者有特别价值。另外，CK技术也是一种对判定节段性室壁运动异常特别有价值的工具，对于负荷超声心动图试验的脱机分析也非常有用。

3.多普勒超声心动图

（1）脉冲多普勒技术：见图2-1-3。

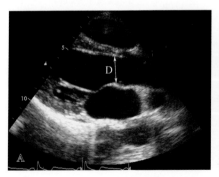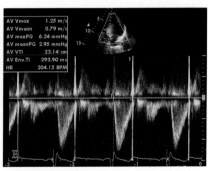

图2-1-3　主动脉流量计算心功能

A.左心长轴切面测量主动脉瓣环直径（D）；B.左心室流出道血流频谱测量速度-时间积分（VTI）

①主动脉流量公式：$SV = \pi (D/2)^2 \times VTI$

适用于无明显主动脉瓣反流者。每搏量（SV），收缩期通过主动脉口的流量。左心长轴切面测量主动脉瓣环直径（D）或左心室流出道直径，按圆面积公式计算横截面积。心尖五腔或心尖三心腔切面，得到左心室流出道或主动

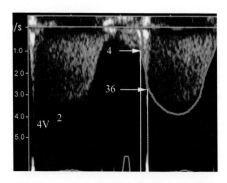

图2-1-4　左心室压力最大上升速率dp/dt

脉瓣口频谱并描记速度-时间积分（VTI）。VTI＝平均血流速度×时间。

②肺动脉流量、二尖瓣和三尖瓣流量公式与主动脉流量公式相似。

（2）连续多普勒技术：dp/dt，见图2-1-4。

dp/dt_{max}是指左心室压力最大上升速率（maximal left ventricular pressure rising rate）。

通过二尖瓣反流频谱的加速支测得的反流压差最大上升速率与心导管测量的左心室压力最大上升速率亦一致，是多普勒技术定量等容收缩期的评价左心室收缩功能的新方法。

简便测量方法为：在反流频谱的加速支测量1m/s和3m/s之间的时间（Δt），按照简化的伯努利方程，以上两点的反流压差分别为4mmHg（0.53kPa）和36mmHg（4.79kPa），两点间的压差上升速率则为（36－4）/Δt＝32/Δt（mmHg/s）。

计算左心室压力最大上升速率dp/dt_{max}＝32/dt。

dp/dt_{max}临床意义如下。

左心室dp/dt_{max}：正常值＞1 200mmHg/s；临界值1 000～1 200 mmHg/s；左心室收缩功能降低的患者，左心室最大上升速率明显降低＜1 000 mmHg/s，即dt＞32s。

（3）血流动力学指标的正常值：见表2-1-1。

表2-1-1　心功能参数

性别	SV（ml）	CO（L/min）	CI［L/（min·cm²）］
男	70～90	4.5～6.0	2.8～3.7
女	50～80	3.5～5.0	2.3～3.5

①EDV：舒张末期容积，（126±29）ml。

②ESV：收缩末期容积，（49±19）ml。

③SV：每搏量，50～90ml。

④CO：每分钟心排血量。CO＝SV×HR（心率），3.5～6.0L/min。

⑤CI：心排指数。CI＝CO/BSA（体表面积），2.5～3.7L/（min·m²）。

⑥EF：射血分数，50% ~ 80%。

⑦左心室dp/dt：正常值＞1200mmHg/s；临界值1000 ~ 1200 mmHg/s；异常＜1000 mmHg/s。

4.组织多普勒

（1）组织多普勒技术是近年来发展起来的超声心动图技术，对心室壁运动可进行实时定量分析，定量评价局部心肌及整个心室收缩及舒张功能。

（2）原理是滤掉血流信号，保留组织运动的低频移、低速度、高振幅的信号。定量测量瓣环和心肌的运动速度和时间等参数，并在组织多普勒速度图的基础上，通过微分、积分等处理衍生出组织追踪、应变、应变率、同步化显像等一系列技术，同样用于评价局部心肌和整体左心室的收缩和舒张功能及同步化程度。

（3）常以二尖瓣环水平的组织多普勒频谱数据评价左心室整体功能。

（4）二尖瓣环频谱主要有3个波形，即收缩期正向的Sa波和舒张期负向的Ea波和Aa波（图2-1-5）。

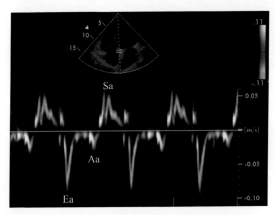

图2-1-5 组织多普勒二尖瓣环频谱

收缩期Sa波和舒张期Ea波和Aa波

（5）Sa波正常值在5 ~ 6cm/s以上，当Sa波小于正常时，左心室EF一般亦＜50%；当舒张功能逐步减低时，Sa波也逐渐降低，进一步提示左心室舒张与收缩功能的关联性。

（6）局部收缩功能是将取样容积放置于关注的室壁节段处，测量各节段的收缩波S。新指标如应变和应变率成像也可用于收缩功能的评估。

5.三维超声心动图 三维超声心动图逐渐从简单的断层图像重建发展到了真正的三维成像的时代。

三维超声心动图通过提供完整的心室容积和EF值的数据成为评价左心室

和右心室功能的很有前途的一种方法。

　　用这种技术评价的断层切面节段功能、计算的容积和EF值，在各个切面上的数据都是连续的、平行的，增加了对局部和全心室功能评价的准确性［图2-1-6（有视频），图2-1-7］。

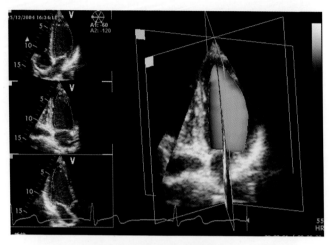

图2-1-6　左心室三维成像（1）

实时三平面成像（有视频）

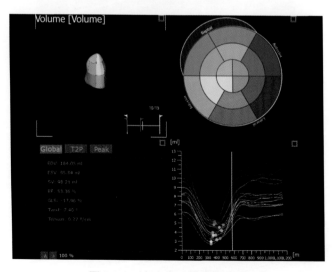

图2-1-7　左心室三维成像（2）

实时三维成像分析左心室整体容积和节段容积

　　实时三维超声心动图（RT-3DE）系统采用超矩阵（x-matrix）探头、高通量数据处理系统（X-Stream）和三维空间定位系统三种先进技术。RT-3DE克服了前者显示切面的局限性和以往动态三维超声烦琐的图像重建过程，可实时立体地显示心脏的空间结构、动态活动规律及毗邻关系的优势，无须心脏几何形状的假设，可实时测量左心室容积，并计算心排血量，特别对不规则腔室及室壁运动异常心室的测量尤为重要，能准确地测量左心室容量、功能。3DE可准确测量心肌梗死后有室壁节段性运动异常患者的左心功能。

　　伴左心室室壁瘤患者及正常对照组采用RT-3DE和2DE测量容积及收缩功能的试验验证RT-3DE测量伴室壁瘤的左心室容积的准确性，且RT-3DE更接近实际值。

　　实时三维超声心动图法受帧频限制并需特殊的计算机和软件条件等。

　　6.斑点追踪技术（STI）　通过二维和三维斑点追踪技术分析左心室心肌整体和局部功能，可分析评价各种心血管疾病导致心肌功能的损伤。详见第1章第九节（图1-9-1至图1-9-4）

　　【诊断要点】

　　1.运用M型超声心动图、二维超声心动图、血流与组织多普勒等方法评价左心室整体收缩功能，主要为左心室射血分数、每搏量等反映左心室做功效果的血流动力学指标。

　　2.局部室壁的收缩功能主要依靠操作者目测室壁增厚率。

　　【鉴别诊断】

　　1.舒张性心力衰竭　根据2008年欧洲心脏病协会（ESC）心力衰竭指南进行鉴别。

　　（1）存在慢性心力衰竭的症状和（或）体征。

　　（2）左心室收缩功能正常或轻度异常（LVEF≥45%～50%）。

　　（3）存在舒张功能障碍的证据（左心室松弛异常或舒张僵硬）。

　　2.补充观点　收缩性心力衰竭和舒张性心力衰竭不是彼此独立的。描述舒张性心力衰竭还有其他短语，如左心室射血分数在临界范围内的心力衰竭（heart failure with preserved ejection fraction，HFPEF），左心室射血分数在正常范围内的心力衰竭（heart failure with normal ejection fraction，HFNEF），或收缩功能在临界范围内的心力衰竭（heart failure with preserved systolic function，HFPSF）。欧美国家的调查研究显示，HFPEF与收缩性心力衰竭的预后几乎是一致的，但是在我国对于此类心力衰竭的临床诊断率非常少见，说明我们对这类心力衰竭的认识严重不足。另外，在HFPEF的发病机制乃至诊疗过程中仍存在诸多悬而未决的问题有待探索。

【预后的判断】

1. 2008ESC心力衰竭指南中提供了一些目前的相关预后因素（表2-1-2）。

表2-1-2　2008ESC心力衰竭指南预后的相关因素

人口学	临床表现	电生理学	功能检查/自我感觉试验	实验室检查	影像指标
高龄*	低血压*	心动过速 Q波	活动减少VO₂峰下降*	BNP/NT-proBNP显著增高*	低LVEF*
缺血性原因*	心功能Ⅲ～Ⅳ级*	宽QRS波*		低钠血症	
猝死复苏*	之前有过心力衰竭住院治疗*	左心室肥厚复杂的室性心律失常*		肌钙蛋白升高*生物标志物升高，神经内分泌激活*	
依从性差	心动过速	心率变异性差，心房颤动	6min步行距离缩短	肌酐/BUN升高	左心室容积增加
肾功能不全	肺内啰音	T波倒置	VE/VCO₂斜率增高	高胆红素性贫血	心脏指数低
糖尿病	主动脉瓣狭窄		间断呼吸	尿酸升高	左心室充盈压高
贫血	体重指数减低				二尖瓣狭窄，肺动脉高压
COPD	睡眠相关呼吸障碍				右心室功能受损

*.强力预测因子；VO₂峰.最大氧摄入量；BNP.B型脑钠肽；NT-proBNP.氨基末端脑钠肽前体；BUN.尿素氮；VE/VCO₂.每分通气量/每分二氧化碳产生量；COPD.慢性阻塞性肺病

2. 在随机对照的临床试验中，无症状的左心室收缩功能障碍的患者比正常个体具有更高的发生心力衰竭和死亡的概率。

3. 随机对照的临床试验已经证实应用血管紧张素转化酶抑制药对左心室功能障碍的患者有选择地进行治疗，可以延缓或防止心力衰竭的发生。

4.对于所有原因的病死率和高血压及血压正常人群的心脏事件发生率而言，左心室质量的增加较左心室射血分数减低是更强的预测因子。

5.左心室运动不同步，被认为是不良预后的重要预测因子。

6.左心室收缩期容积＞70ml，与发病率和病死率的危险度增加有关。

【术中应用】

1.评价心室容积及心排量。

2.计算左心室射血分数，反映心脏整体收缩功能。

3.心肌成形术

（1）在右心室心肌成形术中，置左侧背阔肌于右心室游离壁前方，将远端连于膈肌。肌肉被插入左心室壁内的两根心外膜上的感知电极同步起搏。

（2）超声可以测出右心室直径的改变和EF值。

4.双心室起搏

（1）心脏的再同步化治疗是对有心室收缩不同步患者进行治疗后仍有中到重度心力衰竭时的一种有效的治疗手段。

（2）心脏的再同步治疗可以逆转左心室肌的重塑，改善心室的收缩和舒张功能，减少瓣膜的反流，因此能够改善心功能分级，提高运动耐量，改善生活质量。

（3）改善患者症状的左心室的良性重塑，预示着远期生存率的改善。

（4）组织多普勒技术可以评价这种新的治疗方法的效能，优化其使用。

【随访】

1.组织多普勒是不同步和同步化治疗前选择患者和随访的首选筛查工具。

2.各类心脏病的预后随访，二维及多普勒等超声心动图方法是有用的工具。

第二节　左心室舒张功能的评估

【定义、病因和分类】

1.左心室舒张功能是在心室收缩后，左心室恢复到原来（即前一个舒张末期）容量和压力的能力。

2.左心室在舒张期发生解旋运动。首先，心室肌在舒张期首先主动松弛，是耗能的过程，因而非常容易受损；这一过程始于射血后期，止于快速充盈期末。而后，从快速充盈期末到下一心动周期始，心室肌被动弛张，与心室的顺应性（心肌僵硬度的倒数）有关。

3.将舒张过程简化为舒缓（或松弛）、充盈和心房收缩。舒张功能的异常，一般认为早于收缩功能异常。左心室弹性回缩性（抽吸性）、左心室心肌舒张速率、左心室腔顺应性和左心房压力等都会影响心室舒张功能。

【临床表现】

1.早期无症状，或在运动后诱发症状。

2.晚期在安静时即可出现临床症状，即肺淤血症状，包括劳力性或阵发性呼吸困难、端坐呼吸、急性肺水肿的表现。

【适应证】

1.区分收缩功能减低还是舒张功能减低为主。

2.对舒张功能减低进行细化分级。

【超声心动图表现】

1.二维和M型超声心动图

（1）左心房压上升时，引起左心房增大。晚期左心室也可增大，室壁运动减低，局部和整体的收缩功能最终减低。

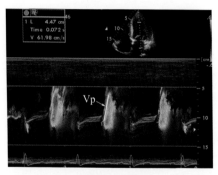

图2-2-1　左心室内血流传播速度（Vp）

（2）M型：①二尖瓣前叶舒张早期下降速度（EF斜率）：正常＜120cm/s。②左心室内血流传播速度（Vp）：心尖四心腔切面或左心二心腔切面获得二尖瓣口血流的彩色M型图。扫描速度调至100mm/s，将Nyquist速度调至二尖瓣峰值流速2/3，测量色彩倒错处的斜率（图2-2-1）。正常值：（61±8）cm/s。

（3）彩色室壁运动技术（CK）：评价局部舒张功能。

①舒张期局部节段室壁CK运动（色带宽度）减小或消失。

②相应节段面积变化率明显减小。

③节段平均舒张时间缩短。

2.多普勒超声心动图

（1）二尖瓣口血流频谱：主要包括舒张早期的E峰和舒张晚期的A峰。E峰发生于左心室快速充盈期，A峰发生于舒张晚期、由左心房主动收缩形成（图2-2-2）。

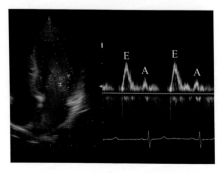

图2-2-2　二尖瓣口血流频谱

舒张早期的E峰和舒张晚期的A峰

脉冲多普勒取样容积放在二尖瓣尖，使取样线平行于血流。

正常值：E峰最大流速平均为73cm/s。A峰最大流速平均为40cm/s。E/A：1.26±0.32，在1～1.5。E峰减速时间（EDT）：在160～240ms，（197±27）ms。

Valsalva动作后，二尖瓣频谱E/A比值出现明显改变，提示左心室充盈压升高。

（2）肺静脉血流频谱：主要包括舒张期的D波和收缩期的S波、舒张晚期的反向波Ar流速和持续时间（图2-2-3）。

彩色多普勒显示肺静脉血流信号，将取样容积置于肺静脉开口的1～2cm，使取样线平行于血流。

正常值：Ar波＜35cm/s，舒张功能异常时＞35cm/s。Ar波持续时间（Ta）与二尖瓣A波持续时间（TA）差值：Ta＜TA，如Ar较A延长25～30ms或以上，提示左心室充盈压升高。

（3）等容舒张时间（IVRT）：主动脉瓣关闭至二尖瓣开放的时间间期。

测量方法：推荐应用连续多普勒，如果用脉冲多普勒则用中等大小的取样容积；取心尖五心腔或三心腔切面，取样容积放置在二尖瓣口与左心室流出道之间，同时获得流入道和流出道的血流频谱（图2-2-4）。

正常值为70～90ms。

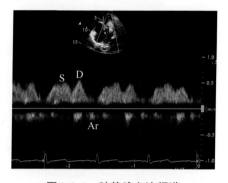

图2-2-3　肺静脉血流频谱

舒张期D波、收缩期S波和舒张晚期反向波Ar

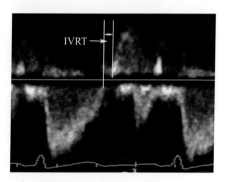

图2-2-4　等容舒张时间IVRT

主动脉瓣关闭至二尖瓣开放的时间间期

舒张功能异常：＞90ms，提示主动松弛功能异常；＜70ms，提示限制型充盈障碍。

3.组织多普勒

（1）二尖瓣环或左心室心肌上段舒张期频谱主要是舒张早期Ea峰和舒张晚期Aa峰（图2-2-5，图2-2-6）。

（2）正常值：Ea/Aa＞1；Ea＞8.5cm/s，Aa＞8cm/s。

（3）局部舒张功能：将取样容积放置于关注的室壁节段处。新指标如应变

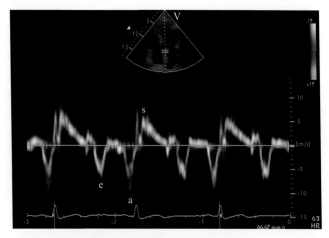

图2-2-5 二尖瓣环组织多普勒

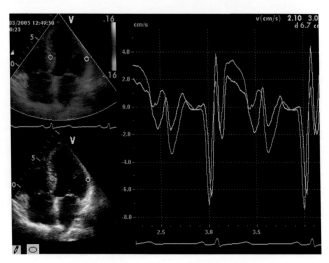

图2-2-6 左心室心肌上段定量组织多普勒

和应变率成像也可用于舒张功能的评估。

4.心脏整体功能——Tei指数

（1）Tei指数即心肌做功指数（又称心肌综合指数MPI）：Tei等认为心肌纤维舒张和收缩主要依赖Ca^{2+}，Ca^{2+}的内流主要发生在等容收缩期时间（IVCT），Ca^{2+}的外流主要发生在等容舒张期时间（IVRT）。因此，Tei指数被认为是评价心室整体功能的有价值的指标。

（2）计算公式：Tei指数＝
（IVRT＋IVCT）/ET（ET，射血时间）

（3）检测方法：见图2-2-7。

①血流多普勒：取样容积放置于左心室流出道与二尖瓣口之间，获得收缩期左心室流出道及舒张期二尖瓣前向血流的速度图。测定二尖瓣关闭至主动脉瓣开放的时间为IVCT，主动脉瓣血流频谱开始至频谱末时间为左心室射血时间（ET），主动脉关闭至二尖瓣开放的时间为IVRT。

②组织多普勒：取样容积放置于二尖瓣环，获得组织多普勒速度图。Sa波结束至Ea开始之前，为IVRT。Aa结束至Sa波开始之前为IVCT。Sa波持续时间为ET。

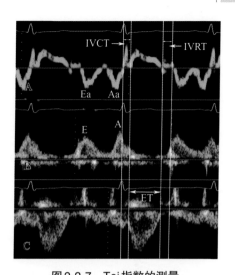

图2-2-7　Tei指数的测量

A.二尖瓣环组织多普勒；B.二尖瓣血流频谱；C.左心室流出道血流频谱

③正常值和意义：左心室Tei指数正常值为0.39±0.10。Tei指数在成年人中随年龄变化的幅度较小，从出生后至3岁有所下降，但3岁以后至成年人阶段保持相对稳定。它的测量方法简便，重复性强，且不受心率、心室几何形态、心室收缩压和舒张压的影响。反映左心室的整体功能（收缩及舒张），心脏功能下降，Tei指数增加。

5.舒张功能分级

（1）舒张功能 I 级：主动松弛功能障碍，左心室顺应性尚好。

①左心房内径：正常。

②左心房充盈压：正常或轻度升高。

③二尖瓣频谱：E/A＜1.0（0.75）；E峰减速时间＞240ms；IVRT＞90 ms。

④Valsalva动作后E/A＜1.0（0.75）。

⑤组织多普勒：二尖瓣环Ea/Aa＜1。

⑥肺静脉频谱：D波减低，S波增高，S/D＞1；AR波基本正常，＜35cm/s。

⑦彩色M型：Vp减低，＜60cm/s。

（2）舒张功能 II 级：假性充盈"正常"，指二尖瓣频谱E/A正常，但左心室舒张末压＞15mmHg。除主动松弛功能障碍外，左心室顺应性也开始降低。其舒张功能较 I 级严重，但通过二尖瓣频谱E/A不能反映出来，应注意鉴别。

①左心房内径：增大。

②左心房充盈压：升高。

③二尖瓣频谱：假性正常化。E/A 1.0 ～ 1.5（0.75 ～ 1.5）；E峰减速时间 160 ～ 240ms；IVRT 70 ～ 90 ms。

④Valsalva动作后E/A＜1.0（0.75）。

⑤组织多普勒：二尖瓣环Ea/Aa＜1。

⑥肺静脉频谱：AR波增加，＞35cm/s；S波减低，S/D＜1。

⑦彩色M型：Vp仍减低，＜60cm/s。

（3）舒张功能Ⅲ级：可逆性限制性舒张功能障碍。除主动松弛功能障碍外，左心室顺应性明显降低。

①左心房内径：增大。

②左心房充盈压：升高。

③二尖瓣频谱：E/A＞2.0；E峰减速时间＜160ms；IVRT＜70ms。

④Valsalva动作后E/A降至正常或E/A＜1。

⑤组织多普勒：二尖瓣环Ea/Aa可能仍＜1；Ea、Aa峰值速度低于正常。

⑥肺静脉频谱：AR波增加，＞35cm/s；S波减低，S/D＜1。

⑦彩色M型：Vp仍减低，＜60cm/s。

（4）舒张功能Ⅳ级：不可逆性限制性舒张功能障碍。除主动松弛功能障碍外，左心室顺应性严重降低。

①左心房内径：增大。

②左心房充盈压：升高。

③二尖瓣频谱：E/A＞2.0；E峰减速时间＜160ms；IVRT＜70ms。

④Valsalva动作后E/A仍＞2.0。

⑤组织多普勒：二尖瓣环Ea/Aa可能仍＜1；Ea、Aa峰值速度低于正常。

⑥肺静脉频谱：AR波增加，＞35cm/s；S波减低，S/D＜1。

⑦彩色M型：Vp仍减低，＜60cm/s。

【诊断要点】

1.缺血性心肌病充血性心力衰竭的症状与超声心动图测量的左心室舒张末压力（LVEDP）的升高有关。

2.对于左心室舒张功能障碍最准确的评价就是以二尖瓣血流为基础，结合肺静脉血流等方法。使用二尖瓣血流频谱的前提是二尖瓣没有明显的器质性病变，没有明显的反流或狭窄。

3.左心室内血流传播速度与二尖瓣和肺静脉血流相比，不依赖于前负荷。

【鉴别诊断】

1.限制型心肌病

（1）心肌回声呈亮斑样，或磨玻璃样。

（2）心包回声基本正常，活动正常。

（3）双房较扩大，左心室腔较小。室间隔没有明显异常运动。

（4）保留了收缩功能的限制型心肌病患者，左心室内血流传播速度较缩窄性心包炎低。

（5）二尖瓣血流频谱：E/A正常或＜1；二尖瓣血流减速时间为正常低值；吸气时E波减低＞25%，而呼气时增加；吸气时IVRT明显增大。

（6）肺静脉血流频谱：吸气时S≈D，呼气时D波增大。

（7）组织多普勒脉频谱：瓣环的E波减少。

2.缩窄性心包炎

（1）心肌回声正常。

（2）心包增厚，甚至钙化，活动减低。

（3）双房扩大和左心室腔较小不如限制型心肌病明显。室间隔有舒张早期快速前向运动，呈"弹跳样"。

（4）保留了收缩功能的缩窄性心包炎患者，Vp较限制型心肌病高。

（5）二尖瓣血流频谱：E/A＞2.2；二尖瓣血流减速时间为正常低值；吸气时E波减低＞25%，而呼气时增加；吸气时IVRT明显增大。

（6）肺静脉血流频谱：S＜D，S/D比值＜0.5，深而宽的a波；没有呼吸变化。

（7）组织多普勒脉频谱：瓣环的E波无减少。

【预后的判断】

1.心脏舒张功能障碍在很多临床情况下（特别是无症状的患者）预示患者心血管病风险的提高。

2.生理性限制充盈的发现表明患者心血管病的风险增高。

3.二尖瓣E峰减速时间＜125ms提高了2.4倍病死率或住院率，还有45%的4年病死率。

4.二尖瓣E峰DT＜140ms并且Tei指数＞0.46是急性心肌梗死后风险的独立预测因素。

【术中应用】

1.术中很少应用舒张功能指标，必要时应用。

2.心脏移植术后可应用多普勒等指标评价排异反应。

3.孕妇产前可有左心室质量增大，缩短分数减少，和松弛性异常。在分娩后1～2个月舒张功能障碍可以缓解。

【随访】

1.早期心脏病患者松弛功能受损。适当的治疗能扭转舒张功能障碍的过程，继续进行超声心动图检查对于评价患者的治疗效果很必要。

2.假性正常的二尖瓣血流与心室的顺应性减低和充盈压力的提高有关。超声对于确定干涉原因的可逆性起着重要的作用。

3.不管潜在的原因，限制性充盈的二尖瓣血流表明舒张功能障碍进一步恶化并且预后较差，超声心动图能够用于评价治疗的反应。

第三节　右心室功能的评估

【定义、病因和分类】

右心室，起辅助的泵血功能，并连接低压力的肺循环系统，其内流动的是含氧量低的静脉血。右心室形态不太规整，呈半月形，肌壁薄，顺应性好，对容量负荷较耐受，而陡增的压力负荷不耐受，在功能上从属于左心室。

右心室功能包括收缩和舒张功能的评估。

【临床表现】

右侧心力衰竭体循环淤血的表现如下：

1.颈静脉怒张。

2.肝大，引起右上腹部饱胀感、不适感，肝区疼痛。

3.下垂部位水肿。起床活动者，水肿在足踝及胫骨前明显；严重右侧心力衰竭患者，呈全身持续性水肿，如四肢、背部、臀部、外生殖器等，可有腹水。

4.消化道淤血症状，如食欲缺乏、恶心呕吐等。

5.泌尿道症状。尿少、尿中可出现蛋白、红细胞、白细胞及管型等。

6.少数患者可出现头晕、无力、头痛、烦躁不安、精神恍惚、嗜睡等。导致右心室舒张功能障碍的疾病主要是肺动脉疾病（肺动脉高压等）和肺组织疾病（慢性阻塞性肺病等）。

【适应证】

主要评价右心室的整体功能。

【超声心动图评估】

1.右心室收缩功能的评价　包括对右心室大小、心内膜的运动和三尖瓣瓣环收缩期的下移的综合评价（图2-3-1）。

因为右心室的几何构型比较复杂，一般推荐通过综合多个切面的图像来对右心室大小和功能进行评价。尚没有统一的标准对右心室功能进行定量的评价。目前常用的是改良的Simpson法或者是在四心腔切面所占的面积比的改变。右心室面积变化分数FAC＝（右心室舒张末期面积－右心室收缩末期面积）/右心室舒张末期面积×100。FAC＜35%提示右心室收缩功能减低（图2-3-2）。

三维超声可用于评估右心室容积，计算EF（图2-3-3）。

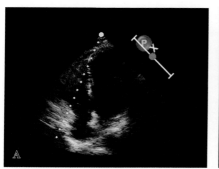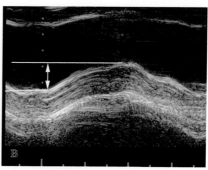

图2-3-1 三尖瓣瓣环收缩期位移

A.M型取样线通过三尖瓣环；B.三尖瓣瓣环收缩期位移的测量

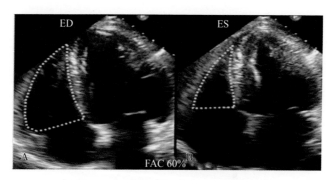

图2-3-2 右心室面积变化分数FAC

A.舒张末期右心室面积；B.收缩末期右心室面积

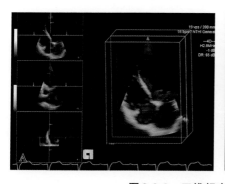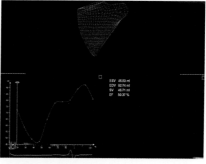

图2-3-3 三维超声测量右心室容积

A.三维超声右心室容积的测量方法；B.右心室容积的三维成像

室间隔运动情况为右心室扩张的病因学提供线索。在收缩期和舒张期都呈平直的室间隔提示右收缩压过高。只在舒张期呈平直，而在收缩期恢复的室间隔提示有其他的病因存在如：容量超负荷或者是右心室舒张压升高（例如右心室心肌梗死）或两种原因并存。

2.右心室舒张功能的评价

三尖瓣口血流频谱：与左心室二尖瓣口频谱意义相似。

肝静脉血流包括收缩期（S波），舒张期（D波）和收缩期、舒张期的反向波。肝静脉的血流反映了肺静脉的血流、右心房压力和右心室的舒张性。

组织多普勒（TDI）测量三尖瓣瓣环或基底段心室心肌的频谱。

右心室Tei指数：评价右心室收缩和舒张整体功能。

肺动脉高压和肺心病导致右心室功能障碍的主要表现：慢性中度或重度肺高压（＞45mmHg）肺动脉高压会引起右心室肥厚、扩大及舒张功能障碍。

在收缩末期和舒张早期室间隔呈特征性地变平（"D"字形）。

室间隔凹向左心室，这是由于右心室的扩大，肥厚和收缩减低。

右心室内径≥左心室，说明右心扩大。从数值上看，胸骨旁切面右心室的前后径不应超过3.5cm（M型或2D）。

在心脏四心腔切面，收缩期三尖瓣环向下偏移＜2cm（向心尖方向），表明右心室收缩功能障碍。

如果右心房末期最大横径（平行于三尖瓣平面）＞4cm，说明右心房扩大。右心房内径不应超过左心房。

下腔静脉扩张（内径＞1.5cm），并且下腔静脉塌陷＜50%，提示右心房压增高＞10mmHg。

第四节　左心房功能的评估

【定义、病因和分类】

左心房（LA）大小与功能逐渐被临床重视。

左心房功能主要包括两方面，即充盈和排空功能。

LA主要有三方面的作用，即左心室舒张早～中期LA充当"导管"作用，输送由肺静脉进入左心室的血液；左心室舒张晚期LA心肌主动收缩充当"泵"的作用；左心室收缩期充当"贮存器"。

许多疾病如脑卒中（中风）、心房颤动、高血压病、急性心肌梗死和二尖瓣反流均影响LA功能。

【超声心动图评估】

1.M型和二维（2D）超声心动图　可以直接测定LA大小和评价LA功能。

（1）左心房径线：前后径、横径和上下径。计算左心房径缩短分数。

（2）左心房容积：通过上述3个径线按椭圆形公式计算。计算左心房容积变化值（图2-4-1）。

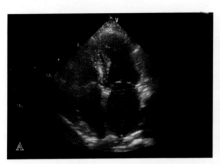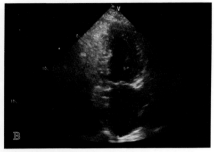

图2-4-1 左心房容积的测量

A.四心腔切面测量；B.二心腔切面测量

2.三维超声 能更准确地计算左心房容积。

3.脉冲多普勒（PW） 也可通过测量二尖瓣血流和肺静脉血流速度间接评价LA功能。

（1）左心房压：采用二尖瓣反流的连续波多普勒（CW）频谱计算左心房压。

（2）左心房射血力：为心房收缩期将血液推入左心室所施加的作用力。通过二尖瓣口血流容积（二尖瓣口面积、心房A波收缩峰值速度平方）获得。

（3）左心房充盈分数：通过二尖瓣A峰（房缩波）积分和二尖瓣口血流总积分获得。

（4）左心房收缩分数：通过肺静脉血流收缩期S波积分和肺静脉血流舒张期D波积分获得。

4.组织多普勒和二维斑点追踪技术 评价左心房壁的运动（图2-4-2）。

5.储血功能 心室收缩期。

（1）TDI：各房壁收缩期速度（Vs）。

（2）STE：各房壁峰值应变、收缩期应变率（Srs）。

（3）2D/3D：左心房扩张指数。

（4）PW：肺静脉收缩期流速（PVs）。

6.管道功能 心室舒张早期。

（1）TDI：各房壁舒张早期速度（Ve）。

（2）STE：心房舒张早期应变率（Sre）。

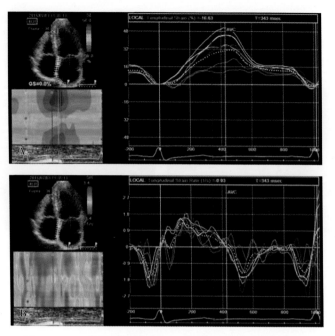

图2-4-2 二维斑点追踪技术左心房应变和应变率成像

A.左心房应变-时间曲线；B.左心房应变率-时间曲线

（3）2D/3D：心房被动排空指数。

（4）PW：二尖瓣口舒张早期流速E；肺静脉舒张期流速（PVd）。

7.泵功能 心室舒张晚期，心房收缩期。

（1）TDI：各房壁舒张晚期速度（Va）。

（2）STE：心房舒张晚期应变率（Sra）。

（3）2D/3D：心房主动排空指数。

（4）PW：二尖瓣口舒张晚期流速（A）；肺静脉舒张晚期流速（PVAr）。

第五节　肺动脉高压及肺动脉压力的评估

【定义、病因和分类】

1.肺动脉高压是由于心脏、肺及肺血管疾病导致的肺动脉压力增高。可分为原发性肺动脉高压及继发性肺动脉高压。继发性肺动脉高压远较原发性肺动脉高压为多见。

（1）原发性肺动脉高压是无法解释或原因不明的肺动脉高压。

（2）继发性肺动脉高压是因心脏、血管及呼吸系统疾病导致的肺动脉高压。

2.正常肺动脉压力（静息时）

（1）收缩压：18～25 mmHg。

（2）舒张压：6～10 mmHg。

（3）平均压：12～16 mmHg。

3.肺动脉高压

（1）静息时收缩压：＞30 mmHg。

（2）静息时平均压：＞20 mmHg。

（3）运动时平均压：＞30 mmHg。

4.肺动脉高压新指南的血流动力学诊断标准：海平面静息状态下，右心导管检测肺动脉平均压（PAMP）≥25mmHg。

【病理解剖】

1.各种导致肺动脉高压的疾病引起的病理改变不同，但均有肺血管中层肥厚、内皮细胞增生、管腔狭窄等病理变化，肺血管张力明显增高和总横截面积明显减少。

2.原发性肺动脉高压是因动脉中层肥厚、向心或偏心性内膜增生及丛状损害和坏死性动脉炎等构成。

【血流动力学改变】

1.长期肺动脉高压（后负荷增加）使右心室壁张力增高、室壁肥厚。肺动脉高压超过右心代偿能力后，右心排血量下降，右心室收缩末期残留血量增加、舒张末压增高，右心扩大，直至右侧心力衰竭。

2.急性肺动脉高压右心室来不及代偿增厚、右心室搏出量明显减少、右心室舒张末期容量增加，心腔明显扩大，最终收缩功能衰竭。

3.右心室收缩压升高导致右心室射血时间延长，致收缩晚期和舒张早期右心室压力超过左心室压力；同时右心扩大致室间隔左移，左心舒张受限，左心排血量降低。

4.体循环回心血量减少，体循环静脉淤血。

【临床表现】

1.原发心、肺、血管疾病的症状和体征。

2.肺动脉高压早期无明显症状，乏力或仅剧烈活动时感不适。

3.随肺动脉压力不断增高逐渐出现呼吸困难、气促，尤其在活动后明显，胸痛、咯血、头晕或晕厥。

4.体征。呼吸急促，发绀；颈静脉充盈或异常搏动，肺动脉瓣区第二心音亢进或分裂，收缩期喷射性咔喇音，三尖瓣收缩期杂音；右心扩大；肝大，双下肢水肿，腹水。

【超声心动图表现】

见图 2-5-1。

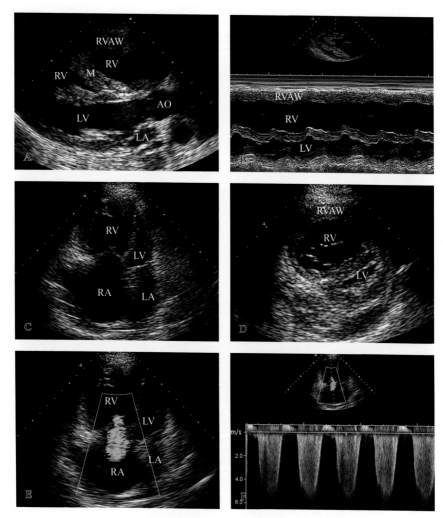

图 2-5-1　肺动脉高压

A.左心长轴切面显示右心室明显扩大、右心室前壁明显肥厚及粗大的调节束（M）；B.M 型显示右心室明显扩大、右心室前壁明显肥厚；C.心尖四腔心切面示右心明显扩大，左心腔受压变小、房间隔向左房膨出、右心室壁肥厚；D.心室短轴切面示右心扩大、右心室游离壁肥厚、左心室形态呈"D"形；E.彩色多普勒见三尖瓣反流；F.连续多普勒探测三尖瓣反流频谱，估测肺动脉收缩期压（PASP）

1.二维超声心动图

（1）左心长轴观、心尖四腔心观、心室短轴观、肺动脉长轴及右心室流出道观均可理想观察。

（2）右心房、右心室扩大。舒张末期心尖四心腔观右心室横径＞4.0cm。

（3）慢性肺动脉高压右心室壁肥厚，右心室见粗大肌束（含右心室调节束）。

（4）急性肺动脉高压仅见右心扩大，可不伴右心室壁增厚。

（5）中-重度肺动脉高压收缩晚期及舒张早期室间隔向左心室运动、低平或弯曲，心室短轴观左心室呈"D"形；左心室舒张末压力增高者可无此征象。

（6）右心室流出道和肺动脉增宽、扩张（＞3cm），右心容量负荷过重引起的慢性肺动脉高压肺动脉扩张明显，原发性肺动脉高压主-肺动脉及左、右肺动脉可仅轻度均匀增宽。

（7）右心房大小或面积≥左心房提示右心房扩大，重度右心房高压房间隔膨向左心房。

2.M型超声心动图

（1）右心室游离壁厚度＞0.5cm提示右心室肥厚。

（2）肺动脉瓣收缩中期关闭，正常A波消失，开放曲线呈"W"/"V"形。

（3）下腔静脉塌陷指数减低（正常情况吸气时下腔静脉直径应小于呼气时最大直径的40%）。

3.多普勒超声心动图

（1）三尖瓣中度或重度反流。根据三尖瓣反流频谱峰值速度估测肺动脉收缩压（PASP）（图2-5-2）。

（2）多数有肺动脉瓣反流，程度不定。根据肺动脉瓣反流频谱舒张期峰值速度估测肺动脉平均压（PAMP），舒张期晚期速度估测肺动脉舒张压（PADP）（图2-5-3）。

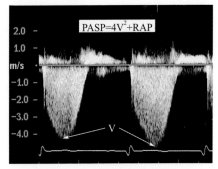

图2-5-2　肺动脉收缩压

根据三尖瓣反流频谱峰值速度估测肺动脉收缩压（PASP）

（3）肺动脉阻塞近端腔内血流信号暗淡，形成狭窄处血流信号亮度增加或者呈现花彩。左、右动脉出现大块血栓者，其管腔内几乎无明显血流信号，而对侧动脉内血流信号强度及速度明显增加。

（4）肺动脉瓣口收缩期前向血流频谱表现为阻力增高的特点。

①收缩早期突然加速，加速肢陡直，峰值流速前移至收缩早期，而后提前

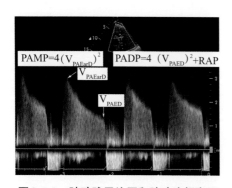

$PAMP=4(V_{PAEarD})^2$　$PADP=4(V_{PAED})^2+RAP$

图2-5-3　肺动脉平均压和肺动脉舒张压

根据肺动脉瓣反流频谱估测肺动脉平均压（PAMP）和肺动脉舒张压（PADP）

减速或瞬间暂停进而缓慢充盈；有时可于收缩晚期血流再次加速，出现第二个较低的峰（中-大块血栓栓塞者的肺动脉血流频谱呈现收缩期高阻力低灌注特征的双峰形态-拳指征）。

②加速时间缩短，收缩期肺动脉瓣血流加速时间（起始至峰值时间）＜80ms高度提示肺动脉高压。

（5）先天性心脏病有相应的表现，可根据心室及大动脉水平分流频谱计算肺动脉压力（表2-5-1，表2-5-2）。

表2-5-1　肺动脉压力的估测方法

	PASP	PADP	PAMP
三尖瓣反流	$4V_{TR}^2+RAP$		
心室水平左向右分流	$SBP-4V_S^2$		
心室水平右向左分流	$SBP+4V_S^2$		
大动脉水平左向右分流	$SBP-4V_S^2$		
大动脉水平右向左分流	$SBP+4V_S^2$		
肺动脉瓣反流		$4(V_{PAED})^2+RAP$	
肺动脉瓣反流			$4(V_{PAEarD})^2$

SBP.肺动脉收缩压；V_S.室间隔缺损（VSD）/未闭动脉导管（PDA）收缩期分流峰值流速；V_{TR}.三尖瓣反流（TR）峰值流速；PAED.肺动脉瓣反流（PR）舒张末期流速（最低值）；PAEarD.肺动脉瓣反流舒张早期峰值流速；RAP.右心房压（mmHg）

表2-5-2　右心房压（RAP）的估测

右心房压（mmHg）	右心房大小	下腔静脉内径（cm）	（深）吸气时下腔静脉管腔塌陷率（%）
5	正常	正常，＜1.5	＞50
5～10	轻度扩大	临界，1.5～2.0	＜50
10～15	中度扩大	扩张，＞2.0	＞50
15～20	明显扩大		＜50

4.超声造影 观察有无房、室及主-肺动脉间隔缺损等病变，进行原发性肺动脉高压与先天性发绀型心脏病所致者鉴别。

【诊断要点】

1.右心扩大，右心室壁增厚，肺动脉扩张。

2.多数有三尖瓣反流和肺动脉瓣反流；肺动脉压力增高。

3.下腔静脉扩张。肺栓塞者肺动脉内和体静脉系统可见血栓回声。

4.肺动脉高压分级（PASP mmHg）。

（1）轻度：30 ～ 50 mmHg。

（2）中度：50 ～ 70 mmHg。

（3）重度：＞ 70 mmHg。

【注意事项】

1.根据三尖瓣反流频谱峰值速度估测肺动脉收缩压的条件是无右心室流出道和（或）肺动脉（瓣）狭窄，当存在右心室流出系统梗阻时根据公式计算的应是右心室压力。

2.根据三尖瓣反流频谱峰值速度常高估肺动脉收缩压，根据国内外专家的共识，当估测的压力＞40 mmHg才认为存在肺动脉高压。

3.肺动脉平均压（PAMP）应根据肺动脉瓣反流频谱舒张早期峰值速度估测，肺动脉舒张压（PADP）应根据舒张晚期速度估测。

第3章

超声心动图评价的内容及报告的书写

对心血管正常超声心动图图像的认识是对疾病诊断的基础，只有正确认识心血管的解剖、变异结构和血流动力学特征，才能识别异常的改变（本章图像参阅第1章）。

第一节　左心系统超声心动图的评价

左心系统肺静脉接收肺循环的血液，引流入左心房，经二尖瓣进入左心室，再经主动脉瓣进入主动脉进行体循环。主动脉窦部的血液首先由冠状动脉供应心脏循环，心脏的静脉系统的血液汇聚到冠状动脉窦回流至右心房。主动脉弓部有3支血管分别供应颅脑和上肢。胸降主动脉的分支较小，超声心动图不易观察。

一、肺静脉

1.观察切面和正常表现

（1）左心室长轴切面：左心房上壁外侧有时可见两条左肺静脉管壁回声。

（2）心尖四心腔切面：于左心房上壁还可见注入的肺静脉管腔回声。肺静脉血流的观测主要在该切面。

（3）胸骨上窝主动脉弓短轴切面：于右肺动脉后左心房两侧可见其回流的4条肺静脉。

2.可能出现的异常

（1）肺静脉异位引流：部分和完全性肺静脉异位引流。

（2）肺静脉口狭窄：一支或多支肺静脉口狭窄。

二、左心房

1.观察切面和正常表现

（1）左心室长轴切面：显示左心房前后断面，该切面可测量左心房前后径。

（2）主动脉短轴切面：左心房横断面，可显示左心耳。

（3）心尖四心腔切面：左心房上下方向断面，此切面可测量左心房上下径及横径。

2.可能出现的异常

（1）左心房扩大：左心房排血受阻如二尖瓣狭窄、心房颤动等；左心房回流血液增多如二尖瓣反流、腔静脉异位引流入左心房等；左心室充盈受限如心肌病、缩窄性心包炎等。

（2）左心房缩小：肺静脉异位引流。

（3）三房心：左心房三房心。

（4）左心房占位性病变：血栓和肿瘤。

三、房间隔

1.观察切面和正常表现　房间隔为分隔左心房和右心房的结构。主要观察切面主动脉短轴切面、胸骨旁四心腔切面、心尖四心腔切面、剑突下四心腔切面等。剑下两心房切面：同时显示上、下腔静脉，有利于静脉窦型房间隔缺损的观察。

心尖四心腔切面可出现房间隔"回声失落"的物理现象而误认为是房间隔缺损所致的"回声中断"。胸骨旁四心腔切面和剑突下四心腔切面可避免"回声失落"，必要时采用经食管超声心动图。

2.可能出现的异常

（1）房间隔缺损：原发孔和继发孔型房缺。其他复杂心脏畸形的合并畸形和组成部分如肺静脉畸形引流、三房心、大动脉转位、法洛三联症等。

（2）卵圆孔未闭：可单独存在，肺动脉高压等。

（3）单心房：无房间隔结构。

四、二尖瓣装置

1.观察切面和正常表现　二尖瓣装置包括二尖瓣瓣叶、腱索、乳头肌及乳头肌附着的左心室壁。

（1）左心室长轴切面：显示二尖瓣前后叶和乳头肌。

（2）二尖瓣水平左心室短轴切面：二尖瓣横断面，可测量瓣口面积。

（3）乳头肌水平左心室短轴切面：观察两组乳头肌。

（4）心尖四心腔、二心腔、三心腔切面：多方位观察二尖瓣前后叶。

2.可能出现的异常

（1）二尖瓣狭窄：先天性如先天性狭窄、降落伞二尖瓣等；获得性如风湿性、退行性病变等。

（2）二尖瓣关闭不全：先天性如二尖瓣裂等；获得性病变较多，如风湿性、退行性病变、脱垂、感染性病变、心肌病和冠心病等。

五、左心室

1.观察切面和正常表现

（1）左心室长轴切面：显示左心室前后方向的长轴。

（2）左心室短轴切面：包括二尖瓣水平、乳头肌水平和心尖水平左心室短轴。

（3）心尖四心腔、二心腔、三心腔切面：多方位观察左心室壁。

2.可能出现的异常

（1）左心室扩大：导致左心室扩大的疾病较多。心肌方面的疾病如扩张型心肌病、冠心病等；左心室容量增加的疾病如主动脉瓣和二尖瓣关闭不全、室间隔缺损、动脉导管未闭等。

（2）左心室缩小：先天性异常如左心室发育不良；二尖瓣狭窄等。

（3）左心室壁厚度异常：肥厚型心肌病、高血压病；左心室流出系统狭窄包括流出道、瓣膜、主动脉狭窄等。

六、室间隔

1.观察切面和正常表现　室间隔为分隔左心室和右心室的结构。主要观察室间隔的厚度、运动、连续性等。

（1）左心室长轴切面：显示前间隔。

（2）左心室短轴切面：包括二尖瓣水平、乳头肌水平左心室短轴，由上至下显示整个室间隔。

（3）心尖四心腔：显示后间隔。

（4）三心腔切面：显示前间隔。

2.可能出现的异常

（1）室间隔增厚：肥厚型心肌病、高血压病；左心室流出系统狭窄包括流出道、瓣膜、主动脉狭窄等。

（2）室间隔运动异常：冠心病、右心容量负荷增加和肺动脉高压等。

（3）连续性异常：室间隔缺损、法洛四联症（五联症）、大动脉转位等。

七、主动脉瓣

1.观察切面和正常表现

（1）左心室长轴切面：多显示右冠瓣和无冠瓣。观察主动脉瓣形态结构和活动及血流。

（2）主动脉短轴切面：显示3个主动脉瓣。

（3）心尖五心腔和三心腔切面：多显示右冠瓣和左冠瓣。主要从五心腔切面观察瓣口血流。

2.可能出现的异常

（1）主动脉瓣狭窄：先天性如先天性二叶主动脉瓣等；获得性如风湿性、退行性病变等。

（2）主动脉瓣关闭不全：先天性如二叶主动脉瓣等；获得性病变较多，如风湿性、退行性病变、脱垂、感染性病变及主动脉根部病变等。

八、主动脉

1.观察切面和正常表现

（1）左心室长轴切面：显示主动脉根部的长轴。升主动脉的观察需向头侧移动探头或扫查方向偏向头侧。

（2）主动脉短轴切面：显示主动脉根部的短轴。

（3）心尖五心腔：显示主动脉根部。

（4）胸骨右缘升主动脉长轴：显示升主动脉近段，观察升主动脉结构和血流。

（5）胸骨上窝切面：观察主动脉弓长轴、分支及降主动脉起始段和主动脉弓短轴。

2.可能出现的异常

（1）主动脉狭窄：主动脉根部、升主动脉、峡部等部位的狭窄；主动脉发育不良等。

（2）主动脉扩张：主动脉瘤、主动脉夹层及主动脉瓣狭窄导致的主动脉扩张等。

九、冠状动脉

1.观察切面和正常表现

（1）左心室长轴切面：右冠窦处可显示右冠状动脉起始段。

（2）主动脉短轴切面：显示左右冠状动脉的起始段。

（3）冠状动脉中远段常规超声心动图难以显示，扩张时按冠状动脉走行的解剖方位选择适当的切面观察。

2.可能出现的异常

（1）冠状动脉起源异常：冠状动脉异常起源于主动脉的其他部位；单一冠状动脉；冠状动脉异常起源于肺动脉等。

（2）冠状动脉瘘：左右冠状动脉均可发生。

第二节　右心系统超声心动图的评价

右心系统腔静脉接体循环的血液，引流入右心房，经三尖瓣进入右心室，再经肺动脉瓣进入肺动脉进行肺循环。

一、腔静脉

1.观察切面和正常表现

（1）剑突下四腔切面：显示下腔静脉长轴及肝静脉分支。选择下腔静脉长轴切面观察下腔静脉及进入右心房的入口。

（2）剑突下两心房切面：同时显示上、下腔静脉。

（3）胸骨上窝显示升主动脉长轴时扫查方向偏向右外出以显示上腔静脉长轴。

2.可能出现的异常

（1）左位上腔静脉：如经冠状动脉窦回流入右心房可认为是解剖变异，血流动力学正常。

（2）异位引流：腔静脉异位回流至左心房。

（3）下腔静脉近心端离断。

（4）腔静脉狭窄或阻塞：布查综合征、腔静脉外病变压迫等。

二、冠状动脉窦

1.观察切面和正常表现

（1）左心室长轴切面：冠状静脉窦位于二尖瓣后叶瓣环处，此切面为冠状静脉窦的短轴。

（2）心尖四心腔切面：在心尖四心腔切面的基础上扫查切面下后下方倾斜即可获得冠状动脉窦的长轴切面。

2.可能出现的异常

（1）冠状静脉窦扩张：左位上腔静脉、静脉窦型房间隔缺损、心内型肺静脉异位引流等。

（2）冠状静脉窦口狭窄：较为少见。

三、右心房

1.观察切面和正常表现

（1）主动脉短轴切面：左心房横断面。

（2）心尖四心腔切面：左心房上下方向断面，此切面可测量右心房上下径及横径。

（3）剑突下四腔切面和剑突下两心房切面：显示左右心房。

2.可能出现的异常

（1）右心房扩大：右心房排血受阻如三尖瓣狭窄、心房颤动等；右心房回流血液增多如三尖瓣反流、肺静脉异位引流入、房间隔缺损等。右心室充盈受限如心肌病、缩窄性心包炎等。

（2）左心房缩小：腔静脉异位引流。

（3）三房心：左心房三房心。

（4）右心房占位性病变：血栓和肿瘤。

四、三尖瓣

1.观察切面和正常表现

（1）右心室流入道切面：显示三尖瓣前叶和后叶。

（2）四心腔切面：显示三尖瓣前叶和隔叶。

2.可能出现的异常

（1）三尖瓣狭窄：先天性如三尖瓣狭窄等；获得性如风湿性病变等。

（2）三尖瓣关闭不全：先天性如三尖瓣裂、三尖瓣下移畸形等；获得性病变，如风湿性、脱垂、感染性病变等；继发性三尖瓣关闭不全较多见。

五、右心室

1.观察切面和正常表现

（1）左心室长轴切面：主要显示右心室流出道和部分右心室。

（2）左心室短轴切面：包括二尖瓣水平、乳头肌水平，显示右心室短轴。

（3）心尖四心腔：显示右心室长轴，是右心室的主要观察切面。

2.可能出现的异常

（1）右心室扩大：导致右心室扩大的疾病较多。心肌方面的疾病如右心室型心肌病、冠心病右心室缺血和梗死等；右心室容量增加的疾病如肺动脉动脉瓣和三尖瓣关闭不全、房间隔缺损、肺静脉异位引流等。

（2）右心室缩小：先天性异常如右心室发育不良、三尖瓣狭窄等。

（3）右心室壁厚度异常：右心室型心肌病、右心室流出系统狭窄等。

六、肺动脉瓣及肺动脉

1.观察切面和正常表现

（1）主动脉短轴切面：显示肺动脉长轴。

（2）胸骨上窝切面：观察右肺动脉短轴。

2.可能出现的异常

（1）肺动脉狭窄：右心室流出道、肺动脉瓣环、肺动脉及分支狭窄等。

（2）肺动脉扩张：肺动脉瓣狭窄导致的肺动脉扩张、肺动脉高压、肺动脉夹层等。

第三节　超声心动图报告的书写及正常参考范围

超声心动图报告是反映患者心血管病变的依据，临床医师可从超声心动图报告中获得有关心脏形态结构、功能和血流动力学状态的信息，有利于疾病的诊断、治疗和疗效的判断。

以前超声心动图报告仅有文字内容，现在完整的超声心动图报告应包括文字和图像两部分。有条件的可通过超声图文工作站将超声图像直接打印在报告单上，一般也可在文字报告的基础上附上超声图片。在超声图片的基础上使临床医师能更好地理解超声心动图报告。

一般超声心动图报告应包括四方面的基本内容，即基本信息、超声基本测量、心血管结构和血流动力学的文字描述和图像。

一、基本信息

超声心动图报告的基本信息包括以下几个方面。

1.患者信息　姓名、性别、年龄（出生日期）、身高、体重；主要病史体征。

2.仪器设备　用于该患者检查设备的名称、型号。

3.图像质量　优、良、中、差等。

4.检查医师　检查医师，审核医师。

5.检查日期　检查日期，报告日期（急重症注明检查的具体时间）。

二、基本测量

超声心动图的基本测量包括心脏各房室腔的大小、室壁的厚度及运动、心脏大血管内径、心功能参数和各瓣膜口的血流速度等。上述各测量数据可以表格的方式表现，如在各参数的后面附上正常参考值则更为理想。正常参考值只是正常范围，仅供临床医师参考。超声心动图基本的测量内容见表3-3-1。不同地区、不同人群心腔的大小和血管宽度的正常范围不同。在检查过程中应根据患者的身高和体重、各房室腔和血管的比例来判断其大小，不能单一依靠教科书所提供的正常范围来确定。

表3-3-1　M型、二维超声心动图的基本测量（成年人）

测量部位	测量值（mm）	正常参考值（mm）
主动脉根部（AO）		23～36
左心房（LA）		23～38
室间隔（IVS）		8～11
左心室［LV（舒张）］		45～55（男），35～50（女）
左心室［LV（收缩）］		25～37（男，）20～35（女）
左心室后壁（LVPW）		8～11
右心房（RA）		30～40
右心室（RV）		<25
右心室流出道（RVOT）		18～34
肺动脉主干（PA）		24～30
缩短率［FS（%）］		>25
射血分数［EF（%）］		50～70

上述参数中右心房和肺动脉主干的内径是通过二维超声测量，其余各参数一般均从M型超声获得。当心脏扩大，则应从二维超声的不同切面测量心房和心室的前后径、上下径和左右径。

以上仅为成年人的参考值，儿童在不同的年龄阶段其正常值有变化，表3-3-2仅列出正常儿童左心室前后径正常范围。

表3-3-2　正常儿童左心室前后径（mm）

年龄（岁）	舒张末期	收缩末期
1～3	32±2	22±2
3～5	33±2	22±2
5～7	36±3	24±2
7～9	39±3	26±3
9～11	42±4	28±3

心腔的大小和血管的宽度的测量应将二维和M型超声结合起来。由于M型超声的空间和时间分辨力较高，在实际应用中应尽可能采用M型超声测量。主动脉宽度、右心室流出道和左心房的前后径从M型超声的心底波群测量，左、右心室前后径可从腱索水平的心室波群测量。左、右心室和左、右心房的横径和长轴径的测量应在心尖四心腔切面进行，剑突下四腔切面可作为补充。肺动脉的宽度可在心底短轴切面测量。

正常情况下通常只测量室间隔和左心室后壁的厚度和运动，在腱索水平的心室波群进行测量。测量时应使取样线与室间隔和左室后壁基本垂直才能保证测量的准确性。测量左心室后壁的厚度时只要区分后壁的心内膜和二尖瓣后叶的腱索即可，而室间隔厚度测量时应仔细区分室间隔右心室面与右心室的调节束及室间隔左心室面与左心室内的异位肌束。区别困难时可利用二维图像通过不同的切面仔细区分再进行测量。室壁的厚度和运动的判断还应从心室短轴切面及心尖位的一系列切面包括心尖四心腔、二心腔切面和心尖左心室长轴切面。对于不典型的肥厚型心肌病应仔细观察左心室短轴切面，顺序由左心室基底部直至心尖部，以免漏诊。另外，心肌致密化不全近几年才逐渐认识，检查时亦应由左心室基底部观察至心尖部，测量致密心肌和非致密心肌的厚度及累及的范围。

室壁运动的判断对冠心病的诊断十分重要。运动明显减弱的室壁和矛盾运动一般较易观察，室壁运动减弱的判断则明显依赖检查者的观测经验。

　　M型超声心动图是测量左心室收缩功能简单而快捷的方法。在左心长轴切面基础上获得腱索水平心室波群的M型曲线，通过左心室舒张末期和收缩末期内径的测量即可计算心功能的一系列指标，如心室舒张末期容积、收缩末期容积、每搏量、心排血量和射血分数等。左心室容积通常是采用立方体积公式计算。该公式是在左心室的长轴径是短轴2倍的假设下进行的，当左心室扩大尤其是以短轴径扩大为主时该公式存在较大的误差，则应采用矫正公式计算。M型超声是一项粗略评价心功能的方法，应在室壁舒缩一致的情况下进行，并且在无心内分流及明显的瓣膜反流情况下才可反映有效的心排血量。

　　准确的心功能计算应采用二维超声测量，该方法不受室壁运动异常的影响。一般采用Simpson法进行计算。简单的可采用单平面Simpson法，双平面Simpson法则更为准确。

　　二尖瓣口和三尖瓣口的血流是通过心尖四心腔切面测量，左心室流出道和主动脉瓣口的血流是通过心尖五心腔切面，右心室流出道和肺动脉瓣口的血流是通过心底短轴切面进行测量的。

　　以上仅是基本的测量，在实际应用中也并非有的数据均测量，应根据不同的病例重点测量主要参数，有些病例还需增加测量参数。

三、文字描述

　　通过二维和M型超声心动图的观测，可确定心腔的大小及腔内回声、室壁厚度、回声及运动、心脏房室间隔的连续状态、瓣膜形态结构及运动、心脏大血管内径及搏动情况和心功能状况等；彩色多普勒血流显像应显示心血管的血流状况，包括心腔和血管内的血流有无加快、有无异常分流、各瓣膜有无反流等（表3-3-3）；脉冲和（或）连续多普勒定量各瓣膜口的血流速度，并对反流和分流做出定量分析。

　　对于复杂的先天性心脏病报告所反映的内容更多，除上述报告的基本内容外，还应包括内脏和心脏的位置、心房和心室的位置、房室的连接关系、大动脉的方位及其与心室的连接关系、主要畸形和合并畸形等。

　　有关超声心动图报告的文字描述，除应包括对疾病诊断有价值的阳性表现外，还应包括有鉴别诊断意义的阴性表现。

四、图像

　　一般在超声心动图的报告中仅附几幅阳性表现的图像，这些对临床医师深入理解超声心动图报告是不够的。一份翔实的超声心动图报告应附有心脏主要的二维切面、M型、彩色多普勒和频谱多普勒的图像。结合文字和图像临床医师才能对超声心动图报告深入理解。

　　规范化测量反映了心血管的形态、结构、功能和血流动力学变化的基本

表3-3-3　多普勒的基本测量

测量部位	测量值		正常流速参考值（cm/s）	
	流速（cm/s）	压差（mmHg）	成年人	儿童
二尖瓣口（MV）E峰			60～130	80～140
A峰				
E/A比值			1.0～2.0	
三尖瓣口（TV）E峰			30～70	50～80
A峰				
左心室流出道（LVOT）			70～120	
主动脉瓣口（AV）			70～170	
右心室流出道（RVOT）			50～100	
肺动脉瓣口（PV）			60～90	50～105

手段，也是超声诊断医师的基本技能。从二维切面的标准化、M型取样线的位置、彩色多普勒的观察方位和频谱多普勒取样的部位等均关系到测量数据的准确性，作为超声诊断医师在检查时尤其应加以注意。在临床中可能存在一些不标准的切面、不规范的测量等，作为临床医师应从超声心动图的图像加以识别，作出正确判断。因此，临床医师应对超声心动图的二维切面、M型曲线、彩色多普勒和多普勒频谱图像的认识及其所包含的内容应有充分的理解。

第4章

心脏病常见症状体征

第一节　心脏杂音

【定义、病因和分类】

1.心脏杂音是心血管病的一项重要体征，是指在心音与额外心音以外，心脏在收缩或舒张过程中的异常声音。

2.心脏杂音产生的常见原因

（1）血流速度加快：当血流速度加快到一定程度，即可产生杂音。如贫血、甲状腺功能亢进症（甲亢），以及正常人群中的生理杂音，就是血流速度加快引起的。

（2）瓣膜口和大血管狭窄：血流通过狭窄的瓣膜口和大血管时发生湍流而产生杂音。主要由瓣膜狭窄和血管缩窄所引起，也可以由于心腔或大血管扩张造成的相对性狭窄所致。

（3）瓣膜关闭不全：心脏瓣膜病变形成关闭不全或心腔扩大，血液反流发生湍流和漩涡而产生杂音。

（4）异常血流通道：心腔或大血管之间存在异常血流通道，如室间隔缺损、动脉导管未闭等，血液通过异常通道时形成湍流或漩涡而产生杂音。

（5）心脏内异常结构：心腔内肿瘤、断裂的腱索和乳头肌、瓣膜上附着的赘生物及心腔内异常的膜性结构或异位肌束等均可扰乱血液层流而产生杂音。

【适应证】

1.有杂音且伴有循环和呼吸系统症状的患者。

2.有杂音无症状，但临床表现提示有轻-中度的心脏结构病变可能的患者。

3.有杂音无症状，低度怀疑有心脏疾病，但是标准的心血管临床评价未能排除有心血管疾病的患者。

4.超声心动图检查时除观察心脏的形态结构外，重点通过彩色多普勒观察心腔及大血管的血流动力学变化，判断瓣膜有无狭窄和关闭不全、心腔内有无梗阻、心腔和大血管间是否有分流等。

第二节　胸　　痛

【定义、病因和分类】

1.胸痛　为胸部的疼痛，是心血管病的一项重要症状，由心源性和非心源性疾病引起。

2.心源性胸痛的常见原因

（1）胸痛三联征

①冠心病：心绞痛和心肌梗死，是成年人胸痛的常见疾病。

②主动脉夹层：急性主动脉夹层病情危重，表现为难以忍受的撕裂样疼痛。

③肺栓塞：急性大面积肺栓塞病情亦危重，表现为明显的胸痛和呼吸困难。

（2）其他心血管异常也可引起胸痛，如肥厚型梗阻性心肌病、主动脉瓣狭窄、心包炎、二尖瓣狭窄等。

【适应证】

1.明确诊断，提供瓣膜、心包或原发性心肌疾病的依据。

2.心电图尚未证实，临床怀疑急性心肌梗死的患者。

3.临床怀疑主动脉夹层的患者。

4.临床怀疑肺栓塞的患者。

5.血流动力学不稳定的患者。

6.左心室功能的评估。

7.对于胸痛的患者超声心动图检查应注意针对病因进行观察。冠心病重点观察室壁运动并判断有无并发症；主动脉夹层观察整个主动脉内有无撕裂的内膜回声；降主动脉的观察必要时采用经食管超声；肺栓塞重点观察右心系统有无占位性病变。

第三节　气促和呼吸困难

【定义、病因和分类】

1.气促或呼吸困难是心血管病的常见症状。呼吸困难是指患者主观感到空气不足、呼吸费力，客观上表现呼吸运动用力。心脏疾病或肺部疾病均可引起气短或呼吸困难。超声心动图可以帮助诊断和鉴别心脏疾病所致的气短或呼吸困难。

2.常见原因

（1）二尖瓣狭窄。

（2）左心房肿瘤。

（3）左侧心力衰竭。

（4）肥厚型心肌病。

（5）心包积液或缩窄性心包炎。

（6）肺动脉栓塞。

【适应证】

1.明确导致气短或呼吸困难的病因。

2.对大量心包积液的患者引导心包积液的穿刺抽液。

3.血流动力学不稳定的患者。

4.心室功能的评估。

5.对于胸痛的患者超声心动图检查应注意针对病因进行观察。

第四节　发　　绀

【定义、病因和分类】

1.发绀也称紫绀，是指血液还原血红蛋白增加使皮肤黏膜呈青紫色改变的一种表现。发绀常发生在皮肤较薄、色素较少和毛细血管网较丰富的部位，如口唇、舌、口腔黏膜、鼻尖、颊部、耳郭、牙床和指（趾）末端等处最易看到。

2.常见原因

（1）主要原因是缺氧或其他原因引起的血液中血红蛋白异常。

（2）肺性发绀常见于各种严重的呼吸系统疾病、呼吸道阻塞、肺炎、肺气肿、胸膜炎、自发性气胸等。

（3）心性发绀常见于某些先天性右向左分流性心脏病。

①法洛四联症、法洛三联症。

②右心室双出口、大动脉转位、永存动脉干。

③Eisenmenger综合征等。

【适应证】

1.明确导致发绀的病因。

2.对心性发绀的患者判断右向左分流的部位和分流量的大小。

3.对Eisenmenger综合征的患者评估肺动脉压力。

4.右心超声造影对右向左分流的判断具有重要意义。

第五节　晕厥、心悸和心律失常

【定义、病因和分类】

1.晕厥、心悸和心律失常为一组心血管病的常见表现。

（1）晕厥是由于一时性广泛性脑供血不足所致的短暂意识丧失状态。可分为心源性或非心源性晕厥。

（2）心悸是一种自觉心脏跳动的不适感或心慌感。

2.常见原因

（1）心悸和心源性晕厥以心律失常为多见，主要包括心动过速、心速过缓、期前收缩、心房颤动等。

（2）心脏结构异常也可导致晕厥，超声心动图可以帮助诊断和鉴别诊断。

①先天性心脏病：法洛四联症、完全型心内膜垫缺损、单心室、大动脉转位、冠状动脉畸形、二叶主动脉瓣。

②心肌病：肥厚型心肌病、致心律失常右心室发育不良心肌病。

③其他心脏结构异常：风湿和（或）退行性变所致严重主动脉瓣狭窄、危重或极危重肺栓塞、主动脉夹层、瓦氏窦瘤破裂、急性心肌梗死、左心房黏液瘤等。

【适应证】

1.明确病因，判断是否存在心脏结构异常。

2.血流动力学不稳定的患者。

3.心室功能的评估。

第六节 下肢水肿

【定义、病因和分类】

1.水肿是皮下组织的细胞内及组织间隙内液体积聚过多所致。心源性水肿表现为双下肢对称性水肿。

2.常见原因

（1）水肿可由多种原因引起，心力衰竭尤其是右侧心力衰竭是其常见原因之一。

（2）心力衰竭的常见病因

①风湿性心脏病，严重二尖瓣狭窄。

②右心室心肌病，如致心律失常右心室发育不良心肌病、右心室致密化不全心肌病等。

③右心室流入道的狭窄或梗阻，如三尖瓣狭窄、右心房占位性病变等。

④成年人先天性心脏病，如房间隔缺损。

⑤缩窄性心包炎。

⑥慢性阻塞性肺病。

【适应证】

1. 明确导致下肢水肿的病因。

2. 评估右心室功能。

3. 对Eisenmenger综合征的患者评估肺动脉压力。

4. 右心超声造影对右向左分流的判断具有重要意义。

第二篇　先天性心脏病

第5章

概　述

【先天性心脏病的分类】

1.先天性心脏病所涉及的心血管解剖结构异常与血流动力学改变复杂，可为单一的解剖结构异常，也可为多个解剖结构异常同时存在。

2.先天性心脏病根据临床表现有无发绀，分为非发绀型和发绀型先天性心脏病（表5-0-1）。

3.依血流动力学变化分为无分流、左向右分流和右向左分流性先天性心脏病。

表5-0-1　先天性心脏病的分类

非发绀型
无分流：先天性房室瓣及半月瓣病变、流入道及流出道梗阻，左位上腔静脉、矫正型大动脉转位等
左向右分流：房间隔缺损、室间隔缺损、部分型心内膜垫缺损、动脉导管未闭、肺静脉畸形引流、冠状动脉-右心瘘等
发绀型
右向左分流：法洛四联症、法洛三联症、完全型大动脉转位、右心室双出口、永存动脉干、三尖瓣闭锁等

【先天性心脏病分析诊断方法】

先天性心脏病的诊断应采用顺序分段诊断的分析方法，在复杂先天性心脏病的诊断中非常重要。

◆ **心脏的位置**

1.胸腔内心脏

（1）正常左位心：心脏位于左侧胸腔，心尖指向左侧，内脏位置正常，心脏各节段与连接关系正常。

（2）镜像右位心：心脏主要位于右侧胸腔，心尖指向右侧，内脏心房反位。心脏各节段呈与左位心脏位置的镜像反位，心脏节段连接正常。

（3）左旋心：心脏主要位于左侧胸腔，心尖指向左侧，内脏心房反位。

（4）右旋心：心脏主要位于右侧胸腔，心尖指向右侧，心房正位。心脏各节段与连接顺序多正常。

（5）中位心：心脏位于胸腔中间，心脏轴线指向下方，心尖朝向前下方。左右心室近并列，室间隔前后位。心房与心室的位置可正常也可反位。

2.胸外心脏　胸外心脏指整个心脏或部分心脏位于胸腔之外。

◆ **心房位置**

1.心房正位（situs solitus）　内脏与心房位置正常。

2.心房反位（situs inversus）　内脏与心房位置是正位内脏-心房的镜像位。

3.心房不定位（situs ambiguous）　内脏与心房位置不能确定时称为心房不定位，心房不定位又称心房异构（atrial isomerism）。

◆ **心室襻**

1.心室襻的分类

（1）心室右襻：正常情况下，心管向右扭曲，其结果右心室转至右侧，左心室位于左侧，这种形式的扭曲称为右襻（D-loop）。

（2）心室左襻：如心管向左扭曲，使得右心室位于左侧，左心室位于右侧，这种形式的扭曲称为左襻（L-loop）。

2.心室的超声判定

（1）房室瓣：与二尖瓣相连接的心室无论位置左右，均为左室（解剖左室），与三尖瓣相连的心室均为右心室（解剖右室）。

①房室瓣形态和数目

A.短轴切面二尖瓣开放呈椭圆形或鱼口形，关闭呈线形；三尖瓣的开口比二尖瓣更圆，关闭呈花瓣状、Y字形、人字形。

B.在四心腔切面上，二尖瓣前叶较长，后叶宽而短；三尖瓣隔叶较短，运动受限，前叶较长。

C.房室瓣在室间隔上的附着点：四心腔切面上，三尖瓣隔叶的附着点比二尖瓣前叶的附着点低0.5～1.0cm。

②房室瓣与室间隔和大动脉的关系

A.二尖瓣前叶基底部的一部分与室间隔相连，一部分与主动脉后壁相连，二尖瓣前叶部分被左心室流出道与室间隔分开。这种关系最好从心尖部观察。在心尖四腔图上，二尖瓣前叶与室间隔相连。在心尖五腔图，此时二尖瓣前叶失去与室间隔的连续性而与主动脉后壁相连，左心室流出道将室间隔和二尖瓣隔开。

B.三尖瓣隔叶始终附着在室间隔上，与肺动脉无连续性。

③房室瓣与半月瓣的关系

A.二尖瓣与半月瓣直接连续，之间无脊或其他组织。

B.三尖瓣与半月瓣不连续，间距较大。

④腱索

A.三尖瓣隔叶的腱索连于室间隔的隔束上，且较短，活动性差。

B.二尖瓣腱索正常时不与室间隔相连。

⑤乳头肌

A.左心室的两个乳头肌发自游离壁，两个乳头肌相距较近，在四腔心图上可见前乳头肌位于左心室后侧壁，在左心长轴切面可见后乳头肌位于左心室后壁，而在左心室短轴图上可见前、后乳头肌分别位于大约4点与8点的位置。

B.右心室的乳头肌较短小，发自心尖部靠近室间隔附近。

（2）心室形状

①左心室

A.左心室在短轴切面呈圆形，四腔心切面上大致呈椭圆形。

B.左心室内无调节束。

C.左心室肌小梁结构不明显，内膜面较光滑。

D.二尖瓣构成左心室流出道的侧壁，二尖瓣与半月瓣之间存在纤维连续性，其间无肌肉组织相隔。

②右心室

A.右心室在短轴切面呈新月形，而在四腔心切面上呈三角形。

B.右心室内近心尖1/3处可见调节束结构。

C.右心室肌小梁结构较为明显，内膜面粗糙不平。

D.右心室流出道为一肌性管道，形如漏斗，常称漏斗腔。三尖瓣不直接参与构成右心室流出道的侧壁，肌肉组织将三尖瓣与半月瓣隔开，两者之间无纤维连续性。

◆ **房室序列（心房与心室的连接关系）**

1.房室序列一致

（1）右心房开向右心室，左心房开向左心室。

（2）这时心房和心室的位置相一致，即心房正位时，心室右襻；心房反位时，心室左襻。

2.房室序列不一致

（1）右心房通过二尖瓣连接左心室，左心房通过三尖瓣连接右心室。

（2）通常发生在心房和心室位置不同的情况下，即心房正位，心室左襻，即右心房和左心室在右，左心房和右心室在左。心房反位，心室右襻，即左心房与右心室在右，右心房与左心室在左。

3.房室序列不定

（1）心房不定位时，双侧均为右心房或左心房，心室有两个，可以是左襻或右襻。

（2）左侧心房连接左侧心室，右侧心房连接右侧心室。

4.双入口（double-inlet）和共同入口（common-inlet）

（1）两个房室瓣大部或全部开口于一个心室，称为心室双入口。心室双入口分为左心室双入口和右心室双入口。

（2）共同房室瓣大部或全部开口于一个心室，形成共同入口左心室或共同入口的右心室，称为共同入口。多数共同入口的病例为单心室。

5.房室连接缺如

（1）两个心房与一侧心室连接，另一侧心房底完全闭锁，无房室口和房室瓣，此闭锁称为房室连接缺如。

（2）根据受累的部位分为左侧房室连接缺如和右侧房室连接缺如。

◆ **大动脉**

1.主动脉

（1）主动脉包括主动脉根部、升主动脉、主动脉弓和降主动脉。

（2）正常主动脉下无圆锥组织。

2.肺动脉

（1）肺动脉包括肺动脉主干和左、右肺动脉。

（2）肺动脉右下方的右心室流出道心壁平滑，无肉柱及肌小梁，此即为肺动脉圆锥。

3.大动脉的空间位置关系

（1）大动脉关系正常：肺动脉瓣位于主动脉瓣的左前方。

（2）大动脉关系异常

①D位（dextro position）：主动脉瓣在肺动脉瓣的右侧，为右位型大动脉关系异常。

②L位（levo position）：主动脉瓣在肺动脉瓣的左侧，为左位型大动脉关系异常。

③A位（antero position）：主动脉瓣在肺动脉瓣的正前方，为前位型大动脉关系异常。

◆ **大动脉与心室的连接关系**

1.连接一致　主动脉发自解剖左心室，肺动脉发自解剖右心室。

2.连接不一致　主动脉发自解剖右心室，肺动脉发自解剖左心室，也称大动脉转位。

3.心室双出口　主动脉与肺动脉均起自一个心室。

4.心室单出口　仅有一支动脉干与心室腔相连，多骑跨在室间隔上。该动脉可为共同动脉干，也可以是孤立的主动脉或孤立的肺动脉。

【适应证】

1.成年人先天性心脏病超声心动图检查的适应证　成年人先天性心血管疾病见于儿童时期未被发现或已诊断而不能手术的先天性心血管疾病患者，以及已行一个或多个的外科手术治疗的患者。一般来讲，所有的先天性心血管疾病患者必须定期随访。

（1）过去未明确诊断的先天性心脏病。

（2）已诊断先天性心血管疾病但目前不能手术者，如肺动脉发育不良或体循环所致肺动脉高压；严重的肺血管疾病和进行性病情恶化，如心室功能不全或由于病情自然演变所致的心律失常、妊娠，以及其他应激状态，如非心脏手术、感染（包括感染性心内膜炎）等。

（3）纠正手术后的残余缺损。

（4）进行性心律失常（包括室性心动过速、心房扑动或心房颤动）可能导致晕厥或猝死。

（5）心室功能进行性恶化伴有充血性心力衰竭。

（6）由于肺血管疾病或不适当的矫正后分流所致的进行性低氧血症。

（7）需要监测和前瞻性处理，以维护心室或瓣膜功能和（或）预防心律失常或栓塞并发症。

2.儿童先天性心脏病超声心动图适应证

（1）发绀和心脏杂音的患儿。

（2）婴儿或年龄较大的儿童发现有不典型或病理性杂音或其他心脏的异常。

（3）胸片示心脏肥大。

（4）右位心、肺部或内脏位置、临床心电图或放射线检查提示有异常。

（5）已知心脏缺损，确定药物或外科手术治疗的时间。

（6）心外科手术前的即时评价以指导手术治疗并告知患者和家属手术的风险性。

（7）已知有心脏病变患者的体征发生改变。

（8）先天性心血管疾病或获得性心血管疾病术后怀疑有残余的病变或复发，心室功能减低、肺动脉高压、血栓、败血症或心包积液。

（9）与心血管病相关的综合征的症状和显性遗传或家族中多个成员受累。

（10）家族中有心肌病遗传史，伴有或不伴有异常的心脏体征。

（11）马方综合征和埃勒斯 – 当洛斯综合征的显性基因证据。

（12）随访检查时发现有累及心肌的神经肌肉病变。

（13）有很高的先天性心血管疾病发病率的综合征，但无心脏异常的客观证据。

（14）运动诱发的心前区疼痛或晕厥。

（15）无其他原因引起的不典型的、非血管抑制性晕厥。

（16）临床已确诊的患者未找到其异常的客观证据。

（17）在儿童或青少年无症状的心脏杂音，有经验的检查者将其诊断为功能性或无明显意义的心血管疾病。

（18）其他无症状的儿童或青少年，有经验的人员往往认为其胸痛来源于骨骼肌。

第6章

左心室流入道病变

左心室流入道病变主要是指二尖瓣装置的先天性异常，还包括左心房三房心。先天性二尖瓣畸形主要是指二尖瓣装置中一个或多个部分发育异常，包括瓣上、瓣环、瓣叶、瓣下结构（腱索或乳头肌）等周围组织发生先天性病变，导致二尖瓣功能障碍，发生狭窄、关闭不全或两者同时存在。

第一节　二尖瓣狭窄

【定义、病因和分类】

1. 凡累及瓣环、瓣叶、腱索和乳头肌结构的先天性病变均可导致二尖瓣狭窄。

2. 先天性二尖瓣狭窄十分少见，发病率占先天性心脏病的0.2%，多数合并主动脉狭窄、动脉导管未闭等其他心脏畸形，极少数孤立存在。

3. Carpentier 将先天性二尖瓣狭窄分为4种类型。

（1）交界融合型：瓣膜交界区先天性融合，导致瓣口狭窄，可同时有瓣叶增厚，腱索缩短、融合。

（2）吊床型：瓣膜前、后瓣融合成一隔膜，中心遗有小孔，乳头肌肥厚与腱索融合成一片，除瓣膜狭窄外也有瓣下狭窄。

（3）降落伞型：乳头肌肥厚，前后乳头肌融合，腱索融合缩短附着在单一乳头肌上，呈筛孔状，造成瓣下狭窄，瓣膜本身可无病变。

（4）漏斗型：瓣膜交界融合，腱索融合缩短分别附着在前、后乳头肌上形成漏斗状狭窄。

【临床表现】

1. 症状与后天性二尖瓣狭窄相似，由于为先天性病变，症状出现较早。

2. 症状与瓣口狭窄程度及合并畸形有关，临床表现差异很大。

3. 突出的症状是活动后心慌气短，产生呼吸困难的耐量与狭窄程度密切相关。

4. 左侧心力衰竭时，可出现阵发性呼吸困难，发生急性肺水肿时咳泡沫样痰、咯血；并发心房纤颤后心功能明显降级。

5. 病变后期肺动脉高压可造成右侧心力衰竭，可逐渐出现颈静脉怒张、肝大，其至腹水及下肢水肿等症状。

【适应证】

1.评价二尖瓣瓣叶情况及狭窄程度。

2.评估左心室功能、大小、室壁厚度和血流动力学。

3.经胸超声心动图（TTE）通过评估二尖瓣瓣叶形态和狭窄程度不明确或可疑时，可采用经食管超声心动图（TEE）评估。

【超声心动图表现】

◆ 二维和M型超声心动图

1.二尖瓣瓣器异常

（1）瓣上：紧邻二尖瓣可见坚韧的纤维组织环。

（2）瓣环：瓣环发育不良，细小。

（3）瓣叶：瓣叶增厚，或者交界融合，甚至瓣叶仅发育为狭窄的偏心瓣口；瓣叶活动度减低，二尖瓣开放受限，但瓣膜回声增强不显著，交界粘连不显著，多数可见后叶发育不良。

（4）腱索：挛缩、增粗、融合及附着异常。

（5）乳头肌：附着位置异常、发育不良、异常肥大或者缺如。

（6）M型超声表现为二尖瓣前后叶运动异常，呈同向运动，EF斜率明显下降；有些病例前后叶不同向运动，后叶运动幅度减低。

（7）常伴有左心房增大。

2.合并畸形

（1）动脉导管未闭。

（2）主动脉瓣狭窄。

（3）房室管畸形。

◆ 多普勒超声心动图

1.二尖瓣血流可有彩色镶嵌的表现，频谱多普勒主要表现为E峰、A峰血流速度增快。

2.狭窄与关闭不全常合并存在。

3.伴发其他心脏畸形时，如动脉导管未闭、主动脉瓣狭窄，可见相应血流频谱。

【超声造影】

无特殊意义，对存在的伴发畸形，可有助于辨别分流方向。

【诊断要点】

1.二尖瓣装置中一个或多个部分发育异常。

2.二尖瓣血流频谱血流速度增快，瓣膜开放幅度降低。

3.狭窄与关闭不全常合并存在。

4.狭窄程度的判断详见获得性心脏病二尖瓣狭窄章节。

【鉴别诊断】

1.功能性二尖瓣狭窄

（1）见于各种原因所致的左心室扩大，左心室功能减低时，二尖瓣开放幅度下降。

（2）可造成相对狭窄。

2.后天性二尖瓣狭窄

（1）绝大多数有风湿热史或为老年退行性病变所引起的二尖瓣狭窄，症状出现较晚。

（2）后天性二尖瓣狭窄瓣膜增厚、钙化、粘连较先天性病变显著。

【注意事项】

1.合并其他畸形。

2.先天性二尖瓣狭窄多数情况下，与其他心血管畸形如主动脉缩窄、动脉导管未闭、房室间隔缺损并存。检查时应加以注意。

3.二尖瓣本身回声增强不如风湿性二尖瓣狭窄显著。

【报告书写要点】

◆ 重点测量数据

1.左心房大小　左心室长轴切面M型测量左心房前后径；必要时二维四心腔切面测量横径和长径。

2.二尖瓣口面积

（1）二尖瓣水平左心室短轴切面直接测量二尖瓣口面积（需将二尖瓣口局部放大后测量）。

（2）用压力减半时间（PHT）计算瓣口面积：心尖四心腔连续多普勒获取二尖瓣口血流频谱，测量PHT，计算瓣口面积。面积＝220/PHT。

（3）血流会聚法（PISA）计算瓣口面积：血流会聚法，亦称近端等速度表面面积法（proximal isovelocity surface area，PISA）。较为复杂，必要时采用。

3.二尖瓣口血流速度和压差　心尖四心腔连续多普勒获取二尖瓣口血流频谱，测量峰值幅度和压差、平均速度和压差，评估狭窄程度。

◆ 主要文字描述

1.二尖瓣的形态结构和启闭状况。二维超声多切面观察二尖瓣的厚度、回声、瓣叶开放和关闭状况等。

2.瓣环、腱索和乳头肌的状况。

3.二尖瓣口血流。舒张期瓣口血流增快；收缩期是否合并反流。

4.左心房大小。

5.合并其他畸形情况。

◆ **超声心动图报告提示**

1.先天性心脏病。

2.二尖瓣狭窄（注明程度）。

3.合并畸形（关闭不全、其他先天性心脏病）。

4.肺动脉高压（注明程度）。

第二节　降落伞型二尖瓣

【**定义、病因和分类**】

1.降落伞型二尖瓣（parachute mitral valve，PMV）属于先天性二尖瓣畸形的一种，较罕见，是指二尖瓣下腱索附着于左心室底部同一组乳头肌上，形如降落伞，故而得名。

2.降落伞型二尖瓣如合并瓣上环、主动脉瓣狭窄和主动脉缩窄，称Shone综合征。

【**临床表现**】

1.临床表现与二尖瓣狭窄相似，与狭窄程度及伴发的先天性心脏畸形有关。

2.单纯降落伞型二尖瓣患者婴幼儿期血流动力学改变显著，临床症状出现早，预后很差，常在1年内死亡，很少存活至2岁。

【**超声心动图表现**】

◆ **二维和M型超声心动图**

1.二尖瓣瓣叶　二尖瓣瓣叶形态异常，舒张期开放受限呈穹窿样。左心室短轴切面显示二尖瓣口可偏向左心室一侧。

2.M型超声　表现为舒张期二尖瓣前叶运动曲线呈方形波，A波消失或EF斜率降低。后叶向前运动，幅度低平。

3.瓣下腱索、乳头肌　瓣下腱索增粗、缩短，融合形成筛孔状结构，二尖瓣前后叶腱索均汇聚到左心室腔单个巨大的乳头肌上，或附着于部分融合的两组乳头肌之上，二尖瓣开放时形如降落伞。

4.心腔扩大　左心房明显扩大，左心室相对缩小，右心房、右心室扩大，肺动脉扩张。

5.合并的心脏畸形　可合并室间隔缺损、大动脉转位、主动脉狭窄、单心室、永存左上腔静脉。

◆ **多普勒超声心动图**

1.舒张期二尖瓣口前向血流加速，呈五彩镶嵌状血流，加速血流信号起自腱索水平。

2.可伴有二尖瓣少或中量反流。

3.伴有其他心脏畸形时可见相应的异常血流信号。

【诊断要点】

1.二尖瓣前、后叶的腱索均附着在同一组乳头肌上。

2.左心室长轴、心尖四腔及两腔心切面均可显示二尖瓣瓣叶形态异常，舒张期开放受限呈穹窿样。

3.短轴切面显示二尖瓣口可偏向左心室一侧，瓣下腱索、乳头肌增粗、缩短，融合形成筛孔状结构。

【鉴别诊断】

需与风湿性心脏病相鉴别。

1.二尖瓣瓣尖增厚、回声增强，瓣下腱索挛缩，二尖瓣开放受限。

2.两组乳头肌，二尖瓣口开放朝向心室中间。

3.多不伴有其他心内畸形。

【注意事项】

1.可单发，也可为其他畸形的组成部分。

2.经胸图像较差者，可应用经食管超声心动图。

【报告书写要点】

◆ 重点测量数据

1.左心房大小　左心室长轴切面M型测量左心房前后径；必要时二维四心腔切面测量横径和长径。

2.二尖瓣口面积

（1）二尖瓣水平左心室短轴切面直接测量二尖瓣口面积（需将二尖瓣口局邻放大后测量）。

（2）PHT方法计算瓣口面积：心尖四心腔连续多普勒获取二尖瓣口血流频谱，测量压力减半时间（PHT），计算瓣口面积。面积＝220/PHT。

（3）PISA方法计算瓣口面积：血流会聚法，亦称近端等速度表面面积法（proximal isovelocity surface area，PISA）。较为复杂，必要时采用。

3.二尖瓣口血流速度和压差　心尖四心腔连续多普勒获取二尖瓣口血流频谱，测量峰值幅度和压差、平均速度和压差，评估狭窄程度。

◆ 主要文字描述

1.二尖瓣的形态结构和启闭状况。二维超声多切面观察二尖瓣的厚度、回声、瓣叶开放和关闭状况等。

2.乳头肌。二维超声乳头肌水平左心室短轴切面观察乳头肌的数目、附着部位。

3.瓣环、腱索状况。

4.二尖瓣口血流。舒张期瓣口血流增快；收缩期是否合并反流。

5.左心房大小。

6.合并其他畸形情况。

◆ **超声心动图报告提示**

1.先天性心脏病。

2.降落伞型二尖瓣（注明二尖瓣狭窄程度）。

3.合并畸形（关闭不全、其他先天性心脏病）。

4.肺动脉高压（注明程度）。

第三节　二尖瓣裂

【**定义、病因和分类**】

1.为胚胎发育缺陷所致的二尖瓣瓣叶裂缺，可分别发生于前、后叶，以前瓣叶裂缺多见。

2.单独存在较少见，裂缺游离缘常附着异常腱索。

3.有时二尖瓣有三处裂缺呈三个瓣叶，瓣叶交界扩大，导致关闭不全。

【**临床表现**】

1.患儿发育迟缓。可出现活动后心悸、气短，易发生呼吸道感染。

2.严重二尖瓣关闭不全者，早期可出现心力衰竭及肺动脉高压等症状。

3.心脏扩大，心前区隆起。胸骨左缘及心尖区可听到响亮的收缩期杂音，肺动脉瓣区第2音亢进和分裂。

【**超声心动图表现**】

◆ **二维和M型超声心动图**

1.裂隙多发生于二尖瓣瓣体，可从多个切面观察到裂隙部位回声减弱或者中断（图6-3-1，有视频）。

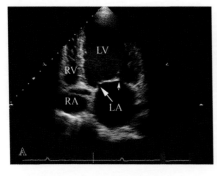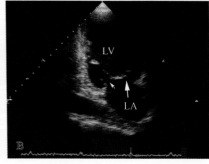

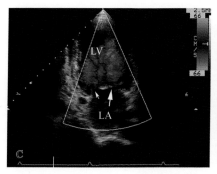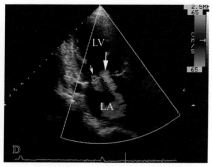

图 6-3-1　二尖瓣裂（有视频）

A.心尖四心腔切面于二尖瓣前叶近根部见连续中断；B.心尖二心腔切面亦见二尖瓣前叶近根部的连续中断；C.彩色多普勒舒张期可见两束血流信号由左心房进入左心室；D.彩色多普勒收缩期二尖瓣见两束反流信号（大箭头所示为二尖瓣前叶的裂隙，小箭头所示为正常二尖瓣口）

2.左心室短轴切面于心室收缩期显示二尖瓣瓣口形似双口。

◆ 多普勒超声心动图

彩色多普勒可见二尖瓣反流信号经瓣叶裂隙处进入左心房。

【诊断要点】

1.二尖瓣瓣叶局部回声中断。

2.二尖瓣反流。

3.可合并室间隔缺损、大动脉转位。

【鉴别诊断】

主要为二尖瓣穿孔，其原因：

（1）多为后天性感染性心内膜炎所致。

（2）患者多有感染、发热史。

（3）瓣膜上可附有赘生物。

【注意事项】

单纯二尖瓣裂，裂隙通常朝向左心室流出道，与心内膜垫缺损中的瓣裂朝向室间隔不同。

【报告书写要点】

◆ 重点测量数据

1.左心房、左心室大小　左心室长轴切面M型测量左心房和左心室前后径；必要时二维四心腔切面测量横径和长径。

2.二尖瓣口反流面积　彩色多普勒多切面观察二尖瓣反流情况，测量最大的反流面积和同一切面的左心房面积，计算二者比值。评估反流程度。

3.PISA方法计算反流口面积　PISA方法评估反流程度，必要时采用。

◆ **主要文字描述**

1.二尖瓣的形态结构和启闭状况。二维超声多切面观察二尖瓣前叶裂的部位及范围；瓣叶开放和关闭状况等。

2.乳头肌、瓣环、腱索状况。

3.二尖瓣反流情况。收缩期二尖瓣反流的方向、面积等。

4.左心房、左心室大小。

5.合并其他畸形情况。

◆ **超声心动图报告提示**

1.先天性心脏病。

2.二尖瓣裂（注明二尖瓣反流程度）。

3.合并畸形（其他先天性心脏病）。

第四节　双孔二尖瓣

【**定义、病因和分类**】

1.双孔二尖瓣又称为双二尖瓣口，属较少见的二尖瓣畸形，是由于胚胎期二尖瓣瓣膜多余组织吸收不良所致，极少数为医源性双孔二尖瓣。

2.双孔二尖瓣是指左心房和左心室之间，出现两组二尖瓣，各有瓣环、瓣叶、腱索和乳头肌，形成两个瓣口。

【**临床表现**】

症状不取决于双孔二尖瓣的类型，而与二尖瓣狭窄或反流的程度相关。

【**超声心动图表现**】

◆ **二维和M型超声心动图**

1.二尖瓣部位出现两个瓣口，左心室长轴瓣叶开放形态如同汉字"三"字。

2.胸骨旁或剑突下二尖瓣水平短轴切面舒张期二尖瓣呈现两个瓣口，呈左右或左前右后并列，酷似"眼镜"状或者"∞"形排列。两个瓣口几乎同等大小时，呈现左右并列或前后位的两个圆形或椭圆形开口，类似眼镜样孔口；瓣口大小不等时，开放程度不对称，类似"蝴蝶结状"（图6-4-1）。

3.心尖四腔心切面。瓣口并列排列时，图像呈现"海鸥"征。

4.瓣膜的开放情况取决于是否存在瓣膜狭窄，对于无瓣膜狭窄的患者，瓣膜开放正常。伴有瓣膜狭窄者，可见二尖瓣瓣叶增厚，回声增强。

5.无特殊表现，二尖瓣狭窄时M型超声可见"城墙样"改变。

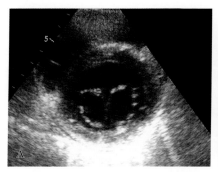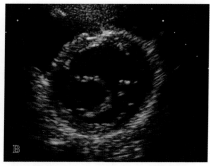

图6-4-1　双孔二尖瓣

A.二尖瓣水平短轴切面显示两个瓣口几乎等大，形状似"眼镜"；B.二尖瓣水平短轴切面显示二尖瓣两个瓣口不等大

◆ **多普勒超声心动图**

1.舒张期左心室短轴切面二尖瓣水平、心尖四腔心切面及左心室长轴切面均可见两束血流信号，分别从2个瓣口由左心房进入左心室。

2.瓣膜狭窄时血流信号呈现五彩镶嵌的加速血流信号。

3.瓣膜关闭不全时表现为收缩期血流信号从2个瓣口进入左心房。

【诊断要点】

1.左心室短轴切面二尖瓣水平显示二尖瓣开放时呈现为两个圆形或者椭圆形瓣口。

2.心尖四腔切面舒张期二尖瓣开放呈"海鸥"征。

3.彩色多普勒显示通过二尖瓣口为两束血流信号。

【鉴别诊断】

1.心内膜垫缺损二尖瓣瓣裂"双口"征

（1）心内膜垫缺损二尖瓣瓣裂"双口"征为收缩期出现的征象，与双孔二尖瓣舒张期的"双口"征时相显著不同。

（2）左心长轴切面、二尖瓣水平短轴切面和四腔心切面显示二尖瓣前叶连续中断。

（3）彩色血流多普勒二尖瓣前叶连续中断处异常血流信号。

2.二尖瓣脱垂行镜式二尖瓣成形术后

（1）成形术后二尖瓣可形成2个瓣口。

（2）患者有二尖瓣脱垂或者二尖瓣关闭不全病史。

（3）有二尖瓣成形手术病史。

【注意事项】

瓣膜钙化较显著，二维超声不易清楚地显示瓣叶数目从而造成漏诊或误诊为风湿性心脏病。

【报告书写要点】

◆ **重点测量数据**

1.左心房大小　左心室长轴切面M型测量左心房前后径；必要时二维四心腔切面测量横径和长径。

2.二尖瓣口面积

（1）二尖瓣水平左心室短轴切面直接测量2个二尖瓣口的面积，二者之和即为总的瓣口面积（需将二尖瓣口局部放大后测量）。

（2）PHT方法计算瓣口面积：心尖四心腔连续多普勒获取二尖瓣口血流频谱，测量压力减半时间（PHT），计算瓣口面积。面积＝220/PHT。由于有两个瓣口，该方法有局限。

3.二尖瓣口血流速度和压差　心尖四心腔连续多普勒获取二尖瓣口血流频谱，测量峰值幅度和压差、平均速度和压差，评估狭窄程度。

4.二尖瓣口反流面积　彩色多普勒多切面观察二尖瓣反流情况，测量最大的反流面积和同一切面的左心房面积，计算二者比值。评估反流程度。如两个瓣口均有反流，则应测量两个反流束的面积。

◆ **主要文字描述**

1.二尖瓣的形态结构和启闭状况。二维超声多切面观察二尖瓣口的形态；瓣叶的厚度、回声；瓣叶开放和关闭状况等。

2.乳头肌、瓣环、腱索状况。

3.二尖瓣口血流。舒张期瓣口血流增快；收缩期是否合并反流。

4.左心房、左心室大小。

5.合并其他畸形情况。

◆ **超声心动图报告提示**

1.先天性心脏病。

2.双孔二尖瓣（注明二尖瓣狭窄、反流的程度）。

3.合并畸形（其他先天性心脏病）。

4.肺动脉高压（注明程度）。

第五节　左心房三房心

【定义、病因和分类】

1.三房心是胚胎心脏发育时左心房或右心房被纤维肌性膜隔成两个腔的先

天性心脏畸形。

2. 发生率占先心病的 0.1% ~ 0.4%。男性多于女性，为 1.5∶1。

3. 可分别发生于左、右心房，典型三房心一般是指左房三房心，右房三房心仅占三房心总数的 8%，本节只涉及左房三房心。

4. 病理分型

（1）第一类：副房接收所有肺静脉血，通过隔膜上的开口与真房相通。

①A型：为典型三房心，房间隔完整，临床表现近似二尖瓣狭窄。

②B型：副房通过房间隔缺损与右心房交通。

③C型：副房血经垂直静脉→左头臂静脉→上腔静脉→右心房。

（2）第二类：副房接收所有肺静脉回流，但与真房间没有直接交通，隔膜完整无开口。

①D型：副房经高位房间隔缺损与右心房相通，附房内血分流到右心房，右心房血再经低位房间隔缺损或未闭卵圆孔流入真房。

②E型：副房内血液通过共同肺静脉向下引流入门静脉→下腔静脉→右心房，再经房间隔缺损或未闭卵圆孔流入真性左心房，此型与下腔型完全性肺静脉畸形引流类似。

（3）第三类：部分肺静脉开口副房，其血液经狭窄开口与真性左心房或右心房相通，其余肺静脉正常回流入真性左心房或异位引流入右心房。

①F型：右肺静脉回流入附房，经狭窄开口进入真性左心房，左肺静脉正常回流入真性左心房。

②G型：右肺静脉回流入副房，再经狭窄开口进入真性左心房，左肺静脉经垂直静脉→左头臂静脉→上腔静脉异位引流入右心房。

③H型：右肺静脉回流入附房，副房血经房间隔缺损进入右心房，左肺静脉正常流入真性左心房。

（4）前两类副房接收所有肺静脉回流，为完全三房心，第三类副房只接收部分肺静脉回流，为部分三房心。

【临床表现】

1. 三房心患者的主要症状为活动后心慌、气促、咳嗽，甚至咯血，症状出现时间和严重程度与左心房血液回流受限程度有密切关系。

2. A型三房心患者的症状与真、副房间隔膜开口大小有关，开口越小，症状出现越早、越重，开口大者可终身无症状。

3. 婴幼儿患者多合并其他畸形较早就诊，常出现喂养困难、呼吸浅快。孔道狭小的严重病例，出生后不久即可出现重度肺充血和呼吸急促，随之发生严重的肺炎及充血性心力衰竭。

4. 成年患者如果隔膜开口较大，合并畸形少，则症状轻、出现症状晚。随着年龄增长，钙化致隔膜开口变小，使副房血液排空受阻加重。

5.二尖瓣可发生瓣膜黏液样变，导致二尖瓣关闭不全，成年人患者合并二尖瓣关闭不全的比例较高。

6.心房增大，可出现心房纤颤，右侧心力衰竭时可有肝大、腹水、下肢水肿。

7.合并房间隔缺损或肺静脉畸形引流，则可出现相应症状。

8.多数病例在心底部可闻及喷射性收缩期杂音和舒张期杂音，梗阻程度严重时，孔道近远端压力阶差高，可闻及连续性杂音，P_2亢进。

【超声心动图表现】

◆ 二维和M型超声心动图

1.多切面扫查可见左心房内线样隔膜回声，隔膜上有开口的病例可在线样回声上看到细小连续中断，隔膜开口可位于隔膜中部或一侧边缘（图6-5-1，有视频）。

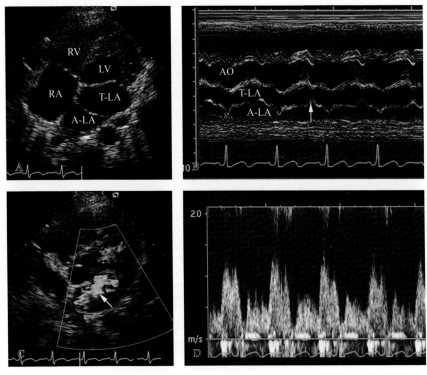

图6-5-1　完全三房心（有视频）

A.四心腔切面于左心房内见一隔膜样回声将左心房分为上下2个腔；B.M型超声于左心房内见异常隔膜回声带（箭头所示）；C.不典型五心腔切面见左心房内隔膜可见连续中断，彩色多普勒可见连续中断处较为快速的血流信号（箭头所示）；D.脉冲多普勒于隔膜上彩色血流穿过处探及以舒张期为主的连续性血流信号

2.隔膜位于肺静脉与左心耳之间，在心动周期中可发生摆动，即舒张早期移向二尖瓣，晚期背离二尖瓣。

3.真房内径多小于副房。

4.伴有房间隔缺损，可见房间隔连续中断。

5.伴有肺静脉异位引流，肺静脉可直接开口于右心房或经垂直静脉引流入右心房。

6.M型超声在心尖左心长轴切面或四腔切面，隔膜回声M型曲线可见舒张期时与二尖瓣E峰同向，与A峰反向，缓慢充盈期曲线较平缓，收缩期时曲线可见一些小的波动。舒张期通过隔膜上狭窄口的高速血流冲击到二尖瓣瓣叶可见M型曲线表现为舒张期瓣叶的锯齿样运动。

◆ 多普勒超声心动图

1.典型三房心，心尖四腔心切面观于隔膜回声中断处观察到彩色血流束穿过，由血流束的宽窄程度可推测隔膜开口的大小。

2.合并二尖瓣关闭不全，反流束可被隔膜阻挡而不回流至副房。偏心性反流束在隔膜与心房壁连续处发生偏折，形成沿着左心房壁和异常隔膜的血流束，偏折时彩色血流可由蓝色为主变为红色为主的涡流信号。

3.合并房间隔缺损，于房间隔水平可见分流。

4.B型可见心房水平左向右分流。

5.E型可见心房水平右向左分流。

6.D型可同时见上述两种分流。

【超声造影】

可有助于判断心房水平分流情况。

【诊断要点】

1.心房内隔膜样回声，将心房分为真房、副房。

2.隔膜位于左心耳上方。

3.真房、副房间可有交通，交通口形态、大小差异较大。

4.真房、副房间无交通，则伴有房间隔缺损或肺静脉畸形引流。

【鉴别诊断】

1.二尖瓣瓣上环

（1）为紧邻二尖瓣环的左心房侧异常纤维肌性膜状结构。

（2）临床表现与典型三房心所致左心房排空障碍、肺静脉压力升高、充血性心力衰竭相似。

（3）二尖瓣瓣上狭窄隔膜位于左心耳与肺静脉下方，未能将左心房分为2个腔室，是与三房心最主要的鉴别点。

2.完全型肺静脉异位引流

（1）肺静脉汇入共同的静脉干，血流量大时，内径较宽，前壁回声类似于隔膜，与三房心相似。

（2）共同静脉干壁回声位于左心房腔之外。

【注意事项】

1.三房心病理解剖差异大，本身形态及其与房间隔缺损、肺静脉引流等之间关系复杂，进行检查时应多切面观扫查异常隔膜的位置、起止、开口大小及与肺静脉的关系，以帮助分型。

2.三房心以完全型多见，部分型较少见。

3.诊断时注意与二尖瓣瓣上环鉴别，部分病例需与完全型肺静脉畸形引流鉴别。

【报告书写要点】

◆ 重点测量数据

1.左心房内隔膜样结构的厚度、长度，隔膜上开口的大小。

2.左心房大小。左真房、副房的大小。

3.隔膜上开口处血流速度和压差。心尖四心腔连续多普勒获取二尖瓣口血流频谱，测量峰值幅度和压差、平均速度和压差。

◆ 主要文字描述

1.左心房内隔膜样结构的部位和形态，隔膜上开口的位置、大小。

2.左心房大小。左真房、副房的大小。

3.主要伴发畸形的情况。如房间隔缺损或肺静脉畸形引流。

4.合并其他畸形情况。

◆ 超声心动图报告提示

1.先天性心脏病。

2.左心房三房心（注明类型：完全三房心，部分三房心）。

3.合并畸形（其他先天性心脏病）。

4.肺动脉高压（注明程度）。

第7章

左心室流出途径病变

左心室流出途径病变主要为先天性主动脉口狭窄，占先天性心脏病发病率的3%～6%。包括主动脉瓣膜、瓣下、瓣上的狭窄性病变。其中主动脉瓣膜狭窄最为常见，约占其中的83%，瓣下狭窄占9%，瓣上狭窄最少见。经食管超声心动图的应用使二叶主动脉瓣的检出率增加。先天性主动脉瓣关闭不全临床单纯病变十分罕见，多合并主动脉口狭窄、主动脉缩窄、主动脉弓离断等疾病。

第一节　先天性主动脉瓣狭窄

【定义、病因和分类】

1.先天性主动脉瓣狭窄是由于胚胎期圆锥动脉分隔不均导致主动脉和肺动脉内径及瓣环大小异常；半月瓣的发育障碍导致主动脉瓣膜数目异常及本身发育不良造成主动脉瓣狭窄。可同时合并关闭不全。

2.在成年人约占50%以上，儿童则占75%～80%。

3.先天性主动脉瓣狭窄的分类

（1）单叶瓣型：少见。整个主动脉瓣形成融为一体的单瓣，中间有一裂隙，或仅有一小孔，与瓣环只有一个交界处，或不与瓣环相交。

（2）二叶瓣型：二叶瓣型狭窄最为多见，占50%～70%。任何两个瓣膜融合成一个瓣叶，是正常的三叶瓣成为二叶。融合的瓣叶上可见融合的界嵴。二叶瓣多不等大，大小也可相近。主动脉窦可为二窦，也可为三窦。

（3）三叶瓣型：约为30%。主动脉瓣为三叶，瓣膜增厚，大小可不等。瓣膜交界处粘连融合使瓣膜开放受限。

（4）四叶瓣型：罕见。瓣膜大小不等，开放受限，闭合不良。

（5）瓣膜不确定型：主动脉瓣叶数目难以区分。

4.合并畸形。主动脉缩窄、主动脉弓离断；动脉导管未闭；肺动脉瓣和二尖瓣异常；主动脉瓣下狭窄；心内膜弹力纤维增生症等。

【临床表现】

1.活动后心悸、气短、胸痛、阵发性呼吸困难等症状，部分患者有右侧心力衰竭的表现。多为进行性加重。

2.胸骨右缘第2肋间可触及收缩期震颤，可闻及收缩期主动脉瓣喷射性杂音，多在Ⅲ级以上。

3.狭窄较轻者可没有症状，仅在体格检查时发现心脏杂音。

【适应证】

1.主动脉瓣瓣叶情况的评价及狭窄的诊断并评估狭窄及关闭不全程度。

2.评估左心室功能、大小、室壁厚度和血流动力学。

3.已知主动脉瓣狭窄患者症状和体征改变时的再评估。

4.重度主动脉瓣狭窄而无症状患者的复查。

5.无症状的中度主动脉瓣狭窄的患者，其体征稳定且左心室大小及功能正常，对其进行常规的复查。

6.评价主动脉瓣狭窄患者妊娠期间血流动力学变化程度及左心室功能变化。

7.经胸超声心动图（TTE）通过测量瓣口面积评估主动脉瓣叶形态和狭窄程度不明确或可疑时，可采用经食管超声心动图（TEE）评估。

【超声心动图表现】

◆ 二维和M型超声心动图

1.单叶主动脉瓣

（1）主动脉瓣短轴切面可见单叶瓣型主动脉瓣于收缩期时有一圆形或偏心的卵圆形瓣口（图7-1-1）。

（2）舒张期可见一裂隙样闭合线，与瓣环无或只有一个交界处。

（3）一般为3个冠状动脉窦。

2.二叶主动脉瓣 最常见的心血管畸形。

（1）二叶瓣型狭窄于收缩期可见一"鱼口样"瓣口。舒张期可见单一闭合线，与瓣环有两个交界处，若瓣膜表面保留有界嵴，则瓣膜闭合线为一"Y"形，但开放时仍为两瓣结构（图7-1-2，有视频）。

（2）左心室长轴切面可见主动

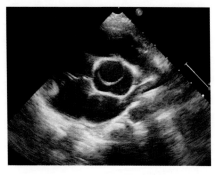

图7-1-1 单叶主动脉瓣

主动脉瓣短轴切面可见单叶主动脉瓣于收缩期时有一偏心的卵圆形瓣口

脉瓣缘增厚，开放时呈圆顶状，关闭时闭合线偏离管腔中线或位于管腔中央。

（3）一般只有两个冠状动脉窦。

3. 三叶主动脉瓣

（1）三叶瓣型于主动脉瓣短轴切面可显示瓣叶大小相等或不等，瓣缘卷曲、结节状，闭合处粘连或瓣缘明显增厚。

（2）收缩期瓣口呈开放受限的三角形，舒张期呈明显的"Y"形。

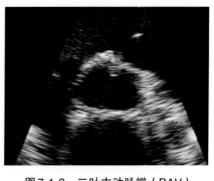

图7-1-2　二叶主动脉瓣（BAV）
舒张期瓣叶呈单一闭合线（有视频）

（3）左心室长轴切面可见主动脉瓣开放时呈圆顶状，闭合时闭合线位于管腔中线或偏心。

4. 四叶主动脉瓣

（1）四叶瓣型于主动脉瓣短轴切面可见呈三大一小或三小一大，或大小基本相等的4个瓣膜（图7-1-3）。

（2）收缩期瓣口呈四边形，舒张期闭合线呈"X"形。

5. 五叶主动脉瓣

（1）五叶主动脉瓣于主动脉瓣短轴切面可见5个大小不等或基本相等的瓣膜（图7-1-4）。

（2）收缩期瓣口呈五边形，舒张期闭合线呈"大"形。

6. TTE观察切面

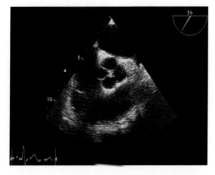

图7-1-3　四叶主动脉瓣的TEE图像
食管中段56°时为主动脉根部短轴切面显示主动脉瓣为4个瓣叶

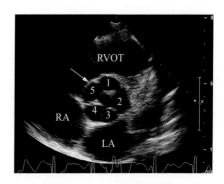

图7-1-4　五叶主动脉瓣
主动脉瓣短轴切面可见5个大小基本相等的瓣膜

（1）左心长轴切面、五心腔切面和三心腔切面

①观察主动脉瓣厚度、回声、开放幅度。

②主动脉宽度和活动幅度。

③室间隔和左心室壁厚度。

（2）主动脉瓣短轴切面：瓣叶数目、形态、厚度、回声和开口大小。

7.TEE观察切面

（1）中食管切面：30°～60°时为主动脉根部短轴切面，重点观察瓣叶数目、形态、厚度、回声，测量瓣口面积。110°～150°时升主动脉长轴切面显示主动脉根部、升主动脉近段。

（2）深部食管切面：130°～150°时左心室长轴切面显示前间隔、二尖瓣、左心室流出道、主动脉瓣和升主动脉。

8.其他　主动脉根部和升主动脉可增宽。左心室壁可肥厚。

◆ 多普勒超声心动图

1.彩色多普勒

（1）心尖左心室长轴及五腔心切面可见血流在主动脉瓣口近端加速形成五彩镶嵌的射流束射入主动脉。

（2）主动脉短轴切面显示瓣口处射流束面积，可提示瓣口狭窄程度，面积越小狭窄越重。

（3）根据狭窄后扩张的部位可判断射流束的方向。

（4）四叶及以上主动脉瓣畸形通常以关闭不全为主，左心室长轴或心尖五腔切面可见源自主动脉瓣口的五彩镶嵌反流束。

2.频谱多普勒

（1）心尖五腔切面连续波多普勒取样，获得主动脉瓣口处呈高速的湍流频谱，在左心室功能正常的情况下，流速与狭窄程度成正比，流速越高者，狭窄越严重。

（2）狭窄频谱的血流加速度减小，峰值后移，射血时间延长。

（3）轻度狭窄时频谱呈不对称的三角形，重度狭窄时频谱轮廓呈近乎于对称的抛物线状曲线。

（4）脉冲多普勒测量左心室流出道的血流速度，计算流出道速度与瓣口流速的比值。

（5）狭窄程度的判断参见第三篇中主动脉瓣狭窄章节。

【诊断要点】

1.主动脉瓣呈单叶、二叶及多叶等不同的形态，瓣叶可增厚，发育不良。

2.多以主动脉瓣狭窄为主，可合并关闭不全；部分以关闭不全为主。

3.主动脉瓣瓣口狭窄程度的评价见第三篇中主动脉瓣狭窄章节。

4.左心室壁肥厚。

【鉴别诊断】

1.主动脉瓣下狭窄

（1）主动脉瓣下狭窄分为膜性和纤维肌性两种类型，可造成左心室流出道梗阻。

（2）高速血流长期冲击主动脉瓣也可造成瓣膜增厚，其血流动力学改变与主动脉瓣狭窄相似。

（3）二维超声观察到主动脉瓣下的膜性或管状狭窄段，阻塞左心室流出道。

（4）主动脉瓣正常或轻度增厚，但无开放受限。

（5）彩色多普勒可见异常湍流起自主动脉瓣下。

2.主动脉瓣上狭窄

（1）病变部位在主动脉瓣上的主动脉根部和升主动脉近端。

（2）彩色多普勒血流加速形成射流位置在主动脉瓣上。

（3）可合并主动脉瓣叶增厚，活动受限等。

【预后的判断】

1.轻度狭窄，预后良好，至老年可无明显症状，偶可并发感染性心内膜炎。

2.中至重度狭窄，随着年龄增长狭窄可加重，并发心律失常、心肌缺氧。

3.主动脉瓣口平均压差＞50mmHg，有发生严重心律失常甚至猝死的可能。

4.婴儿期重度狭窄者，可并发心力衰竭。

【术中应用】

1.瓣膜切开术

（1）术前进一步评价主动脉瓣的结构和活动情况。

（2）术后即刻观察主动脉瓣有无残余狭窄，是否有关闭不全及程度。

（3）评价左心室壁厚度和左心室收缩功能。

2.瓣膜置换术

（1）多采用TEE监测。

（2）测量主动脉瓣环径用于选择瓣膜的大小。三维超声可更准确地评估瓣环大小，有益于术前人工瓣膜型号的选择。

（3）主动脉根部修复或置换时，测量主动脉根部及升主动脉内径。

（4）主动脉钙化的情况及动脉粥样硬化和钙化的情况，指导横行钳闭的操作及放置部位。

（5）术后即刻观察人工瓣或生物瓣的形状，开闭活动；有无瓣膜反流和瓣周漏。

3.经导管主动脉瓣置入术（TAVI）

（1）最初TAVI仅适宜获得性主动脉瓣狭窄，主要是瓣膜退行性病变。近来可用于先天性主动脉瓣狭窄。

（2）TTE明确各重要解剖结构的形态及位置，评价患者瓣膜狭窄程度、主动脉瓣瓣叶数目和钙化情况；测量主动脉瓣环的大小、左心室流出道内径、主动脉窦的高度、主动脉窦的宽度、主动脉窦管交界内径、升主动脉内径；评估患者心室大小及心功能，排除其他合并症。

（3）TEE分析瓣膜的各项参数，主动脉瓣环距冠脉开口的距离。瓣环距右冠状动脉开口的距离，距窦管交接处的距离等，明确手术可行性。

（4）在TAVI术监护中精确定位并全程实时监测瓣膜的置入。置入术后即刻测量跨瓣压差，观察有无瓣周瘘、瓣膜支架对左心室流出道的影响及对二尖瓣前叶有无影响等。

（5）TAVI术后疗效评估：观察置入的瓣膜情况及有无相关并发症。

（6）TAVI主要适应证

①瓣口面积＜$1cm^2$的伴随症状的钙化性主动脉瓣狭窄（calcific aortic stenosis，CAS）。

②欧洲心脏手术风险评分（Euro SCORE）≥20%或美国胸外科学会危险（STS）评分≥10%。

③解剖上适合TAVI（主要为主动脉瓣环内径、外周动脉内径在合适的范围内），也有研究证明TAVI在主动脉二叶式CAS患者中及外科生物瓣膜置换术失败后仍然是可行的。

【随访】

1.无症状的主动脉瓣狭窄

（1）轻度：每5年随访。

（2）中度：每2年随访。

（3）中-重度：每1～2年随访。

（4）重度：每年随访。

2.中度或更严重的主动脉瓣狭窄　患者出现临床症状时应增加随访频率。

【报告书写要点】

◆ 重点测量数据

1.左心室大小、室间隔和左心室壁厚度。

2.主动脉瓣口血流频谱。多采用心尖五心腔切面连续多普勒获得最大的瓣口流速的频谱。测量峰值射流速度和压差，平均血流速度和压差。

3.脉冲多普勒测量左心室流出道的血流速度，计算流出道速度与瓣口流速的比值。

4.连续方程计算的瓣口面积

（1）测量主动脉瓣口速度–时间积分（VTI_{AV}）：主动脉瓣口血流频谱获得。

（2）左心室流出道直径：左心室长轴切面测量左心室流出道直径，按圆形面积公式计算流出道面积CSA_{LVOT}。

（3）左心室流出道速度–时间积分（VTI_{LVOT}）：流出道血流频谱获得。

（4）计算主动脉瓣口面积（AVA）：$AVA = CSA_{LVOT}*VTI_{LVOT}/VTI_{AV}$。

5.简化的连续方程测量的瓣口面积，用峰值血流速度取代上述公式的速度–时间积分（简便，欠准确，为二级推荐）。

6.主动脉瓣口面积的直接测量，为二级推荐。

（1）TTE主动脉短轴切面测量瓣口面积。

（2）TEE测量较为准确。

◆ **主要文字描述**

1.主动脉瓣叶的数目、形态结构和启闭状况。二维超声多切面观察主动脉瓣的厚度、回声；瓣叶粘连、开放和关闭状况等。重点从主动脉短轴切面观察。

2.主动脉瓣环的大小，根部和升主动脉的是否扩张等情况。

3.主动脉瓣口血流。收缩期瓣口血流增快，舒张期是否合并反流。

4.左心室大小及室壁是否增厚。

5.合并其他畸形情况。

◆ **超声心动图报告提示**

1.先天性心脏病。

2.主动脉瓣畸形（注明瓣叶数目）并狭窄［注明程度，如：二叶主动脉瓣并狭窄（中度）］。

3.合并畸形（如关闭不全、其他先天性心脏病）。

4.左心室壁增厚（如增厚则提示）。

第二节　先天性主动脉瓣下狭窄

【定义、病因和分类】

1.先天性主动脉瓣下狭窄占左心室流出道梗阻构成比的10% ～ 20%，发生率仅次于主动脉瓣狭窄。

2.发病机制与主动脉圆锥吸收不全或圆锥部动脉嵴发育异常有关；也可能与心内膜垫的异常生长有关。

3.分类

（1）膜性狭窄：主动脉瓣下有一纤维隔膜环绕左心室流出道，开口居中或偏心。

（2）纤维肌性狭窄：以肌组织肥厚为主，在左心室流出道形成纤维肌环或隧道样狭窄。分为局限性纤维肌性狭窄和隧道样狭窄。

4.常合并其他畸形。如室间隔缺损、房间隔缺损、动脉导管未闭、双腔右心室等。

【临床表现】

1.可有心悸、气短、胸痛、阵发性呼吸困难等症状。

2.胸骨右缘第2肋间可触及收缩期震颤，可闻及收缩期主动脉瓣喷射性杂音，多在Ⅲ级以上。

3.狭窄较轻者可没有症状，仅在体格检查时发现心脏杂音。

【适应证】

1.主动脉瓣下狭窄的定性、分型。

2.主动脉瓣下狭窄程度的定量诊断。

3.左心室功能、大小及血流动力学的评价。

4.主动脉瓣下狭窄患者的术后评价。

5.TTE通过测量瓣口面积评估主动脉瓣狭窄程度不明确或可疑时，可采用TEE评估。

6.主动脉瓣下膜性狭窄的整体形态不确定时，实时三维超声超声心动图能够对其进行整体形态评价。

7.获得性主动脉瓣下狭窄的诊断、二次术前狭窄程度的评价。

8.主动脉瓣狭窄合并其他先天性心脏畸形的诊断。

【超声心动图表现】

◆ 二维和M型超声心动图

1.膜性狭窄

（1）主动脉瓣下见膜样回声伸向左心室流出道内（图7-2-1）。

（2）纤维隔膜样组织可以在左心室流出道前缘或者后缘，多数呈偏心型，随心脏的舒张和收缩可以活动。

（3）左心室流出道短轴切面可显示该纤维隔膜为半月形或环形隔膜。

（4）左心室长轴切面大多数病例能显示室间隔左心室面膜样回声结构，但因隔膜与声束平行，易漏诊。

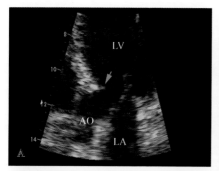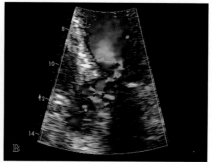

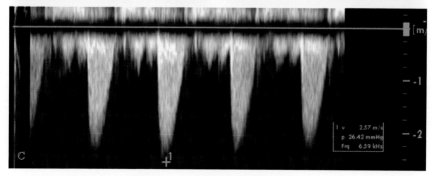

图7-2-1 主动脉瓣下膜性狭窄

A.心尖五腔切面主动脉瓣下见膜样回声伸向左心室流出道内；B.彩色多普勒收缩期左心室流出道内出现高速紊乱的血流信号；C.连续多普勒探及主动脉瓣下高速湍流频谱

（5）心尖五腔心切面更易显示病变部位及狭窄程度。

2.纤维肌性狭窄

（1）主动脉瓣下有纤维肌性组织突向左心室流出道。

（2）左心室流出道前缘或后缘可见弓状向心腔凸起的对称性的管状狭窄，不随心脏舒张与收缩活动。

（3）左心室长轴、心尖及剑下五腔切面均可显示主动脉瓣下局部室间隔肥厚，凸入左心室流出道。

（4）隧道样狭窄：弥漫性纤维肌肥厚性狭窄，狭窄段较长，狭窄口径随心室收缩与舒张运动的改变不明显。

3.左心室壁可肥厚

◆ 多普勒超声心动图

1.心尖左心室长轴及五腔心切面彩色多普勒收缩期左心室流出道内出现高速紊乱的血流信号。

2.彩色多普勒引导连续波取样,连续多普勒测量主动脉瓣下高速湍流频谱。

3.狭窄程度的判断参见第三篇中主动脉瓣狭窄章节。

4.合并瓣膜关闭不全时在舒张期可测量到主动脉瓣反流速度。

【诊断要点】

1.主动脉瓣下可见膜性或肌性突出,致左心室流出道狭窄。

2.主动脉瓣下可见高速血流信号,连续多普勒呈高速血流频谱,加速点位于主动脉瓣下。

3.左心室壁肥厚。

【鉴别诊断】

1.肥厚型心肌病

(1)亦可引起左心室流出道狭窄,特别是主动脉瓣下室间隔肥厚者,易与瓣下纤维肌性狭窄混淆。

(2)肥厚型心肌病以室间隔肥厚为主,不累及二尖瓣前叶基底部。

(3)肥厚心肌回声不均匀,光点粗大,心肌运动幅度减弱。

(4)左心室流出道内径随心脏收缩舒张变化较大,频谱示峰值明显延迟。

2.主动脉瓣狭窄

(1)连续波多普勒可显示左心室流出道血流速度快。

(2)二维超声清楚显示病变主动脉瓣叶,而左心室流出道结构及内径正常。

【预后的判断】

1.轻度狭窄,预后良好。

2.中至重度狭窄,随着年龄增长狭窄可加重,至儿童期并发心律失常、心肌缺氧。

3.婴儿期重度狭窄可并发心力衰竭及感染性心内膜炎死亡。

【术中应用】

1.隔膜性或局限性纤维肌性狭窄采用狭窄切除术,也可行经皮导管球囊扩张成形术。

(1)超声观察左心室流出道通畅情况,狭窄灶是否完全切除。

(2)频谱多普勒测量最大血流速度,明确有无压力阶差存在。

2.隧道样狭窄可行Konno手术、心尖主动脉转流术及主动脉根部替换术等。

(1)超声观察心尖主动脉管道及置换主动脉根部的内径、腔内有无异常回声。

(2)彩色多普勒观察术后左心室流出道途径是否通畅。

【随访】

1. 无症状但存在杂音的主动脉瓣下狭窄

（1）轻度：每3～5年随访。

（2）中度：每2年随访。

（3）重度：每年随访。

2. 中度或更严重的主动脉瓣下狭窄患者出现临床症状时应增加随访频率。

【报告书写要点】

◆ **重点测量数据**

1. 左心室流出道隔膜的部位、长度、厚度；开口的形态和大小。

2. 左心室大小、室间隔和左心室壁厚度。

3. 左心室流出道血流频谱。多采用心尖五心腔切面连续多普勒活动最大的流速的频谱。测量峰值射流速度和压差，平均血流速度和压差。

4. 狭窄口程度的评估，参照主动脉瓣狭窄。

◆ **主要文字描述**

1. 左心室流出道隔膜的部位、形态结构和开口的形态和大小。

2. 主动脉瓣的形态结构和启闭状况。

3. 左心室流出道血流。收缩期瓣口血流增快；舒张期是否合并反流。

4. 左心室大小及室壁是否增厚。

5. 合并其他畸形情况。

◆ **超声心动图报告提示**

1. 先天性心脏病。

2. 主动脉瓣下狭窄（注明类型，如主动脉瓣下膜性狭窄）。

3. 合并畸形（关闭不全、其他先天性心脏病）。

4. 左心室壁增厚（如增厚则提示）。

第三节　先天性主动脉瓣上狭窄

【定义、病因和分类】

1. 先天性主动脉瓣上狭窄罕见，占主动脉口狭窄的5%。

2. 主动脉瓣上方的主动脉壁局限性或弥漫性狭窄造成血流梗阻。

3. 与圆锥动脉干发育异常有关。

4. 部分病例合并Williams综合征，智力低下、特殊面容和高钙血症。

5. 根据形态可分为三型，具体如下。

（1）膜性狭窄：约占瓣上狭窄的10%，于冠状窦上缘升主动脉内有一纤维隔膜，中央有孔。

（2）沙漏样狭窄：占瓣上狭窄的66%，升主动脉管壁局限性的中膜异常增生，伴有该段的内膜纤维性增厚，外观主动脉壁呈壶腹状环形狭窄。

（3）弥漫性狭窄（发育不全型）：约占瓣上狭窄的30%，整个升主动脉均匀性狭窄，动脉内膜可增生。

【临床表现】

1.活动后呼吸困难、胸痛，有的可发生晕厥、猝死。

2.某些患者可伴有肺动脉狭窄、二尖瓣脱垂和二尖瓣关闭不全等的临床表现。

3.狭窄性病变累可及主动脉弓及其分支。

4.Williams综合征临床表现为智力发育迟缓、特殊的"小精灵"面容、听力敏感、牙齿发育异常、高钙血症、伴肺动脉及其分支的狭窄。

【适应证】

1.主动脉瓣上狭窄的定性、分型。

2.主动脉瓣上狭窄程度的定量诊断。

3.左心室功能、大小及血流动力学的评价。

4.主动脉瓣上狭窄患者的术后评价。

5.TTE通过测量瓣口面积评估主动脉瓣狭窄程度不明确或可疑时，可采用TEE评估。

【超声心动图表现】

◆ 二维和M型超声心动图

1.膜性狭窄

（1）于左心室长轴切面可显示主动脉窦上缘主动脉壁前后分别有回声较强的纤维光带结构，突入管腔，中间有孔。

（2）狭窄远端升主动脉内径正常。

（3）主动脉根部短轴可发现有带状回声遮盖或部分遮盖到冠状动脉开口。

（4）主动脉窦上缘可见一线状回声，中间可见交通口。

2.沙漏样狭窄

（1）于左心室长轴切面可见主动脉窦上缘的主动脉内中膜呈环形增生凸入主动脉腔内引起狭窄。

（2）同时有一段升主动脉变细，主动脉内膜增厚。

3.弥漫性主动脉瓣上狭窄　见图7-3-1。

（1）于左心室长轴及胸骨上窝

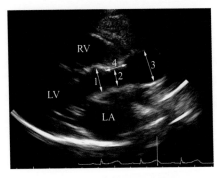

图7-3-1　主动脉瓣上狭窄
弥漫性狭窄

升主动脉长轴切面可见主动脉自主动脉窦上缘至头臂干起始处呈均匀性狭窄。

（2）累及主动脉弓时可出现主动脉弓及其头臂分支的管腔狭窄。

4.其他　左心室壁肥厚。

◆ 多普勒超声心动图

1.彩色多普勒

（1）于心尖左心室长轴、心尖五腔及升主动脉长轴切面收缩期可见五彩镶嵌血流于瓣上狭窄处射入升主动脉。

（2）射流方向大多朝向头臂干开口。

（3）弥漫性主动脉瓣上狭窄时可见五彩镶嵌射流充满狭窄的升主动脉段。

（4）当主动脉弓及其分支亦出现狭窄时，于胸骨上窝主动脉弓切面可见五彩镶嵌射流充填至狭窄的主动脉弓及其各个分支内。

2.频谱多普勒

（1）于心尖五腔、三腔切面及胸骨上窝主动脉长轴切面，连续波多普勒可获取最大的湍流频谱。

（2）狭窄程度的判断参见第三篇中主动脉瓣狭窄章节。

【诊断要点】

1.二维超声可见主动脉瓣上狭窄。升主动脉呈膜性、沙漏样或弥漫性狭窄。

2.彩色和连续多普勒主动脉口探及收缩期高速血流信号，血流加速点位于主动脉瓣上。

【鉴别诊断】

1.主动脉瓣狭窄

（1）主动脉瓣狭窄为瓣膜病变，主动脉瓣短轴切面可显示瓣膜有增厚、粘连、瓣膜数目异常，开放受限，主动脉窦以上的主动脉无局限性或弥漫性狭窄。

（2）彩色多普勒可见湍流束起自瓣口处，而瓣上狭窄则起自主动脉窦上缘。

2.主动脉缩窄

（1）为主动脉峡部或其以下的降主动脉局限性缩窄。

（2）主动脉峡部或其以下的降主动脉的管腔的局限性缩窄。

（3）彩色多普勒显示升主动脉内无湍流信号，五彩镶嵌血流起自主动脉峡部或降主动脉。

【预后的判断】

1.主动脉瓣上狭窄，特别是Williams综合征的病例，常在早年因左心室流出道严重梗阻和冠状动脉病变而发生猝死。

2.未经手术治疗的病例，很少能生长至入成年期。

【术中应用】

1.治疗主动脉瓣狭窄可行直视切开术、狭窄切除对端吻合术、狭窄部切开补片扩大术及带瓣人工血管移植术。

2.术中TEE观察瓣上狭窄有无残留。

3.手术吻合处有无造成腔内狭窄，流速是否增快。

4.手术吻合处有无漏口及假性动脉瘤存在。

5.管壁有无夹层动脉瘤形成。

【随访】

1.无症状的主动脉瓣上狭窄。

（1）轻度：每5年随访。

（2）中度：每2年随访。

（3）重度：每年随访。

2.中度或更严重的主动脉瓣上狭窄患者出现临床症状时应增加随访频率。

【报告书写要点】

◆ 重点测量数据

1.主动脉内狭窄的部位、长度、厚度；开口的形态和大小。

2.左心室大小、室间隔和左心室壁厚度。

3.主动脉内血流频谱。多采用心尖五心腔切面连续多普勒活动最大的流速的频谱。测量峰值射流速度和压差，平均血流速度和压差。

4.狭窄口程度的评估，参照主动脉瓣狭窄。

◆ 主要文字描述

1.主动脉瓣上狭窄病变情况。于胸骨旁及心尖左心室长轴切面，胸骨上窝主动脉长轴等切面均可观察主动脉瓣上狭窄病变。明确导致狭窄病变类型、部位、形态结构和开口的形态和大小。

2.主动脉瓣的形态结构和启闭状况。

3.主动脉内血流。收缩期瓣口血流增快，主动脉瓣舒张期是否合并反流。

4.左心室大小及室壁是否增厚。

5.合并其他畸形情况。

◆ 超声心动图报告提示

1.先天性心脏病。

2.主动脉瓣上狭窄（注明类型，如主动脉瓣上沙漏样狭窄）。

3.合并畸形（主动脉瓣关闭不全、其他先天性心脏病）。

4.左心室壁增厚（如增厚则提示）。

第8章

右心室流入道病变

第一节　三尖瓣下移畸形

【定义、病因和分类】

1.三尖瓣下移畸形是一种罕见的先天性三尖瓣解剖结构异常疾病。由Wilhelm Ebstein首次报道，又称为Ebstein畸形。

2.本病主要累及三尖瓣和右心系统，其解剖形态及临床表现多变。

3.Ebstein畸形在胚胎发育的早期，系由原始瓣膜内结缔组织和肌肉的退化、挛缩等发育障碍所致。

4.下移的三尖瓣叶将右心室分为"房化右心室"和"功能右心室"两部分。

5.常合并房间隔缺损。

6.根据Carpentier分类法将Ebstein畸形分成4型。

（1）A型：仍然具有足够大的右心室腔，即右心室的房化部分较小。

（2）B型：右心室的房化部分较大，三尖瓣前叶活动尚好。

（3）C型：除隔叶之外，前叶与右心室壁粘连活动受累，可引起漏斗部的狭窄。

（4）D型：整个右心室几乎完全右心房化，此即所谓的Uhl综合征。

【临床表现】

1.患者临床症状轻重不一，患者可有乏力、气短、呼吸困难。轻者下移不明显可终身无症状，重者可幼年出现发绀、活动受限，心律失常。

2.听诊胸骨左缘有不典型收缩、舒张期杂音。

【适应证】

1.评估三尖瓣各瓣叶的形态，腱索及乳头肌的形态、发育情况。

2.评估三尖瓣各瓣叶的位置及发育情况，观察右心室大小及发育情况。

3.评价三尖瓣反流情况及定量评估肺动脉压力。

4.观察右心室流出道有无梗阻，评价肺动脉发育情况。

【超声心动图表现】

◆ **二维和M型超声心动图**

1.M型超声心动图

（1）三尖瓣关闭延迟：Ebstein畸形患者三尖瓣关闭较二尖瓣关闭明显延迟

（常＞0.065s）。

（2）三尖瓣前叶活动幅度增大。

（3）室间隔运动异常，右心负荷过重导致室间隔与左心室后壁呈同向运动。

2.二维超声心动图　见图8-1-1（有视频）。

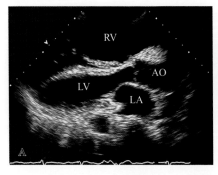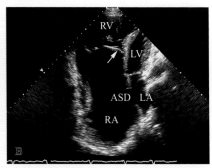

图8-1-1　三尖瓣下移畸形（有视频）

A.左心室长轴切面见右心明显扩大；B.四心腔切面显示三尖瓣隔瓣下移（箭头所示），房化右心室明显扩大

（1）三尖瓣隔叶下移，与二尖瓣附着点的距离加大，相差15mm以上。可同时有后叶下移。

（2）右心室房化，右心房扩大，功能右心室缩小。

（3）瓣叶对合不良，多有明显的关闭不全；可同时有瓣膜狭窄。

（4）三尖瓣前叶位置一般正常，瓣叶冗长，可呈"船帆样"改变。

3.TTE观察切面

（1）心尖及胸骨旁四心腔切面

①此切面可清楚地显示三尖瓣的发育情况、隔叶附着位置，并准确测量房化右心室、功能右心室大小。

②正常情况下，三尖瓣隔叶附着点略低于二尖瓣前叶的附着点，但二者相距不会大于10mm。

③三尖瓣隔叶与二尖瓣前叶的附着点距离＞15mm。

④房化右心室扩大，功能右心室变小。

（2）心底短轴切面

①三尖瓣隔叶下移。

②房化右心室扩大，右心室流出道扩张。

（3）胸骨旁右心室流入道切面

①可清楚显示三尖瓣前叶和后叶的附着点及运动情况。

②三尖瓣后叶下移，前叶附着点多正常，极少数下移。

③房化右心室扩大，功能右心室变小。

4.TEE观察切面　食管胃部右心室流入道长轴切面及食管下段四心腔切面。

（1）三尖瓣隔瓣和后瓣的起始点下移。

（2）三尖瓣前叶冗长，活动幅度增大。

（3）右心房扩大，右心室缩小。

◆ 多普勒超声心动图

1.三尖瓣反流

（1）彩色多普勒于四心腔切面、心底短轴切面和右心室流入道切面均可见三尖瓣反流信号，反流程度多较重。反流束起始于房化右心室处，位置较低。

（2）连续多普勒探及明显的三尖瓣反流频谱。

2.因三尖瓣反流或狭窄，舒张期通过三尖瓣口的血流增多，血流加快。

3.常合并房间隔缺损。心房水平右向左分流，房间隔缺损或卵圆孔开放心房水平出现右向左分流。

◆ 心脏超声造影

1.三尖瓣的反流　造影剂于收缩期和舒张期在三尖瓣口往返穿梭，提示三尖瓣反流和右心排空时间延迟。

2.心房水平的右向左分流　心房水平右向左的分流。

【诊断要点】

1.三尖瓣隔叶和后叶下移，隔叶与二尖瓣前叶的附着点距离加大，相差在15mm以上。

2.右心室房化，右心房扩大，功能右心室缩小。

3.三尖瓣关闭不全。

【鉴别诊断】

1.右心容量负荷过重的疾病　房间隔缺损、肺静脉畸形引流、肺动脉瓣关闭不全等疾病出现右心扩大，但三尖瓣附着位置正常。

2.肺心病　右心扩大，三尖瓣附着位置正常。

【预后的判断】

1.患者应该尽快进行手术治疗。

2.当患者三尖瓣反流严重时，导致右心增大，右侧心力衰竭时预后较差。

【术中应用】

1.术中多采用TEE进行监测

（1）观察术中矫正的三尖瓣的位置，准确评估三尖瓣反流情况。

（2）监测心功能，指导术中用药。

（3）心包积液的观察。

2.TEE作为主要术中监测手段，心外膜超声心动图可以作为补充。

【随访】

1.患者应尽早进行手术治疗。

2.术后超声心动图随访主要观察右心大小及心功能。

3.术后随访三尖瓣反流情况并评价肺动脉压力。

【报告书写要点】

◆ 重点测量数据

1.三尖瓣前叶和后叶附着的位置　二维超声多切面观察三尖瓣前叶和后叶根部附着点与三尖瓣环的距离；三尖瓣隔叶与二尖瓣前叶附着点的距离。

2.右心大小　二维超声四心腔切面测量右心房大小，仔细测量房化右心室和功能右心室的大小。

3.三尖瓣口反流面积　彩色多普勒多切面观察三尖瓣反流情况，测量最大的反流面积。剑突下下腔静脉切面观察收缩期反流的信号，评估反流程度。

◆ 主要文字描述

1.三尖瓣的形态结构和位置，二维超声多切面观察三尖瓣前和后叶根部附着的位置；瓣叶开放和关闭状况等。

2.三尖瓣反流情况，收缩期三尖瓣反流的方向、面积等。

3.右心大小，重点描述房化右心室和功能右心室的情况。

4.合并其他畸形情况。

◆ 超声心动图报告提示

1.先天性心脏病。

2.三尖瓣下移畸形或Ebstein畸形（注明三尖瓣反流程度）。

3.合并畸形（其他先天性心脏病）。

第二节　三尖瓣闭锁

【定义、病因和分类】

1.三尖瓣闭锁（tricuspid atresia）　是一种少见的复杂发绀型先天性心血管畸形，占先天性心脏病的1.4% ～ 2.7%。

2.定义　三尖瓣闭锁为三尖瓣包括瓣下装置缺如或发育不全，右侧房室之间没有直接交通的先天性心脏畸形。

3.病因　本病为胚胎发育时期房室口分隔不均所致。前后两个心内膜垫融合部位偏右，伴有室间隔转位异常，阻碍三尖瓣的形成；也可能是心室襻与心内膜垫错位排列，使室间隔与房室管对位异常，使室间隔右移阻塞三尖瓣口所致。

4.主要病理改变

（1）三尖瓣闭锁。

（2）心房水平的右向左分流。

（3）心室水平分流：左向右分流或双向分流。

（4）可伴有动脉导管未闭。

（5）房室位置多正常，大血管可正常或转位，肺动脉血流可有或无梗阻。

5.根据三尖瓣闭锁的形态分为五种类型

（1）纤维肌性闭锁：三尖瓣区无瓣膜组织而为纤维性肌组织分隔右心房和右心室。最多见（76%～84%）。

（2）膜型闭锁：右心房室瓣区为纤维膜性组织，多与膜部室间隔相连，占8%～12%。

（3）瓣膜型闭锁：右心房室瓣区存在发育不良的三尖瓣，瓣口融合未贯通。占6%左右。

（4）Ebstein型闭锁：融合在一起的瓣叶组织下移，黏附在狭小的右心室腔壁上，占6%左右。

（5）房室隔型闭锁：存在房室通道畸形，共同房室瓣的部分瓣叶封堵住右心房室口，占1%左右。

6.根据病理形态分型

（1）Ⅰ型：动脉与心室关系正常，主动脉起自"主心腔"（左心室），肺动脉起自"出口腔"（右心室）。

①Ⅰa：肺动脉闭锁，室间隔完整。

②Ⅰb：肺动脉瓣瓣下狭窄及较小的室间隔缺损。

③Ⅰc：肺动脉不窄合并巨大室间隔缺损。

（2）Ⅱ型：右位大动脉转位型（D-TGA），主动脉起自"出口腔"，肺动脉起自"主心腔"。

①Ⅱa：肺动脉闭锁及室间隔缺损。

②Ⅱb：肺动脉瓣或瓣下狭窄，巨大室间隔缺损。

③Ⅱc：肺动脉不狭窄合并巨大室间隔缺损。

（3）Ⅲ型：左位型大动脉转位（L-TGA），主动脉瓣位于肺动脉左前方，主动脉起自"主心腔"，肺动脉起自"出口腔"。

①Ⅲa：肺动脉瓣或瓣下狭窄，室间隔缺损。

②Ⅲb：主动脉瓣下狭窄，室间隔缺损，心室转位。

【临床表现】

1.三尖瓣闭锁　血流不能从右心房进入右心室，一定伴有其他畸形。

2.心房水平的分流　右心房血液经房间隔缺损或未闭的卵圆孔进入左心

房，左心血氧饱和度降低，出现发绀。

3.心室水平分流　多有室间隔缺损，此时左心室大部分血液在收缩期进入主动脉，另一部分经缺损处进入右心室，经肺循环通过肺静脉回左心房。

4.大动脉水平的分流　少数不伴室间隔缺损者必有大动脉水平的分流，左心室血液进入主动脉后，多经未闭的动脉导管分流至肺动脉或经支气管动脉进入肺部，此时右心室发育不良，仅为一残存的腔隙。

5.左心室扩大　左心系统同时接受体循环与肺循环的血液，负荷加重，故左心室明显扩大。

【适应证】

1.三尖瓣闭锁属于复杂畸形，应采用节段分析法，首先判定内脏、心房位置，心室襻类型。

2.观察有无三尖瓣、三尖瓣闭锁的形态。

3.左右心房间的交通病变类型。

4.心室与大动脉之间的连接关系，有无动脉水平的分流。

【超声心动图表现】

◆ 二维和M型超声心动图

1.M型超声心动图

（1）右侧房室口三尖瓣的位置探查不到正常的三尖瓣叶活动曲线而是一条增厚强回声光带。

（2）左心扩大。

2.二维超声心动图。

（1）三尖瓣位置探查不到正常的三尖瓣叶及其活动，而是一纤维肌性组织的增厚强光带，或薄膜样结构封闭三尖瓣口（图8-2-1）。

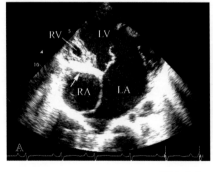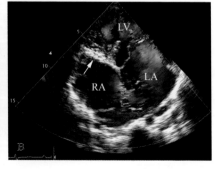

图8-2-1　三尖瓣闭锁

A.四心腔切面三尖瓣位置为一纤维肌性组织，无瓣叶活动（箭头所示），右心室明显变小；B.彩色多普勒在三尖瓣处无血流信号（箭头所示）

（2）房间隔缺损或卵圆孔未闭，多数有室间隔缺损。

（3）右心室发育不良：右心室变小，严重时仅为一潜在的腔隙。VSD较大时右心室可接近正常。

（4）大动脉起源及位置关系：大动脉可正常起源也可反位，应仔细辨别大动脉起源及位置关系进行分型。

（5）肺动脉狭窄：多数有肺动脉狭窄，少数不伴肺动脉狭窄或有主动脉瓣下狭窄。

（6）部分有动脉导管未闭，左心扩大：左心负荷增加，左心房室均扩大。

3.TTE观察切面

（1）心尖及胸骨旁四腔心切面

①右心房室口原三尖瓣的位置为粗厚致密的强回声带。

②房间隔回声中断，或原发隔和继发隔之间存在裂隙。

（2）大动脉短轴切面

①心室和（或）大动脉水平的交通。

②观察有无肺动脉瓣狭窄。

◆ **多普勒超声心动图**

1.三尖瓣口无正常血流信号　彩色和脉冲多普勒在三尖瓣处均探及不到血流信号。

2.心房水平可见右向左分流　彩色多普勒见腔静脉血流进入右心房后通过房间隔缺损或未闭的卵圆孔进入左心房。脉冲多普勒探及右向左分流频谱。

3.心室水平左向右分流　彩色和脉冲多普勒在室间隔缺损处可探及左向右分流信号。

4.右心室流出系统高速血流信号　右心室流出道、肺动脉瓣和肺动脉狭窄时彩色多普勒在相应部位可出现高速血流信号，连续多普勒可探及高速血流频谱。主动脉瓣下狭窄时左心室流出道内可探及高速血流信号。

5.大动脉水平的分流　动脉导管未闭时，降主动脉与肺动脉之间可见左向右连续性分流信号。

【超声造影】

1.明确右心房　经周围静脉注射造影剂后，首先出现造影剂的是右心房。

2.造影剂流经途径　右心房造影经过房间隔缺损处进入左心房，经二尖瓣口进入左心室。左心室造影剂经室间隔缺损流入右心室。

【诊断要点】

1.三尖瓣口被隔膜或较厚的肌纤维性致密回声所封闭，无瓣叶活动。彩色多普勒三尖瓣口无血流信号通过。

2.存在房间隔缺损或卵圆孔未闭，多数有室间隔缺损。

3.多普勒和超声造影显示血流途径为右心房—左心房—左心室—右心室。

4.左心扩大，右心室发育不良。

【鉴别诊断】

1.重度三尖瓣狭窄伴室间隔缺损

（1）三尖瓣有瓣叶的开闭活动，开口很小，但有血流信号通过。

（2）通常不合并房室间隔缺损。

2.单心室

（1）三尖瓣闭锁时右心室发育不良，室腔较小，易误认为是单心室的残余心腔。

（2）单心室仅有单一心室腔，两组房室瓣或共同房室瓣开向单一心腔。

【预后的判断】

1.三尖瓣闭锁患者的预后与肺动脉的血流量有关。

（1）肺动脉血流接近正常预后较好：Ⅰc型和Ⅱb型。

（2）肺动脉血流量过多预后较差：Ⅱc型。

（3）肺动脉血流量低预后中等：Ⅰa型。

2.外科手术可延长患者寿命。

【术中应用】

1.三尖瓣闭锁，外科处理分为两类。

（1）姑息手术：包括早期肺动脉环扎术、锁骨下动脉-肺动脉吻合术、Gleen转流术等。

（2）生理性矫正手术：Fontan手术，全腔静脉与肺动脉连接术。

2.超声心动图可以为手术方案的选择提供重要的信息，如静脉引流情况，右心房容量，左心功能等。当患者肺动脉发育不良存在右侧心力衰竭时预后较差。

3.术中主要采用TEE进行监测，评估左心功能。

4.评价二尖瓣反流情况，室间隔分流情况等。

【随访】

1.术后主要用超声心动图准确的评估室间隔有无残余分流。

2.右心房与右心室或右心房与肺动脉或腔静脉与肺动脉之间通道的血流通畅情况。

3.评估吻合口是否通畅。

【报告书写要点】

◆ 重点测量数据

1.各房室腔大小。

2.主动脉、肺动脉宽度。

3.瓣口血流。主动脉瓣、肺动脉瓣和二尖瓣口的血流，包括狭窄和关闭不全的评估。

4.房间隔、室间隔连续中断的直径等。

◆ **主要文字描述**

1.分型和表现极为复杂，按复杂先天性心脏病的分析诊断由内脏、心脏位置，心脏3个节段和3个连接逐一描述。

2.内脏、心脏位置。

3.心房位置、大小；房间隔连续中断的情况。

4.腔静脉和肺静脉及与心房的连接关系。

5.三尖瓣隔膜的形态、厚度等；明确二尖瓣的形态结构和位置，有无狭窄和关闭不全。

6.心室襻。明确左心室和右心室的解剖结构，左襻还是右襻；室间隔连续中断的情况。

7.心房与心室的连接关系。

8.主动脉和肺动脉形态结构、二者的位置关系及与心室的连接关系；是否伴有主动脉和肺动脉狭窄等。

9.主动脉弓及降主动脉是否有狭窄或离断。

10.合并其他畸形情况。

◆ **超声心动图报告提示**

1.先天性心脏病。

2.三尖瓣闭锁（注明类型，如合并其他复杂畸形则按心脏节段和连接关系详细描述。

3.内脏位置（肝、脾）。

4.心脏位置（正常左位心、镜像右位心、右旋心等）。

5.心房位置（心房正位S、反位I、不定位A），静脉与心房的连接关系。

6.心室襻（右襻D-loop、左襻L-loop），房室序列关系。

7.大动脉位置（关系正常、D位、L位、A位），与心室的连接关系。

8.合并畸形（房间隔缺损、室间隔缺损、动脉导管未闭、肺动脉狭窄等）。

第9章

右心室流出途径病变

第一节　肺动脉狭窄

【定义、病因和分类】

1.先天性肺动脉疾病中最常见的是肺动脉狭窄，肺动脉狭窄是指右心室流出系统的梗阻畸形，包括右心室漏斗部狭窄、肺动脉瓣和（或）瓣环狭窄、肺动脉主干及分支狭窄。

2.发病率占先天性心脏病的12%～18%，其中以肺动脉瓣狭窄最常见，占70%～80%。

3.胚胎发育时期圆锥动脉干的分隔、旋转及对接过程中所致的肺动脉狭窄。单纯肺动脉瓣狭窄主要由瓣叶之间的相互融合而致。

4.分类

（1）漏斗部狭窄：指肺动脉瓣下，室上嵴与肺动脉瓣之间的流出道漏斗部的狭窄。包括膜性和肌性狭窄。

（2）肺动脉瓣膜狭窄：瓣膜多为三瓣，单瓣、双瓣或四瓣者少见。瓣膜交界处粘连融合使肺动脉瓣开口减小。肺动脉主干自瓣环以上常可形成狭窄后扩张，左肺动脉亦可扩张。

（3）肺动脉主干及分支狭窄

①主干型：肺动脉主干狭窄，约占55%。

②中间型：左右肺动脉分叉处狭窄，约占23%。

③周围型：肺段内狭窄，约占22%。

5.合并畸形。房间隔缺损、室间隔缺损、动脉导管未闭等。

【临床表现】

1.早期或轻者可无症状；重者可有乏力、心悸、气促，可发生心力衰竭，或者出现发绀。

2.轻者生长发育尚可，可见心前区隆起，胸骨左缘搏动较强，肺动脉瓣区可触及收缩期震颤，并可闻及响亮的喷射性全收缩期杂音，向颈部传导。

3.轻中度狭窄，杂音为Ⅱ～Ⅳ级，重度狭窄可达Ⅴ级，但极重度狭窄时杂音反而减轻。

4.杂音部位与狭窄的类型有关,瓣膜型以第2肋间最响;漏斗部狭窄以第3～4肋间最响。如右心室代偿失调而扩大,则于三尖瓣区可闻及收缩期吹风样杂音,同时可有颈静脉怒张、肝大、下肢水肿等右侧心力衰竭的表现。

【适应证】

1.明确肺动脉狭窄的部位,是漏斗部还是单纯的肺动脉瓣及肺动脉主干及分支狭窄。

2.探查是否合并其他先天性心脏畸形,如室间隔缺损等。

3.术前二维超声评价狭窄的部位,是膜性狭窄还是肌性狭窄。彩色多普勒评价狭窄部位的血流速度及压差。

4.术后评价狭窄的疏通情况。

5.术前及术后评价左心室功能及肺动脉压力。

6.术后复查及随访。

【超声心动图表现】

◆ 二维和M型超声心动图

1.肺动脉瓣狭窄

(1)主动脉短轴切面见肺动脉瓣增厚,回声增强,收缩期开放呈圆顶样。部分患者瓣体可有脱垂。

(2)肺动脉主干及左肺动脉可出现狭窄后扩张。

(3)多切面显示右心室肥厚。

(4)合并卵圆孔开放者,可于胸骨旁四腔及剑下心房两腔切面显示房间隔原发隔与继发隔分离,其间见缝隙。

(5)TTE观察切面:胸骨旁大动脉短轴及右心室流出道切面。

①肺动脉瓣瓣叶增厚,回声增强,开放受限。

②肺动脉瓣叶粘连,开放呈圆顶样。

③肺动脉主干及分支扩张。

(6)TEE观察切面:中食管主动脉短轴切面(晶片角度40°～60°)。

①显示主动脉的短轴和肺动脉瓣的结构,在该切面的远场,可以看到肺动脉瓣的前瓣和后瓣。

②瓣叶增厚,回声增强,以瓣尖增厚为主,收缩期开放受限。

③在中度以上狭窄时,右心室漏斗部呈环形肥厚,壁束及隔束明显增厚。

④右心房及右心室扩大,肺动脉主干及左右肺动脉呈狭窄后扩张。

2.肺动脉狭窄

(1)肺动脉狭窄包括肺动脉主干、左右肺动脉及肺段或肺叶不同部位的狭窄。肺动脉主干狭窄最常见。

(2)根据狭窄的部位可以分为三型。

①主干型：狭窄位于肺动脉主干。

②外围型：狭窄多位于肺段或肺叶动脉，超声心动图不能显示。

③中间型：左右肺动脉分叉处狭窄，包括肺动脉主干远端、左右肺动脉分支的近端。

（3）主－肺动脉局限性或弥漫性狭窄，可累及左右肺动脉。

（4）狭窄的管壁增厚，或向腔内凹陷，管腔变狭小。

（5）狭窄远端扩张或整个主－肺动脉明显变细，管腔变狭小。

（6）肺动脉瓣结构及活动正常。

（7）TTE观察切面：胸骨旁高位主动脉短轴及右心室流出道切面观察。

①可显示主－肺动脉的长轴，可显示主－肺动脉局部狭窄，向管腔内突出。

②当肺动脉主干呈弥漫性狭窄时可见肺动脉管腔弥漫性变细。

③不合并肺动脉瓣狭窄时，肺动脉瓣结构和活动度可正常。

（8）TEE观察切面：食管上段主－肺动脉及分支切面（晶片角度40°～60°）观察。

①主－肺动脉管腔局部变细，狭窄区远端管腔扩张，主－肺动脉呈梭形改变。

②整个肺动脉弥漫性变细，伴肺动脉瓣环发育不良。

③左右肺动脉狭窄时，可见左肺动脉或右肺动脉局部变细，狭窄近端管腔扩张。

3.右心室漏斗部狭窄

（1）右心室漏斗部狭窄分为隔膜型狭窄和肌型肥厚型狭窄。

（2）隔膜型狭窄者于右心室流出道内可见细线状结构，一端连接前壁，一端连接室上嵴，中央为一小孔，孔径大小不一，即狭窄口。

（3）肌肥厚型在室上嵴的部位心肌呈环形肥厚，壁束和隔束均明显肥厚，使流出道明显狭窄。

（4）隔膜型狭窄和局限性肌性狭窄在狭窄部位和肺动脉瓣之间可形成宽大的部分，称为第三心室。

（5）TTE观察切面：主要从胸骨旁心底短轴切面观察。

①第一类为隔膜型狭窄，在圆锥部下方，右心室流出道形成一个室上嵴与壁束间的纤维肌肉隔膜，把右心室分隔成为大小不一的两个心腔，其上方壁薄稍为膨大的漏斗部称为第三心室，下方为肌肉肥厚的右心室，二者间隔膜中心有一个狭窄的孔道，为3～15mm，这类隔膜型狭窄常与动脉瓣膜狭窄同时共存，称为混合型狭窄。

②第二类为肌性狭窄，主要表现为右心室流出道壁层弥漫性肌肉肥厚，形成一个较长的狭窄心腔通道，这类型狭窄常伴有肺动脉瓣环和肺动脉总干发育不良，故无肺动脉狭窄后扩大。

（6）TEE观察切面：主要从中食管右心室流出道长轴切面（晶片角度

40°～60°）观察。

①纤维隔膜从右室前壁或（和）后壁伸向右心室流出道。

②漏斗部心肌异常肥厚，漏斗部内径变小，收缩期内径进一步变窄。

③两种漏斗部狭窄均可合并正常或狭窄的肺动脉瓣。

◆ 多普勒超声心动图

1.肺动脉瓣狭窄

（1）肺动脉瓣狭窄时收缩期瓣口血流变细，形成蓝色射流束，见图9-1-1（有视频）。

（2）射流束在肺动脉内延续一段距离后散开形成五彩镶嵌的涡流。

（3）射流束的宽度取决于狭窄的程度，瓣口越小射流束越细。

（4）连续多普勒显示全收缩期负向湍流频谱，流速明显增快。

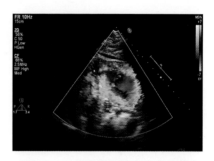

图9-1-1　肺动脉瓣狭窄（有视频）

（5）脉冲多普勒取样从右心室流出道向肺动脉瓣环、肺动脉瓣口、肺动脉移动时血流速度逐渐加速，于肺动脉瓣口处明显加速呈射流频谱，肺动脉内呈湍流频谱。

2.肺动脉狭窄

（1）彩色多普勒于狭窄处出现收缩期五彩镶嵌的血流信号见图9-1-2。

（2）频谱多普勒可探及高速负向湍流频谱。

3.右心室漏斗部狭窄

（1）彩色多普勒显示右心室漏斗部狭窄处血流变细，其远端有五彩镶嵌血流。

（2）频谱多普勒可探及高速紊乱的负向湍流频谱。

4.狭窄程度的判断　连续多普勒测量右心室流出系统最高血流速度，通过峰值压差判断狭窄程度。正常血流速度不超过180cm/s。

（1）轻度：峰值压差＜50mmHg。

（2）中度：峰值压差50～80mmHg。

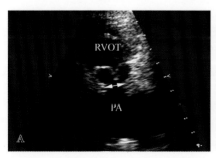

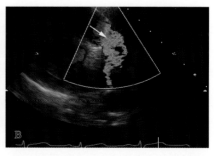

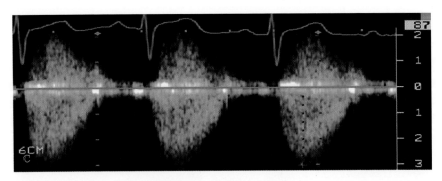

图9-1-2 肺动脉主干狭窄

A.肺动脉主干内径变窄；B.彩色多普勒见肺动脉内高速血流信号（箭头所示）；C.连续多普勒于肺动脉内狭窄处探及收缩期高速湍流频谱

（3）重度：峰值压差＞80mmHg。

◆ 超声造影

由于右心室流出系统狭窄导致右心室压力增加。伴发房间隔和室间隔缺损时左向右的分流速度减慢或出现右向左的分流。通过右心超声造影观察心房是心室间是否存在分流较多普勒更为敏感。

【诊断要点】

1.胸骨旁心底短轴切面显示右心室漏斗部、肺动脉瓣环及瓣叶、肺动脉主干、分叉处及左右肺动脉起始段。

2.显示右心室漏斗部形态，有无隔膜样突起或肥厚肌束，有无第三心室形成。

3.观察肺动脉瓣回声、厚度，开放及关闭形态。

4.彩色多普勒在上述切面观察有无高速五彩的湍流信号出现。

【鉴别诊断】

1.主动脉窦瘤破入右心室流出道

（1）当主动脉窦瘤破入右心室流出道时，扩大的窦瘤可使右心室流出道狭窄，左向右分流在右心室流出道内也可产生湍流，应与右心室漏斗部狭窄进行鉴别。

（2）主动脉窦瘤破入右心室流出道患者，主动脉右冠窦明显扩张，突入右心室流出道，窦瘤顶部可见一个或多个破口，右心室漏斗部室壁无明显增厚。

（3）主动脉窦瘤破入右心室流出道时，彩色多普勒显示为起自窦瘤破口的右心室流出道内的连续性五彩分流束，而漏斗部狭窄时，彩色多普勒显示为起自漏斗部的收缩期五彩射流束。

2.双大动脉干下型室间隔缺损与肺动脉瓣狭窄

（1）干下型室间隔缺损时，肺动脉瓣下的室间隔回声中断，肺动脉瓣收缩期开放正常。而肺动脉瓣狭窄时，肺动脉瓣增厚，收缩期开放正常。

（2）干下型室间隔缺损时，彩色多普勒显示起自室间隔缺损处紧邻肺动脉瓣环进入右心室流出道的收缩期五彩射流束。而肺动脉瓣狭窄时，彩色多普勒显示起自肺动脉瓣口的收缩期射流束。两条射流束的起源和方向不同。

3.动脉导管未闭与肺动脉分支狭窄

（1）动脉导管未闭时，主-肺动脉及分支显著扩张，降主动脉与肺动脉间可见异常交通。而肺动脉分支狭窄时，狭窄段管腔局限性变细。

（2）动脉导管未闭时，彩色多普勒可见起自降主动脉进入肺动脉内的持续整个心动周期的五彩分流束。而肺动脉分支狭窄时，彩色多普勒显示起自左肺动脉或右肺动脉的五彩射流束，持续大部分或整个心动周期。

【预后的判断】

1.本病的预后主要取决于瓣口的狭窄程度及其进展程度。

2.20岁前接受手术者远期生存率与正常相似，20岁后手术者效果不佳。

3.单纯的瓣膜型狭窄有进行性加重的趋势，多合并室间隔缺损，而瓣上狭窄如漏斗部狭窄多合并法洛四联症的复杂畸形，预后不如单纯的瓣膜型狭窄。

4.肺动脉狭窄并发右侧心力衰竭是预后不良的主要指标。并发三尖瓣反流或心律失常即可导致右心扩大，也能促进右侧心力衰竭。合并右心室发育不良的严重肺动脉狭窄的婴幼儿预后很差。

【术中应用】

1.了解右心室流出道的重建情况，探查右心室流出道、肺动脉主干及分支的宽度，判断血流是否通畅，判断外接血管是否通畅。

2.监测心功能，指导术中用药。

3.心包积液的观察。

4.经食管超声心动图作为主要术中监测手段，心外膜超声心动图可以作为补充。

【随访】

1.重度肺动脉狭窄的患者应尽早手术治疗。

2.术后超声心动图随访主要观察狭窄的疏通情况及血流动力学改变。

3.术后随访三尖瓣反流情况并评价肺动脉压力。

【报告书写要点】

◆ 重点测量数据

1.肺动脉主干及分支内径，肺动脉瓣开口大小。

2.右心室大小、右心室壁厚度。

3.肺动脉瓣口血流频谱。多采用心底短轴切面连续多普勒活动最大的瓣口流速的频谱。测量峰值射流速度和压差。

◆ 主要文字描述

1.肺动脉瓣叶的形态结构和启闭状况。二维超声多切面观察肺动脉瓣的厚度、回声；瓣叶粘连、开放和关闭状况等。重点从主动脉短轴切面观察。

2.肺动脉瓣环的大小，肺动脉主干和分支是否扩张等情况。

3.右心室流出道室壁的厚度及有无狭窄。

4.肺动脉主干及其是否增宽或狭窄。

5.流出系统的血流状况。包括流出系统高速血流信号起始的部位、速度加快的程度；肺动脉瓣口收缩期瓣口血流增快；舒张期是否合并反流等。

6.右心室大小及室壁是否增厚。

7.合并其他畸形情况。是否合并房间隔缺损、室间隔缺损、动脉导管未闭等。

◆ 超声心动图报告提示

1.先天性心脏病。

2.肺动脉狭窄［注明部位和程度，如肺动脉主干狭窄（重度）］。

3.合并畸形（其他先天性心脏病）。

4.右心室壁增厚（如增厚则提示）。

第二节　肺动脉闭锁

【定义、病因和分类】

1.肺动脉闭锁（pulmonary atresia）是一种少见的先天性心脏病，是指右心室与肺动脉之间完全梗阻，阻断了右心室与肺动脉之间的血流交通。

2.胚胎发育时期圆锥动脉干的分隔、旋转及对接过程中的所致。

3.闭锁可发生于自右心室流出道到左、右肺动脉分支的任意位置，可为局限性或较长段的管腔闭锁，以肺动脉瓣膜的闭锁最为常见。

4.根据肺动脉闭锁是否合并室间隔缺损可以分为两类，即肺动脉闭锁伴室间隔完整（单纯肺动脉闭锁）和伴有室间隔缺损的肺动脉闭锁。

5.肺动脉闭锁伴室间隔完整，即单纯肺动脉闭锁。

（1）以闭锁部位分为四型

①纯肺动脉瓣闭锁。

②肺动脉瓣和肺动脉主干闭锁，左右肺动脉主干仍存在。

③肺动脉瓣、主-肺动脉和一侧肺动脉闭锁。

④肺动脉瓣、主-肺动脉和两侧肺动脉闭锁。

（2）根据右心室发育状态将肺动脉闭锁伴室间隔完整分为两型

①右心室发育不良型，占80%～85%；

②右心室腔大小正常或略大，占15%～20%。后者多合并三尖瓣关闭不全。

（3）房间隔缺损或卵圆孔未闭：心房间交通为右心血流唯一出口。偶有房间隔完整者，则伴有冠状静脉窦隔缺损，其右心房血流通过冠状静脉窦流入左心房。

6.肺动脉闭锁伴室间隔缺损，根据肺动脉闭锁部位分为四型。

（1）主-肺动脉和左、右肺动脉起始部闭锁。

（2）主-肺动脉和左肺动脉肺外段闭锁。

（3）主-肺动脉和右肺动脉肺外段闭锁。

（4）仅主-肺动脉近端闭锁。

7.合并畸形。室间隔缺损肺动脉闭锁的组成部分。其他合并畸形包括动脉导管未闭、房间隔缺损或卵圆孔开放等畸形。

【临床表现】

1.肺动脉闭锁伴室间隔完整

（1）右心血液通过房间交通进入左心，左心负荷明显增加。

（2）体循环内为左右心混合血，表现有发绀。

（3）动脉导管的开放对肺循环和患儿的生存至关重要。

（4）右心室发育不良。

2.伴室间隔缺损的肺动脉闭锁

（1）右心室血液通过室缺进入主动脉和左心室，可有发绀，相对较轻。

（2）右心室发育尚可。

3.闭锁位于肺动脉分叉以上者，左右肺动脉与肺动脉主干相通，主要由动脉导管供血，肺内动脉分布正常。

4.闭锁位于肺动脉分叉以下者，左右肺动脉各俱血源，动脉导管供血的一侧肺内动脉分布正常，另一侧则由胸主动脉分出多支侧支动脉分区供血。

【适应证】

1.根据右心室、三尖瓣、肺动脉结构发育状态选择合适的手术或介入治疗方案。

2.显示肺动脉闭锁、右心室腔大小和室壁厚度及三尖瓣的形态和启闭功能。

3.评估肺动脉主干及分支的发育情况。

4.测量卵圆孔和房间隔缺损的大小，评估心房水平的分流程度，帮助临床制定治疗方案。

【超声心动图表现】

◆ 二维和M型超声心动图

1.肺动脉闭锁伴室间隔完整

（1）多个切面探查未探及活动的肺动脉瓣，肺动脉主干近端呈盲端，但其结构、位置与发育可与左右肺动脉一样相对正常。

（2）右心室壁增厚，腔室变小，明显变小者为右心室发育不良。部分患者圆锥部也可见闭锁现象。

（3）右心房扩大。

（4）多数患者存在房间隔缺损或卵圆孔未闭。

（5）TTE观察切面

①胸骨旁大动脉短轴及右心室流出道切面观察肺动脉主干和左右肺动脉。

②胸骨旁四腔切面及心尖四腔切面观察房室隔和心腔大小。

2.肺动脉闭锁伴室间隔缺损。

（1）主动脉与肺动脉：大动脉关系正常者，主动脉明显增宽，骑跨在室间隔缺损的残端之上，多个切面探测不到肺动脉瓣和肺动脉主干近端。大动脉关系异常者，主动脉可起源于右心室或骑跨在室间隔上（图9-2-1）。

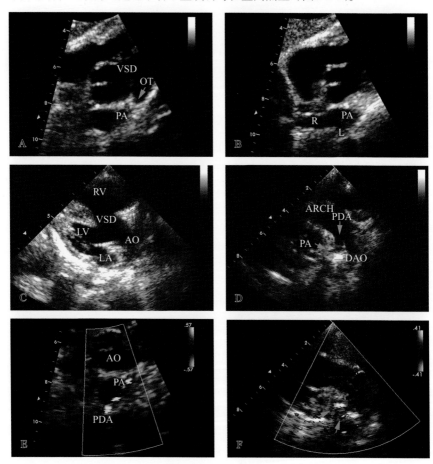

图9-2-1　肺动脉闭锁

A.心底短轴切面见肺动脉瓣位置为一膜样结构，无瓣膜活动（箭头所示）；B.肺动脉分叉处增宽，显示左右肺动脉分支；C.左心室长轴切面示主动脉骑跨及室间隔缺损；D.胸骨上窝切面示降主动脉发出动脉导管（箭头所示）为肺动脉提供血流；E.动脉导管的彩色多普勒血流信号；F.多支体-肺侧支循环（箭头所示）供应肺动脉

（2）室间隔缺损：多数表现为主动脉瓣下的大室缺，通常为膜周部或漏斗部。

（3）能探及未闭的动脉导管。

（4）右心室明显增大，右心室壁增厚。左心大小一般尚正常。

（5）TTE观察切面

①心底短轴切面及右心室流出道切面观察肺动脉主干和左右肺动脉。

②主动脉短轴及四心腔切面室间隔缺损和心腔大小。

◆ **多普勒超声心动图**

1.肺动脉闭锁伴室间隔完整

（1）肺动脉瓣正常血流消失：频谱和彩色多普勒在肺动脉瓣上、瓣下及肺动脉主干内均探测不到正常的前向血流。

（2）心房水平的右向左分流。

（3）三尖瓣反流：1/4的患者存在严重的三尖瓣反流。

（4）可以伴发动脉导管未闭：主动脉向肺动脉分流的左向右分流信号。

2.肺动脉闭锁伴室间隔缺损

（1）彩色多普勒与法洛四联症相似，收缩期左、右心室血流经室间隔骑跨处进入主动脉。

（2）右心室漏斗部血流在此纤曲，颜色暗淡。

（3）正常肺动脉位置可能仍有肺动脉交汇段和左右肺动脉结构，但是探测不到前向血流信号。

◆ **超声造影**

肺动脉闭锁存在较多的畸形，左右心之间存在分流。通过右心超声造影观察造影剂的流经途径，判断心房还是心室间的分流。

【诊断要点】

1.肺动脉瓣、肺动脉主干和（或）左右肺动脉分支闭锁，闭锁处无血流信号通过。

2.根据有无室间隔缺损分为肺动脉闭锁伴室间隔完整和伴有室间隔缺损的肺动脉闭锁

3.肺动脉闭锁伴室间隔完整伴有房间隔缺损或卵圆孔未闭；右心室变小或发育不良。

4.伴有室间隔缺损的肺动脉闭锁右心室多扩大。

5.其他畸形：动脉导管未闭等畸形。

【鉴别诊断】

1.法洛四联症　当法洛四联症肺动脉狭窄部位广泛并很严重时，肺动脉前向血流细小纤曲，彩色多普勒和频谱多普勒表现都不典型，应注意观察。

2.永存动脉干　应该注意与动脉干Ⅰ、Ⅱ和Ⅲ型进行鉴别，关键是从能探及升主动脉长轴的切面仔细观察，是否有主-肺动脉或左右肺动脉发出。

【预后的判断】

1.本病的早期诊断和及时治疗对预后影响很大。如果在新生儿阶段做出正确诊断，并根据右心室、三尖瓣及肺动脉发育状态选择合适的手术或介入治疗方案（肺动脉瓣再通、Gleen、Fontan、双向Gleen术），可使5年和10年存活率明显提高。

2.合并室间隔缺损的肺动脉闭锁，术后成活的重要因素是术后左右心室峰值压力的比值，它的决定因素是肺动脉的粗细。常用麦氏（McGoon）比率来预测。一般McGoon比＞1.2时，术后左右心室压力较低，可行根治术。McGoon比＜1.0时应该行姑息术。

【术中应用】

1.了解右心室流出道的重建情况，判断血流是否通畅，判断外接血管是否通畅。

2.监测心功能，指导术中用药。

3.心包积液的观察。

4.经食管超声心动图作为主要术中监测手段，心外膜超声心动图可以作为补充。

【随访】

1.患者应尽早手术治疗。

2.术后超声心动图随访主要观察右心室流出道重建情况及血流动力学改变。

3.术后随访三尖瓣反流情况并评价肺动脉压力。

【报告书写要点】

◆ 重点测量数据

1.肺动脉主干及分支内径，肺动脉瓣开口大小。

2.右心室大小、右心室壁厚度。

3.房间隔缺损、室间隔缺损的大小和分流速度。

◆ 主要文字描述

1.肺动脉闭锁的部位。漏斗部、肺动脉瓣、肺动脉；瓣叶的形态结构和启闭状况。重点从主动脉短轴切面观察。

2.右心室流出道室壁的厚度，有无狭窄。

3.肺动脉主干及其是否增宽或狭窄。

4.右心室大小及室壁是否增厚。

5.合并其他畸形情况。动脉导管未闭等。

◆ 超声心动图报告提示

1.先天性心脏病。

2.肺动脉闭锁［注明是否伴有室间隔缺损和闭锁部位，如肺动脉闭锁伴室间隔缺损（肺动脉瓣闭锁）］。

3.合并畸形（其他先天性心脏病：房间隔缺损、动脉导管未闭等）。

4.右心室发育不良（如存在则给予提示）。

第10章

房间隔缺损

【定义、病因和分类】

1.房间隔缺损（atrial septal defects，ASD）是最常见的先天性心脏病之一，发病率居先天性心脏病的首位，占10%～15%，男女发病率约为1:3。

2.胚胎发育过程中房间隔的原发隔和继发隔发育不良、吸收过多所致。

3.继发孔型房间隔缺损最为常见，占房间隔缺损总数的70%～80%；其他类型的房间隔缺损占20%～30%。

4.房间隔缺损的分型

（1）继发孔型房间隔缺损：约占房间隔缺损的70%。位于房间隔中部卵圆窝部位。

（2）静脉窦型房间隔缺损：位于房间隔的后部腔静脉的入口处。

①上腔静脉型房间隔缺损：较为常见，约占10%。缺损位于上腔静脉的入口处，缺损的下缘是间隔的上缘，缺损与上腔静脉相通。常合并右上肺静脉畸形引流到上腔静脉或右心房。

②下腔静脉型房间隔缺损：较少见，约占2%。缺损位于下腔静脉入口处。下腔静脉向左移位，与左、右心房相通。

（3）冠状窦型房间隔缺损：较为罕见，其发病率不到房间隔缺损总数的1%。即冠状静脉窦间隔部分性或完全性缺如，又称无顶冠状静脉窦综合征。

（4）原发孔型房间隔缺损：心内膜垫缺损（房室隔缺损）的一部分。

5.房间隔缺损多数为单孔型，少数为多孔型或筛孔型。

6.单心房，房间隔完全缺如或仅有2～3mm的残端。

7.复合型房间隔缺损，几种类型的缺损并存。

8.卵圆孔未闭，卵圆孔在1周岁后仍未闭合者。

9.房间隔缺损病变常单独存在，也可与其他心脏畸形同时存在。常合并室间隔缺损、主动脉瓣狭窄、房室瓣异常、肺静脉畸形引流、肺动脉狭窄、室间隔缺损、动脉导管未闭等畸形。

10.合并二尖瓣狭窄卢滕巴赫综合征（Lutembacher syndrome）。

【临床表现】

1.早期大多无明显临床症状，小的房间隔缺损患者可终身无症状。

2.大量的左向右分流者，易发生心房纤颤、心房扑动。

3.发生肺动脉高压，出现发绀、右侧心力衰竭、心律失常等，导致死亡。

【适应证】

1.准确评估房间隔缺损的位置和大小。

2.评估心房水平分流量及分流速度。

3.定量测定三尖瓣反流情况及肺动脉压力。

4.观察是否合并其他心脏畸形。

5.指导检查封堵术。

【超声心动图表现】

◆ 二维和M型超声心动图

1.房间隔连续中断

（1）房间隔回声连续中断，两端房间隔常稍增厚，回声增强，呈"火柴梗"征［图10-0-1，图10-0-2（有视频）］。

（2）"筛孔"样缺损时房间隔见多处连续中断，呈"串珠样"改变。

（3）多切面综合观察缺损的大小和房间隔残端。

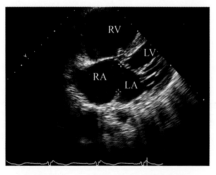

图10-0-1 原发孔房间隔缺损

四心腔切面房间隔近十字交叉处见连续中断

2.右心腔扩大 右心房、右心室扩大。

3.肺动脉增宽 肺动脉主干及其分支增宽。

4.M型超声心动图 主要为右心扩大等继发性改变。

5.其他心脏畸形 二尖瓣狭窄、二尖瓣脱垂、肺静脉和腔静脉畸形引流等。

6.TTE观察切面 各切面综合评价房间隔缺损是进行微创封堵的必要条件。

（1）胸骨旁及心尖四心腔切面

①观察房间隔缺损的位置及大小，缺损距离二尖瓣及心房顶部的大小。

②观察肺静脉汇入左心房的情况。

（2）大动脉短轴切面

①准确评估房间隔缺损距离主动脉根部及心房顶部的距离。

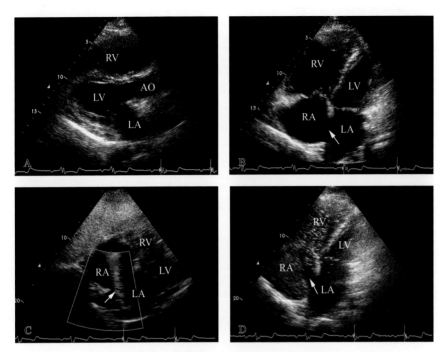

图 10-0-2 继发孔型房间隔缺损 (有视频)

A. 左心长轴切面见右心室扩大；B. 四心腔切面房间隔中部见连续中断（箭头所示）；C. 剑突下四心腔切面彩色多普勒房间隔中断处见左向右分流信号（箭头所示）；D. 超声造影：右心房、右心室显影，右心房近间隔中断处出现负性造影区（箭头所示）

②观察是否存在室水平分流信号。

（3）剑下双房上下腔切面

①观察缺损距离上下腔静脉的距离。

②由于该切面房间隔和声束垂直，能清晰地显示缺损的大小。

7.TEE 观察切面

（1）食管下段四心腔切面：原发孔型房缺在此切面上能清晰地被显示，改变晶片角度能显示冠状静脉窦，观察其与左右心房之间的关系。

（2）食管中段双房切面（晶片角 90° ～ 110°）：在此切面上房间隔中部和卵圆窝周围结构呈水平方向排列，有利于继发孔型房间隔缺损的探查。

（3）食管中上段切面（晶片角 90° ～ 100°）：该切面可显示上下腔静脉及右心房入口情况，静脉窦型房间隔缺损在此切面能很好地被显示。

◆ 多普勒超声心动图

1.心房水平分流信号

（1）左向右分流：多为左向右分流。彩色多普勒为红色血流信号由左心房经房间隔连续中断处进入右心房。脉冲多普勒分流频谱呈典型的双峰或三峰波形，占据收缩期与舒张期。速度多为1.5m/s左右（图10-0-2）。

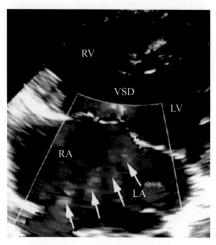

图10-0-3　筛孔型房间隔缺损

彩色多普勒显示多个分流束（箭头所示）

（2）右向左分流：缺损较大和肺动脉高压时为右向左分流。彩色多普勒为蓝色血流信号由右心房经房间隔连续中断处进入左心房。

（3）筛孔型房间隔缺损：彩色多普勒可显示房间隔处多束细小的分流信号（图10-0-3）。

2.三尖瓣口和肺动脉血流加快，三尖瓣可有反流信号。可通过三尖瓣频谱计算肺动脉收缩压。

3.肺静脉血流速度增快。

◆ 超声造影

左向右分流时，右心房显影后，在右心房近间隔中断处出现负性造影区（左心房分流的无造影剂的血流（图10-0-2）。

右向左分流时，右房显影后，见造影剂通过缺损进入左心房。

【诊断要点】

1.房间隔回声连续中断。

2.彩色多普勒于房间隔连续中断处见过隔血流信号和频谱。

3.右心室、右心房扩大。

【鉴别诊断】

1.正常腔静脉血流

（1）部分成年人和多数儿童上、下腔静脉血流速度较快，尤其是下腔静脉血流直接指向卵圆窝，沿着房间隔走行。

（2）腔静脉血起源于右心房的上部或下部，易受呼吸影响，频谱中可见心房收缩后的反向波。

2.主动脉窦瘤破入右心房

（1）主动脉窦瘤破入右心房可导致右心增大，在右心房内可形成高速的湍流，但是流速较快，一般都超过4～5m/s。

（2）二维超声可显示主动脉窦部局限性扩张，呈瘤样结构突入右心房。

3.部分或完全型肺静脉异位引流

（1）完全型肺静脉异位引流可见右心明显增大，左心发育较小。

（2）肺静脉没有开口于左心房壁，可见左心房后方扁平的共同肺静脉结构。房间隔缺损是必然条件，呈右向左分流。

（3）部分型肺静脉异位引流时，右心有不同程度的扩大，可见某支肺静脉开口在右心房壁。

4.房间隔回声失落

（1）当房间隔与声束平行，加之卵圆窝处组织结构菲薄不能显示房间隔的结构为回声失落，是一种物理现象。房间隔结构完整但超声不能显示。

（2）右心无扩大。

（3）改变扫查切面使房间隔与声束垂直、提高仪器灵敏度可避免此现象。

（4）彩色多普勒无穿过房间隔的血流信号。

（5）TEE具有重要的鉴别价值。

5.冠状静脉窦瓣口狭窄 冠状静脉窦瓣口可见膜性狭窄，彩色多普勒可见起始于冠状静脉窦瓣口的血流束，左向右走行。

【预后的判断】

1.年龄越大，心脏结构和功能的改变甚至肺血管病变程度越明显，预后越差。

2.缺损越大，分流量越多越容易引起右侧心力衰竭，预后越差。

3.肺动脉高压会促进右侧心力衰竭，并出现右向左分流，增加患者死亡的危险，是严重预后不良的指标。

4.合并其他心脏畸形时会加重右心负荷，对预后不利。

【术中应用】

1.监测和评价经导管房间隔缺损封堵术，见图10-0-4至图10-0-6。

（1）房间隔缺损封堵治疗的适应证

①继发孔型房间隔缺损：ASD直径一般＜36mm；最大号40号、42号封堵伞可封堵直径最大为36mm的ASD；更大直径的ASD可根据实际情况定制特殊型号的封堵伞。

②儿童房间隔缺损直径通常

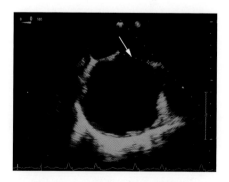

图10-0-4 继发孔型房间隔缺损

术中经食管超声心动图上下腔双房切面显示房间隔连续中断，缺损范围大（箭头所示）

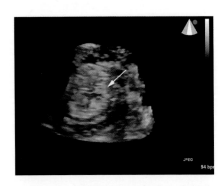

图 10-0-5　封堵术中经食管三维超声心动图观察封堵器（箭头所示）

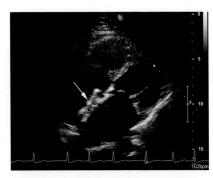

图 10-0-6　封堵术后24h经胸超声心动图观察封堵器（箭头所示）

≤30mm。

③右心室扩大有右心室容量负荷增加。

④左向右分流。

⑤缺损边缘至冠状窦、房室瓣和右上叶肺静脉的距离≥5mm。

⑥不合并必须外科手术的其他心脏畸形。

⑦卵圆孔未闭（PFO）且有脑卒中及短暂性脑缺血发作（TIA）病史。

⑧外科修补术后的残余分流或二尖瓣球囊扩张术后遗留的心房水平分流。

（2）超声心动图观察内容

①封堵术前：观察ASD的部位、大小和数目，与二尖瓣、三尖瓣、冠状静脉窦、上下腔静脉入口、主动脉根部的距离及关系。判断是否合并部分或完全肺静脉畸形引流、重度肺动脉高压、原发孔型或静脉窦型房间隔缺损和其他复杂先天畸形等禁忌证。并进行封堵器型号的选择，成年人多以经食管超声心动图术中测量缺损直径为准，一般为ASD直径基础上加4～7mm，儿童经胸超声心动图一般即可满足手术需求。

②封堵术中：监测整个封堵过程，指导鞘管垂直穿过缺损平面，指导封堵器的定位及释放；仔细观察房间隔缺损各边缘是否完全夹闭于封堵器两伞之间，是否有残余分流；封堵器是否妨碍二尖瓣、三尖瓣、上腔静脉、下腔静脉、肺静脉和冠状静脉窦的功能及回流，确定无误才可释放封堵器。

③封堵术后：继续观察夹闭情况和有无并发症直至手术结束。

（3）TEE在房间隔缺损的介入治疗中发挥着重要作用。术中监测时能清晰地显示房间隔结构和封堵器的结构，可指导调整和确定伞的位置和形态，判断伞是否有效地包夹住房间隔，位置是否恰当。显示和确定封堵器是否对心脏其他结构造成影响。彩色多普勒显示封堵效果。

（4）三维超声尤其是3D-TEE在术前房间隔缺损形态学评估、患者选择和术中监测具有重要价值。

2.监测和评价房间隔缺损修补术和外科房间隔缺损封堵术。

【随访】

1.封堵术后右心房和右心室会缩小，三尖瓣和肺静脉的血流速度会减低。

2.定期随访观察封堵器有无异常变化，心房水平有无分流。

3.在封堵术后24h内应密切观察，是否出现封堵器脱落的情况，较大的伞会嵌顿在右心室流出道或部分嵌顿在肺动脉瓣，较小的伞会进入肺动脉主干内。

【报告书写要点】

◆ 重点测量数据

1.房间隔连续中断的直径。多切面胸骨旁、心尖和剑突下四心腔切面、剑突下双房切面测量综合分析缺损的大小、数目。

2.缺损边缘与心脏结构的距离。介入治疗需要的相关参数，如距二尖瓣前叶根部、距左心房顶部、上下腔静脉入口处、主动脉根部的距离等。

3.房间隔连续中断处分流速度。

4.右心房、右心室大小；右心室壁厚度。

5.肺动脉主干及分支内径。

6.三尖瓣反流频谱，估测肺动脉压力。

◆ 主要文字描述

1.房间隔连续中断的大小、部位、数目等。

2.房间隔结构的情况。厚度、边缘是否菲薄。

3.右心房、右心室扩大的程度；右心室壁是否增厚。

4.室间隔的运动及与左心室后壁的运动情况：与左心室后壁的同向运动或活动低平。

5.心房水平的分流情况，左向右分流还是右向左分流。

6.三尖瓣反流和肺动脉压力评估。

7.合并其他畸形情况，肺动脉狭窄、动脉导管未闭、室间隔缺损、肺静脉异位引流等。

◆ 超声心动图报告提示

1.先天性心脏病。

2.房间隔缺损［注明类型，如房间隔缺损（继发孔型）］。

3.合并畸形（其他先天性心脏病：肺静脉异位引流、动脉导管未闭等）。

第11章

室间隔缺损

【定义、病因和分类】

1.先天性室间隔缺损（ventricular septal defect，VSD）为心室间隔发育不全造成的左右心室之间的异常通道。

2.是临床上最常见的先天性心脏病，占先天性心脏病的20%～25%，男、女比例较接近。

3.胚胎时期由于发育肌性室间隔向上生长、圆锥间隔向下生长不良及其与发育的房室管右侧心内膜垫相互融合缺陷所致。

4.室间隔缺损可以单独存在，也可与其他先天性心内畸形并存，也可为其他心脏复杂先天畸形的组成部分，如法洛四联症、大动脉转位、右心室双出口、永存动脉干等。

5.染色体异常常合并室间隔缺损，如13、18、21对染色体三体。

6.室间隔缺损的分型

（1）膜周部室间隔缺损

①单纯膜部室间隔缺损：较小，直径多＜10mm。可形成膜部瘤，有助于自然闭合。

②嵴下型室间隔缺损：由膜部向室上嵴延续，位于室上嵴的下方。后上方与主动脉右冠瓣紧邻。

③隔瓣下型室间隔缺损：由膜部向室间隔的后下方延续，位于三尖瓣隔瓣的下方，距主动脉壁较远。

（2）漏斗部室间隔缺损

①嵴内型：位于室上嵴处，周围是完整的肌肉组织。

②干下型：紧邻肺动脉瓣下，又称肺动脉瓣下型。缺损的上缘是肺动脉瓣环，由瓣环向室上嵴方向延续。缺损位置较高，位于肺动脉瓣好主动脉右冠瓣的下方。

（3）肌部室间隔缺损：膜周和漏斗部之外的室间隔肌部，范围较广。可单发，也可多发［称为"瑞士多孔奶酪样"（Swiss cheese）缺损］；也可与膜周和漏斗部缺损伴发。

（4）左室-右房通道：特殊类型的室缺。通常在膜部，三尖瓣环与二尖瓣环之间（详见第13章）。

【临床表现】

1.临床症状与缺损大小、肺血流量、肺动脉压力及是否伴发其他心脏畸形有关。

（1）小缺损，分流量小者，一般无临床症状。

（2）大缺损，分流量大者，可在婴儿期即出现症状，表现为体形瘦小、活动后易疲劳和气促；严重者会出现慢性心力衰竭。肺动脉高压右向左分流时出现发绀。

2.胸骨左缘第3或第4肋间可闻及Ⅲ级以上粗糙全收缩期杂音，伴收缩期震颤。

3.肺动脉高压时，肺动脉瓣区第二心音亢进。

【适应证】

1.探查VSD的位置、大小和类型。

2.介入治疗术中TEE指导封堵器的位置并评价封堵效果。

3.手术治疗VSD的术后即刻或早期效果评价。

4.术前及术后评价左心室功能及肺动脉压。

5.术后复查及随访。

【超声心动图表现】

◆ 二维和M型超声心动图

1.直接征象

（1）室间隔连续中断：相应缺损部位的室间隔回声连续中断。多切面全面显示室间隔，可发现连续中断（图11-0-1）。

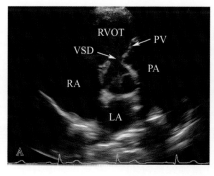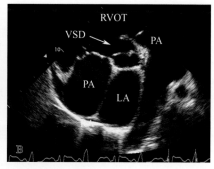

图11-0-1 室间隔缺损的定位诊断

A.漏斗部间隔缺损：干下型；B.膜周部室间隔缺损：嵴下型

（2）室间隔缺损断端回声增强、粗糙。

（3）室间隔膜部可呈瘤样突向右心室，囊壁上有连续中断，形成膜部瘤样缺损。

（4）肌部缺损其左心室和右心室面的缺损直径可不同，在室间隔内可弯曲走行（匐行现象）。

2.继发性改变

（1）左心室容量负荷过重，左心室增大。

（2）肺动脉高压时右心增大。

3.M型超声心动图难以显示缺损　主要为继发性改变的表现，如左心室扩大等。

4.TTE观察切面

（1）胸骨旁左心室长轴可显示室间隔漏斗部和肌部。在此切面上朝左前扫描可看到漏斗间隔和RVOT。在此切面上朝右后扫描，可显示膜周和流入部间隔。该切面难以明确缺损的部位。

（2）胸骨旁短轴切面可显示漏斗心室间隔、肌部和房室隔部。调整超声束朝向心底部，可看到膜部间隔位于三尖瓣隔叶下方和右冠窦右侧（10点位）。漏斗间隔位于主动脉左冠窦左侧并邻近肺动脉瓣（2点位）。

（3）通过两组房室瓣的胸骨旁短轴切面可观察到流入部缺损（位于房室瓣之间偏后）和肌部间隔中间和前部的缺损（位置偏左）。

（4）乳头肌水平的胸骨旁短轴切面可检出肌部后、中、前部缺损。

（5）心尖四心腔切面可从后方显示房室瓣和肌部间隔。流入部缺损见于上1/3，中段肌部缺损见于中1/2，心尖部缺损在调节束下方。

（6）剑突下四心腔切面，由于超声平面可从前到后扫描故可评价整个室间隔。短轴切面可识别前肌部的VSD和漏斗间隔偏移的缺损。

5.TEE观察切面

（1）食管中段四心腔切面逐步扫描间隔，探头居中或略后弯可评价后部间隔。前曲则可观察前部间隔。在前曲时慢慢退出探头可得到主动脉瓣和漏斗心室间隔的短轴切面。

（2）RVOT长轴切面对于识别漏斗间隔的偏移、残余VSD或术后RVOT梗阻有帮助。

（3）大动脉短轴切面可以显示室间隔缺损的部位。

◆ 多普勒超声心动图

1.限制性室间隔缺损　彩色多普勒于缺损处见明亮的五彩花色血流信号由左心室进入右心室，连续多普勒探及收缩期高速湍流频谱（图11-0-2，有视频）。

2.非限制性室间隔缺损　缺损处分流的彩色多普勒信号暗淡，多为双向

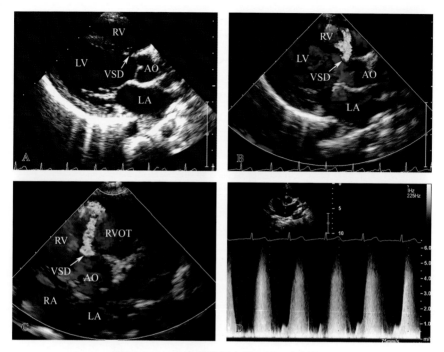

图 11-0-2 室间隔缺损（嵴下型，有视频）

A.左心长轴见室间隔连续中断；B.彩色多普勒于缺损处见由左心室进入右心室的高速分流信号；C.大动脉短轴切面彩色多普勒于缺损处见左向右的高速分流信号；D.连续多普勒探及高速分流频谱

分流。如肺动脉压力明显升高，则为右向左的分流。脉冲多普勒可明确分流方向、时相和速度。

◆ **超声造影**

1.左向右分流时右心室可有负性造影区，但多不明显。

2.右向左分流时右心室显影后，见造影剂进入左心室。

【**室间隔缺损的定位诊断**】

1.膜周部室间隔缺损 病变累及膜部和膜周组织，可从左心长轴、四心腔和大动脉短轴切面显示，主要从四心腔和大动脉短轴切面定位。四心腔切面缺损近邻三尖瓣隔瓣，大动脉短轴切面缺损位于三尖瓣隔瓣与室上嵴之间，相当于大动脉短轴切面 9～12 点位的部位。

（1）膜部型：缺损较小，大动脉短轴切面缺损靠近三尖瓣隔瓣，但与隔瓣有较短的间距，分流方向多朝向右心室游离壁。

（2）嵴下型：缺损面积较大，大动脉短轴切面缺损靠近室上嵴，分流方向多朝向右心室流出道。

（3）隔瓣下型：缺损位于三尖瓣隔瓣下方，四心腔和大动脉短轴切面显示与三尖瓣隔瓣无组织回声，分流方向多朝向三尖瓣或进入右心房。

2. 漏斗部室间隔缺损（嵴上型）　高位室缺，左心长轴切面可显示，主要从大动脉短轴切面定位。缺损位于室上嵴与肺动脉瓣之间，相当于大动脉短轴切面 12～2 点位的部位。

（1）嵴内型：位于室上嵴之内，在 12 点位附近的部位，缺损上缘与肺动脉瓣之间有肌组织回声。

（2）干下型：缺损紧邻肺动脉瓣，与肺动脉瓣间无肌组织回声。

3. 肌部室间隔缺损　除上述两种类型缺损外室间隔肌部的任何部位，可从左心长轴、四心腔、五心腔和左心室短轴等切面观察。

4. 左室-右房通道　四心腔切面缺损位于三尖瓣环与二尖瓣环之间，分流方向朝向右心房。

【诊断要点】

1. 室间隔连续中断。

2. 心室水平分流，多为左向右分流，大缺损或合并肺动脉高压时为双向或右向左分流。

3. 左心室扩大；当合并肺动脉高压时，右心室扩大，右心室壁肥厚。

【肺动脉收缩压的判断】

不合并其他心内畸形，可估测肺动脉压（PASP）。

1. 左向右分流　$PASP = RVSP = LVSP - \triangle P = SBP - 4V^2$（RVSP. 右心室收缩压；LVSP. 左室收缩压；$\triangle P$. 左向右分流压差；SBP. 肱动脉收缩压；V. 心室水平分流速度）。

2. 右向左分流　$PASP = RVSP = LVSP + \triangle P = SBP + 4V^2$。

【鉴别诊断】

1. 右心室流出道狭窄（或右心室双腔心）

（1）右心室流出道（漏斗部）变窄（或右心室腔出现肥厚肌束将右心室分为 2 个心腔）。

（2）彩色多普勒显示异常血流出现于右心室流出道（或右心室腔）。

（3）无穿过室间隔的血流信号。

（4）合并有室间隔缺损时尤其应注意鉴别。

2. 主动脉右冠窦瘤破入右心室流出道

（1）可见扩张的主动脉右窦突入右心室流出道，其破口位于主动脉窦部。

（2）主动脉窦瘤破裂分流束位于主动脉瓣上。

（3）彩色及频谱多普勒可见以舒张期为主的连续性分流。

（4）二者可以同时合并出现。

【预后的判断】

1.VSD常自行闭合，总闭合率为30%～55%，其中5%～30%为膜周部缺损，55%～65%为肌部缺损。

2.小缺损，无肺动脉高压者预后良好。

3.伴有肺动脉高压的室间隔缺损，预后决定于肺循环的压力，即肺血管的阻力。

【手术或介入治疗指征】

1.介入治疗

（1）适应证

①年龄通常≥3岁。

②有血流动力学意义的单纯VSD。

③膜周部VSD直径＞3mm；肌部VSD直径＞5mm。

④VSD上缘距主动脉右冠瓣≥2mm。

⑤无主动脉右冠瓣脱垂及主动脉瓣关闭不全。

⑥外科术后残余分流。

⑦心肌梗死或外伤后室间隔缺损。

（2）超声心动图观察内容

①封堵术前：准确检出室间隔缺损的位置、数目、直径、与周围半月瓣、房室瓣、腱索等结构的关系，选择合适的病例和封堵器。封堵器型号一般较VSD直径大2～4mm。

②封堵术中：指导圈套器与钢丝对接建立股动脉→室间隔缺损→股静脉心内环，指导鞘管、封堵器的置入、定位及释放。

③封堵术后：即刻观察是否影响半月瓣或房室瓣功能，心室水平分流情况及封堵效果，有无残余分流。

2.手术治疗

（1）不适合介入治疗的小缺损。

（2）室间隔缺损中等大小，没有严重的肺动脉高压，最佳的手术时间是3～6岁。

（3）有心脏增大和大量左向右分流者。

（4）婴儿有较大室间隔缺损、肺动脉高压、左侧心力衰竭、反复感染及生长发育不良者应及早手术。

（5）室间隔缺损伴主动脉瓣关闭不全者。

（6）有肺动脉高压，肺动脉压/主动脉压＜0.75者。

（7）合并其他心脏畸形需同时矫正者。

【术中应用】

1.测量室间隔缺损与主动脉右冠瓣的距离。

2.测量室间隔缺损大小以选择合适的封堵器型号。

3.监测并指导封堵过程并进行术后即刻评价。

4.评估主动脉瓣反流情况。

5.评价左心室收缩功能。

【随访】

1.残存心力衰竭、分流、肺动脉高压、主动脉瓣反流、左心室或右心室流出道梗阻的患者,术后至少每年复查1次。

2.残存轻微VSD且不合并其他病变的患者,每3～5年复查1次。

3.使用封堵装置的患者应根据VSD位置及其他因素,每1～2年复查1次。

【注意事项】

1.室间隔的假性回声失落可导致VSD的错误诊断,应借助彩色多普勒仔细鉴别。

2.小室间隔缺损连续中断不明显,借助彩色多普勒才能发现异常分流。

3.主动脉瓣脱垂见于12%的病例,而且在肺动脉瓣下和膜周VSD患者中更常见(分别为21%和17%)。当主动脉瓣脱垂入VSD时可能低估VSD大小。

4.室间隔膜部瘤样缺损有较高自然闭合率,如分流量不大可定期复查。

5.膜周缺损可被三尖瓣隔瓣部分或完全遮盖,彩色多普勒仅显示隔瓣外的分流信号,二维超声应仔细探查紧邻三尖瓣隔瓣的间隔结构,使隐藏在隔瓣下的缺损得以显示,手术修补才能完善。

6.VSD的涡流使对右心室或左心室流出道流速难以准确评估。

【报告书写要点】

◆ 重点测量数据

1.室间隔连续中断的直径。多切面观察,左心室长轴切面、主动脉短轴、心尖四心腔切面等切面测量综合分析缺损的大小、数目。

2.缺损边缘与心脏结构的距离。介入治疗需要的相关参数,如距三尖瓣尖瓣前叶根部的距离等。

3.室间隔连续中断处分流速度,判断左右心室间的压力差。

4.左心房、左心室大小,右心室壁厚度。

5.肺动脉主干及分支内径。

6.三尖瓣反流频谱,估测肺动脉压力。

◆ 主要文字描述

1.室间隔连续中断的大小、部位、数目等。缺损边缘与相邻组织的关系。

2.左心室扩大的程度,右心室壁是否增厚。

3.三尖瓣反流和肺动脉压力评估。

4.超声造影明确有无右向左分流。

5.合并其他畸形情况，肺动脉狭窄、动脉导管未闭、房间隔缺损等。

◆ **超声心动图报告提示**

1.先天性心脏病。

2.室间隔缺损［注明类型，如室间隔缺损（嵴下型）］。

3.合并畸形（其他先天性心脏病：室间隔缺损、动脉导管未闭等）。

4.肺动脉高压（如存在需说明）。

第12章

心内膜垫缺损

【定义、病因和分类】

1.心内膜垫缺损（endocardial cushion defect，ECD）是一组以房室瓣周围的间隔组织缺损及房室瓣发育异常的先天性心血管畸形，又称房室间隔缺损、房室管畸形、共同房室通道等。

2.发病率占先天性心脏病的4%～6.8%，占先天愚型患儿的40%～50%。

3.由于心内膜垫的发育障碍和与周围组织的融合异常所致。

4.病理解剖分型

（1）部分型

①多为原发孔房间隔缺损和二尖瓣前叶裂组成，三尖瓣多正常。

②少数为原发孔房间隔缺损和三尖瓣隔瓣发育不全组成。

③二尖瓣环和三尖瓣环完整，位于同一水平。

④单纯原发孔房间隔缺损亦属于部分型心内膜垫缺损。

⑤其他单心房、左室-右房通道也可属于部分型。

⑥有的参考书将过渡型归为部分型心内膜垫缺损。

（2）完全型

①由原发孔房间隔缺损、心内膜垫型室间隔缺损和共同房室瓣组成。

②共同房室瓣由前瓣（前桥瓣或上桥瓣）、后瓣（后桥瓣或下桥瓣）和两侧壁瓣组成。仅有一个房室瓣环。

③合并复杂心血管畸形：如法洛四联症，右心室双出口，完全性大动脉转位等。

④合并染色体畸形，如21三体、18三体等。

⑤Rastelli根据前桥瓣与室间隔解剖间的关系分为三型。

A型：前桥瓣可分为左、右叶，其腱索附着于室间隔缺损部位的顶端。

B型：前桥瓣可分为左、右叶，其腱索附着于室间隔右心室面的异常乳头肌。

C型：前桥瓣融成一叶无腱索相连，瓣膜呈漂浮状。

（3）过渡型

①部分型合并小的室间隔缺损（限制型分流）。

②二尖瓣环和三尖瓣环完整，位于同一水平。

【临床表现】

1.ECD是一组复杂的心脏畸形，病变类型和程度不同，变化较多，主要取决于ASD、VSD分流量和房室瓣反流量大小及所合并的其他畸形。

2.总的来说，完全型ECD通常具有巨大VSD的症状和体征，而部分型ECD患者多具有ASD的相应表现，合并房室瓣病变者同时出现房室瓣病变的表现。

3.晚期发生各种并发症时可出现相应的临床表现，如艾森门格综合征和慢性心功能不全，出现发绀、呼吸困难、肺部啰音、肝大和周围水肿等。

【适应证】

1.ECD的大小和分型。

2.了解瓣膜发育及反流情况。

3.手术治疗ECD的术后即刻或早期效果评价。

4.术前及术后评价左心室功能及肺动脉压。

5.术后复查及随访。

【超声心动图表现】

◆ 二维和M型超声心动图

1.部分型心内膜垫缺损

（1）原发孔房间隔缺损：四心腔切见房间隔近十字交叉处回声中断，十字交叉上端无残留房间隔组织，其断端清晰回声增强（图12-0-1）。

（2）二尖瓣前叶裂：二尖瓣前叶瓣体部连续中断，活动幅度明显增大。

（3）三尖瓣隔瓣发育不全：三尖瓣隔瓣裂或部分缺如。

（4）M型表现为右心负荷过重的表现，右心房、右心室显著增大，存在瓣

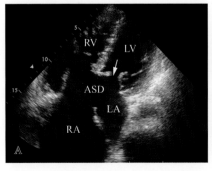
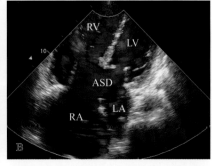

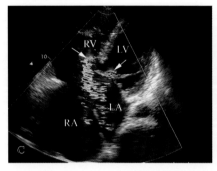
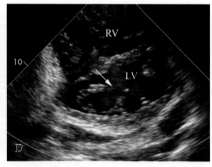

图12-0-1 部分型心内膜垫缺损

A.四心腔切面见原发孔房间隔缺损和二尖瓣前叶裂（箭头所示）；B.彩色多普勒显示心房水平左向右分流信号；C.彩色多普勒显示二尖瓣和三尖瓣反流信号（箭头所示）；D.左心室短轴切面显示二尖瓣前叶裂（箭头所示）

叶裂的瓣膜活动幅度增大。

（5）主动脉波群可表现为右心室流出道增宽，主动脉重搏波消失。

2.完全型心内膜垫缺损

（1）四心腔切面可见房室间十字交叉结构消失，此处房、室间隔回声中断，4个心腔相通。心房、心室及流出道均可显著增大（图12-0-2，有视频）。

（2）四心腔切面及左心室短轴切面可见由二尖瓣前叶和三尖瓣隔叶形成的前共瓣，共同房室瓣活动幅度很大，启闭于左、右心室之间。

（3）根据房室瓣腱索的附着部位进行分型。

（4）M型表现为全心扩大，可见一活动幅度很大的共同房室瓣回声。

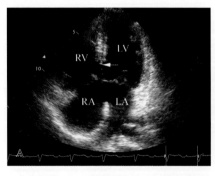
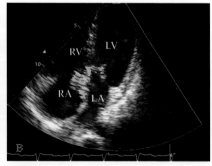

图12-0-2 完全型心内膜垫缺损（A型，有视频）

A.四心腔切面可见房室间十字交叉结构消失，房室瓣腱索附着于室间隔顶端；B.彩色多普勒见共同房室瓣的反流信号

3．过渡型心内膜垫缺损

（1）原发孔房间隔缺损：四心腔切见房间隔近十字交叉处回声中断，十字交叉上端无残留房间隔组织，其断端清晰回声增强。

（2）二尖瓣前叶裂：二尖瓣前叶瓣体部连续中断，活动幅度明显增大。

（3）三尖瓣隔瓣发育不全：三尖瓣隔瓣裂或部分缺如。

（4）室间隔小缺损。

◆ 观察切面

1．心尖四腔、胸骨旁四腔、剑突下切面观察房间隔下段缺损大小及分流方向、十字交叉是否消失。

2．心尖四腔、心室水平短轴观察二尖瓣、三尖瓣有无瓣叶裂及瓣裂的程度。

3．心尖四心腔、心室短轴观察共同房室瓣发育情况，并根据共同房室瓣的形态及瓣下腱索的附着部位来判断病变类型。

◆ 多普勒超声心动图

1．部分型心内膜垫缺损

（1）彩色多普勒可显示房间隔下端心房水平左向右的过隔血流信号，以舒张期为主，合并肺动脉高压者可出现右向左分流。

（2）存在二尖瓣或三尖瓣房室瓣裂时，收缩期于左、右心房内可探及源于房室瓣裂隙处的蓝色花彩反流信号。

（3）可根据反流的长度、面积确定经裂隙的反流程度，判定裂隙大小。

2．完全型心内膜垫缺损

（1）房、室水平分流：彩色多普勒可见房、室水平的双向分流信号，并见左心室向右心房的分流信号。

（2）共同房室瓣反流：彩色和频谱多普勒可观察到源于共同房室瓣口的高速反流信号。

3．过渡型心内膜垫缺损　室间隔缺损处左向右分流；其他同部分型心内膜垫缺损。

◆ 超声造影

1．部分型心内膜垫缺损的表现同原发孔型房间隔缺损表现。可见造影剂从右心房进入左心房；由于有二尖瓣反流，可见造影剂在左心房和左心室间穿梭。

2．过渡型心内膜垫缺损造影表现与部分型相近，心室水平存在左向右分流。由于缺损多较小，常难以分辨。

3．完全型心内膜垫缺损：造影剂多在4个心腔内往返穿梭，活动的自由度较大，有时可造成观察分析困难，应结合二维和多普勒检查进行诊断。

【诊断要点】

1.部分型心内膜垫缺损

（1）原发孔型房间隔缺损，心房水平分流。

（2）二尖瓣前叶裂，三尖瓣发育不全，房室瓣反流。

（3）右心扩大。

2.完全型心内膜垫缺损

（1）房室间十字交叉结构消失。

（2）原发孔型房间隔缺损和膜部室间隔缺损同时存在，房室水平双向分流。

（3）共同房室瓣，房室瓣反流。

（4）全心扩大。

3.过渡型心内膜垫缺损　部分型心内膜垫缺损的表现合并小室缺。

【鉴别诊断】

1.低位继发孔房间隔缺损

（1）需与部分型心内膜垫缺损鉴别。

（2）继发孔型房间隔缺损下端与心内膜垫组织相连，心内正常十字交叉结构存在。

（3）二、三尖瓣结构完整，不存在裂隙，瓣环位置正常。

2.三尖瓣闭锁

（1）三尖瓣呈肌性闭锁，无瓣叶活动。

（2）常合并巨大房间隔和室间隔缺损，需与完全型心内膜垫缺损鉴别。

（3）三尖瓣闭锁时房水平分流为单纯右向左分流。

（4）三尖瓣闭锁时右心室腔发育极小。

3.单心室

（1）完全型心内膜垫缺损伴巨大室间隔缺损需与单心室鉴别。

（2）两者鉴别关键是是否存在室间隔结构，巨大室间隔缺损在心尖部存在室间隔残端，心尖短轴切面左心尖仍为环形，可见半月形右心腔附着其上。单心室尖常有巨大乳头肌回声，似为残余室间隔，但心尖短轴切面左心尖不能成环型，并有腱索与其顶端相连。

【预后的判断】

1.依左向右分流的程度及肺血管阻力大小及二尖瓣关闭不全严重程度而定。

2.部分型心内膜垫缺损伴二尖瓣轻度反流者，病程的自然发展过程与较大的Ⅱ孔房缺类似，10%～15%的病例在20～40岁期中呈现肺动脉高压引起的肺血管病变。

3.部分型心内膜垫缺损伴二尖瓣反流中度以上者则左至右分流量大，肺动脉高压出现早，至少20%的病例在婴幼儿期即出现明显症状。

4.完全型心内膜垫缺损因大量左向右分流，从出生时就有严重的肺动脉高压，并进行性加重，预后差。

5.合并染色体的异常和其他脏器的畸形，预后差。

【手术治疗指征】

1.部分型心内膜垫缺损应在2～4岁手术。如有明显的二尖瓣反流或左侧心脏结构发育不良如主动脉缩窄、二尖瓣畸形、主动脉瓣下狭窄应提早手术。

2.完全型心内膜垫缺损在生后2～4个月已有严重的充血性心力衰竭，应当在3～6个月手术。

3.过渡型心内膜垫缺损的手术时间根据VSD的大小而定，缺损越大，手术时间越早越好。

【术中应用】

术中采用TEE监测。

1.准确测量房间隔及室间隔缺损的大小。

2.探查二尖瓣或三尖瓣叶裂的位置。

3.若需换人工瓣膜测量瓣膜直径。

4.术后即刻探查房室水平有无残余分流及瓣膜修复情况。

5.评价左心室收缩功能。

【随访】

1.术后3个月复查超声。

2.如无残余分流及瓣膜反流，以后每2年复查1次。

3.若有少量残余分流或瓣膜反流，于6个月及1年分别复查，以后每2年复查1次。

【注意事项】

1.当二尖瓣叶裂反流束流入右心房时，极似左心室、右心房通道，应注意鉴别，并正确评价其反流程度。

2.完全型心内膜垫缺损应注意大动脉和心室的连接关系。

【报告书写要点】

◆ 重点测量数据

1.房间隔连续中断的直径。多切面胸骨旁、心尖和剑突下四心腔切面、剑突下双房切面测量综合分析缺损的大小。

2.房间隔连续中断处分流速度。

3.二尖瓣口反流面积。彩色多普勒多切面观察二尖瓣反流情况，测量最大的反流面积和同一切面的左心房面积，计算二者比值。评估反流程度。必要时用PISA方法计算反流口面积。

4.各房室大小，右心室壁厚度。

5.肺动脉主干及分支内径。

6.三尖瓣反流频谱，估测肺动脉压力。

◆ **主要文字描述**

1.房间隔连续中断的大小、部位、数目等。

2.心脏扩大的程度，右心室壁是否增厚。

3.室间隔的运动及与左心室后壁的运动情况，与左心室后壁的同向运动或活动低平。

4.心房水平的分流情况，左向右分流还是右向左分流。

5.部分型评估二尖瓣和三尖瓣的形态结构和启闭状况。二维超声多切面观察二尖瓣前叶裂的部位及范围；瓣叶开放和关闭状况等。三尖瓣有无发育异常等。

6.共同房室瓣的情况。前桥瓣的分叶情况及其腱索附着部位。

7.三尖瓣反流和肺动脉压力评估。

8.合并其他畸形情况，如法洛四联症、右心室双出口、完全性大动脉转位等。

◆ **超声心动图报告提示**

1.先天性心脏病。

2.心内膜垫缺损（或房室间隔缺损）[注明类型，如完全性心内膜垫缺损（A型）]。

3.合并畸形（其他先天性心脏病）。

4.肺动脉高压（如有需说明）。

第13章

左室-右房通道

【定义、病因和分类】

1.左室-右房通道是一种特殊类型的室间隔缺损。缺损位于二尖瓣与三尖瓣间房室间隔处，又称房室通道型室间隔缺损。

2.由于心内膜垫的发育障碍和与周围组织的融合异常所致。也属于部分型心内膜垫缺损（房室隔缺损）。

3.缺损在膜部室间隔三尖瓣环旁。房室瓣可正常，也可伴有三尖瓣病变。

4.分型

（1）三尖瓣上型：缺损累及房室部膜部间隔，位于三尖瓣环上方的右心房侧。左心室血流多与右心房交通，也可同时与右心房和右心室交通。房室瓣多正常。

（2）三尖瓣环型：缺损位于三尖瓣环，三尖瓣前叶与隔叶之间。三尖瓣隔叶缺损或裂。左心室血流同时与右心房和右心室交通。

（3）三尖瓣下型：缺损位于三尖瓣环下方，心室膜部间隔附近。合并三尖瓣隔叶缺如、部分缺损。左心室血流同时与右心房和右心室交通。也可以是隔叶与缺损的间隔边缘粘连，左心室血流通过病变的隔叶进入右心房。

【临床表现】

同室间隔缺损。

【适应证】

1.探查左室-右房通道的大小及分流速度。

2.手术治疗术后即刻或早期效果评价。

3.术前及术后评价左心室功能。

4.术后复查及随访。

【超声心动图表现】

◆ 二维和M型超声心动图

1.房室间隔连续中断。四心腔切面二尖瓣前瓣与三尖瓣隔瓣间的房室间隔连续中断。

2.合并三尖瓣畸形。隔瓣瓣根有裂孔，或有膜部瘤形成。三尖瓣隔叶缺如、部分缺损。

3.左心室、右心房室扩大。

◆ **多普勒超声心动图**

1.左心室向右心房的分流信号。彩色多普勒于二尖瓣前瓣与三尖瓣隔瓣间的房室间隔处可见由左心室流向右心房的高速血流信号，连续多普勒为收缩期高速频谱。

2.合并三尖瓣畸形时彩色和连续多普勒可探及三尖瓣反流信号。

◆ **观察切面**

1.二维胸骨旁心尖四腔心、五腔心切面、大动脉短轴切面。

（1）观察缺损在左心室面开口的大小。

（2）右心房面缺损口形态和大小。

（3）三尖瓣隔叶有无畸形，是否有瓣根裂隙，隔瓣与缺损的关系。

2.彩色多普勒于胸骨旁心尖四腔心、五腔心切面、大动脉短轴切面观察左心室向右心房异常分流起源点位置，射流方向和有无三尖瓣反流。

◆ **超声造影**

1.左室-右房通道血液分流多由左心室至右心房的分流，在右心房侧可有负性造影区，但多不明显。

2.右向左分流时右室显影后，见造影剂进入左心室。

【诊断要点】

1.二维超声可见三尖瓣隔瓣附着点与二尖瓣前瓣附着点之间有回声中断。

2.彩色多普勒超声可探及左心室向右心房的分流。

3.左心室、右心房室扩大。

【鉴别诊断】

1.三尖瓣关闭不全　三尖瓣关闭不全反流起点源于瓣口，血流方向由右心室流向右心房。

2.单纯膜部室间隔缺损　膜部室间隔缺损则在隔瓣下方右心室内，分流方向由左心室流向右心室。

【预后的判断】

预后良好，手术治疗效果好。

【手术指征】

一旦发现，即行手术修补。

【随访】

术后每1～2年复查1次。

【注意事项】

1.诊断左室-右房通道时，应注意与累及到三尖瓣隔瓣根部并有少量分流进入右心房的膜部室间隔缺损相鉴别。

2.该缺损并非单纯的间隔问题，多同时有三尖瓣异常，包括三尖瓣隔叶裂、缺如、缺损等，应同时注意观察，以免遗漏。

3.由于缺损多较小，与三尖瓣环的关系确定有困难，一般不具体分型。

【报告书写要点】

◆ **重点测量数据**

1.房室间隔连续中断的直径，主要从心尖四心腔切面等切面测量缺损的大小。

2.缺损边缘与三尖瓣尖瓣隔叶根部的距离。

3.房室间隔连续中断处分流速度，判断左右心室间的压力差。

4.左心房、左心室各大小，右心室壁厚度。

5.肺动脉主干及分支内径。

6.三尖瓣反流频谱，估测肺动脉压力。

◆ **主要文字描述**

1.房室间隔连续中断的大小、部位等。

2.缺损边缘与三尖瓣结构的关系，三尖瓣尖瓣隔叶根部的距离等。

3.三尖瓣结构，是否有隔叶裂、缺如和缺损。

4.左心室扩大的程度，右心室壁是否增厚。

5.三尖瓣反流和肺动脉压力评估。

6.合并其他畸形情况，肺动脉狭窄、动脉导管未闭、房间隔缺损等。

◆ **超声心动图报告提示**

1.先天性心脏病。

2.左室-右房通道。

3.合并畸形（主要是三尖瓣的畸形，其他先天性心脏病：室间隔缺损、动脉导管未闭等）。

4.肺动脉高压（如有需说明）。

第14章

动脉导管未闭

【定义、病因和分类】

1.动脉导管未闭（patent ductus arteriosus，PDA）占先心病的5%～10%，男女比例约1：3。

2.胚胎时期由左侧第6号动脉远端生成动脉导管。动脉导管是胎儿时期肺动脉与主动脉之间正常连接的生理性分流通路。多在出的后3～6个月闭合。如出生后1年以上未闭合，则为病理状态，称为动脉导管未闭。

3.本病可单独存在，亦可与其他心内畸形并存。

4.未闭的动脉导管根据形态分型，具体如下。

（1）管型：导管直径较为均匀一致，主动脉侧与肺动脉侧开口的内径基本相同。此型最常见，约为80%。

（2）漏斗型：动脉导管的主动脉端口径大于肺动脉端口径，形状如漏斗。

（3）窗型：导管极短，口径极粗，外观似主动脉、肺动脉窗样结构。管壁往往极薄。

（4）动脉瘤样：动脉导管扩张成动脉瘤样。导管连接主动脉与肺动脉的两端较细而中间呈瘤样扩张。管壁薄而脆。内可有血栓形成。罕见。

（5）哑铃型：动脉导管中部较细，两端较粗。罕见。

【临床表现】

临床症状的轻重依赖于患者的年龄、导管粗细、分流量大小及肺血管阻力。

1.导管细，分流量少者，对心功能影响小，临床上可无主观症状，突出的体征为胸骨左缘第2肋间及左锁骨下方可闻及连续性机械样杂音，可伴有震颤，脉压可轻度增大。

2.中等分流量者常有乏力、劳累后心悸、气喘胸闷等症状，听诊杂音性质同上，更为响亮伴有震颤，传导范围更广，有时可在心尖部闻及轻度收缩期及舒张期杂音，周围血管征阳性。

3.分流量大的动脉导管未闭，常伴有继发性肺动脉高压，可导致右向左分流，上述典型杂音的舒张期成分减轻或消失，继之收缩期杂音亦可消失而仅可闻及因肺动脉瓣关闭不全导致的舒张期杂音，此时患者可出现差异性发绀且临床症状严重。

【适应证】

1.探查PDA的走行、长度、在两动脉开口的大小及位置。

2.探查PDA所伴发的罕见肺动脉夹层或破裂。

3.监测前列腺素治疗过程中的PDA关闭情况。

4.介入治疗术中TEE指导封堵器的位置并评价封堵效果。

5.手术闭合PDA的术后即刻或早期效果评价。

6.术前及术后评价左心室功能及肺动脉压。

7.术后复查及随访。

【超声心动图表现】

◆ 二维和M型超声心动图

1.二维超声心动图

（1）左肺动脉的起始部与降主动脉之间有异常通道相交通（图14-0-1）。

（2）根据导管的形态结构判断其类型。

（3）左心增大，室间隔活动增强。

（4）肺动脉明显增宽，且搏动增强。

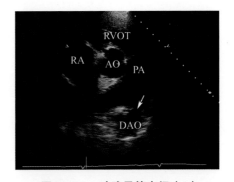

图14-0-1　动脉导管未闭（1）

心底短轴切面显示降主动脉与肺动脉间的异常通道（箭头所示）

2.M型超声心动图　左心增大，室间隔活动增强；主动脉增宽。

3.TTE观察切面

（1）胸骨旁大动脉短轴切面

①可显示位于左肺动脉起始部与降主动脉之间的PDA。

②可根据导管的形态结构判断其类型。

③肺动脉可增宽，且搏动增强。

（2）胸骨旁左高位切面：探头置于胸骨左缘第1或第2肋间，示标指向1～2点位，可显示右肺动脉、左肺动脉和PDA的"三腿裤"征。PDA位于左肺动脉的左侧。合并肺动脉高压，动脉导管内径扩大时此切面最准确。

（3）胸骨上窝主动脉弓长轴及短轴切面：可见肺动脉分出左动脉处见降主动脉与肺动脉间的PDA。

（4）左心长轴切面：左心大小、功能及室间隔活动情况。

4.TEE观察切面

（1）食管上段主动脉弓水平可显示降主动脉长轴与左肺动脉斜切短轴间相通的动脉导管。

（2）在此切面上，多普勒声束与分流束方向大致平行，可进行分流速度和压力阶差的准确测量。彩色血流显像可显示从主动脉经动脉导管至肺动脉间的分流。

◆ 多普勒超声心动图

1.于心底短轴切面和胸骨上窝主动脉弓长轴及短轴切面在主动脉与左肺动脉根部间，可见由降主动脉经异常通道进入肺动脉的异常血流信号（图14-0-2，有视频）。

2.频谱多普勒可探及连续性左向右"锯齿形"高速频谱。

3.当收缩期肺动脉压力超过主动脉压力，即继发艾森门格（Eisenmenger）综合征时，可产生右向左的分流。收缩期为右向左分流，舒张期为左向右分流。

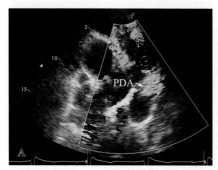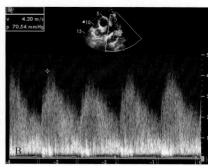

图14-0-2　动脉导管未闭（2）（有视频）

A.心底短轴切面彩色多普勒显示由降主动脉经异常通道进入肺动脉的血流信号（箭头所示）；B.连续多普勒表现为连续性分流频谱

◆ 超声造影

1.主动脉压大于肺动脉压时，部分患者在二维切面上，由肺动脉分叉处沿主-肺动脉外侧壁可见细长负性造影区，与彩色多普勒分流束相对应。实际工作中不易观察到。

2.当出现肺动脉压高于主动脉压后，在降主动脉内可见到充盈的气泡（左心房、左心室内无气泡），说明患者有重度肺动脉高压。

【诊断要点】

1.二维超声大动脉短轴切面可见在左肺动脉起始部与主动脉之间的交通通道。

2.彩色多普勒超声可见由主动脉到肺动脉的左向右分流束。频谱多普勒于肺动脉内可探及连续性分流。当出现肺动脉高压时，可见右向左分流信号。

3.肺动脉扩张。

4.左心房、左心室扩大。

5.合并肺动脉高压时，右心室扩大，右心室壁增厚。

【肺动脉压的判断】

1.肺动脉收缩压（SPAP）

（1）根据连续多普勒测得的三尖瓣最大反流速度估测。

（2）在无左心室流出道狭窄的情况下，根据导管分流速度估测。

①肺动脉压<主动脉压时，$SPAP = SBP - 4V^2$（SBP.肱动脉收缩压；V.动脉导管分流收缩期最大分流速度）。

②肺动脉压>主动脉压时，$SPAP = SBP + 4V^2$

2.肺动脉舒张压（DPAP） $DPAP = DBP - 4V^2$（DBP.肱动脉舒张压；V.动脉导管分流舒张期末分流速度）。

【鉴别诊断】

1.主-肺动脉窗

（1）为一种少见的先天性心脏病，由主、肺动脉间隔发育异常所致。

（2）缺损一般较大，位于升主动脉侧壁与毗邻的肺动脉主干之间。

（3）其特征表现为在心底短轴切面上，在肺动脉瓣远侧可见主动脉的断面环有一缺口和肺动脉主干相通，主动脉和肺动脉均有增宽。

（4）彩色多普勒显示分流血流束从主动脉缺口处流入肺动脉，脉冲多普勒在此处可测及双期连续性异常血流信号。

2.主动脉窦瘤破裂 主动脉窦部呈囊样扩张，突入邻近心腔，可见窦壁破口及分流的信号。

3.冠状动脉-肺动脉瘘

（1）相应的冠状动脉多增粗、扭曲。瘘口较小时，冠脉也可不增粗。

（2）瘘口多位于肺动脉瓣上约1cm处。

（3）瘘口可为一个，也可为多个。当有多个瘘口时，彩色多普勒可探及多束分流信号。

（4）彩色及频谱多普勒于肺动脉瘘口处可探及连续性湍流信号。

4.左冠状动脉异常起源于肺动脉

（1）未探及正常的左冠状动脉开口。

（2）右冠状动脉通常增粗、纡曲。

（3）肺动脉壁上可见左冠状动脉起源，分流方向为冠状动脉-肺动脉。

（4）彩色多普勒可探及冠状动脉-肺动脉的双期连续性分流信号。

5.重度肺动脉瓣反流

（1）反流信号起源于肺动脉瓣口。

（2）反流仅见于舒张期。

（3）反流信号速度常较低，低于3m/s。

【预后的判断】

1.PDA自然闭合机会不大，约为30%。

2.PDA小者对心功能影响较小，预后较好。

3.PDA粗大者可发生心力衰竭，肺动脉高压导致右向左分流者（艾森门格综合征）预后较差。个别患者可因出现未闭动脉导管破裂出血而迅速死亡。

4.严重肺动脉高压可导致肺动脉夹层。

5.合并感染性心内膜炎患者预后较差。

【手术或介入治疗指征】

1.药物治疗

（1）早产儿可应用吲哚美辛（消炎痛，前列腺素合成酶抑制药）使导管收缩，促使早产儿动脉导管关闭。足月儿效果不佳。

（2）禁忌证包括高胆红素尿症、败血症、凝血功能障碍及肾功能不全。

2.介入治疗

（1）PDA最窄内径＞2mm，可用弹簧圈或Amplatzer等装置封堵，其闭合率可达72%～100%。

（2）年龄通常≥6个月，体重≥4kg。

（3）左向右分流不合并需外科手术的其他心脏畸形。

（4）外科术后残余分流。

3.手术治疗

（1）所有诊断明确的婴幼儿或成年人，无论有无症状，如无禁忌证均可考虑手术。手术方式包括动脉导管结扎术、导管切断缝合术及导管钳闭术等。

（2）单纯PDA直径＞12mm者应首先考虑手术治疗。

（3）患婴如出现心力衰竭或呼吸窘迫症，心脏进行性扩大，应及早手术。

（4）合并肺动脉高压患者，只要以左向右分流为主，即所谓动力性肺动脉高压，应予以手术。

（5）合并其他心内畸形需外科手术者。

（6）合并细菌性心内膜炎，感染不能控制时，应及早手术。

【术中应用】

1.介入治疗术中采用TEE监测

（1）术前探查动脉导管的位置、直径、长度和类型。

（2）术中指导封堵器的位置并评价术后即刻封堵效果。

（3）评价左心室收缩功能。

2.外科术中 心外膜超声可即刻评价术后效果及左心室功能。

【随访】

1.首诊后6个月随访。

2.左心室收缩功能及大小没有明显改变者，应每年随访。

3.合并肺动脉高压者，应每6个月复查超声。

4.介入或手术治疗者术后1、3、6个月各复查1次超声。

【注意事项】

1.80%婴儿的动脉导管在出生后3个月内闭合，95%在1年内闭合，一般认为出生1年后动脉导管仍持续未闭合者，即应诊断为PDA。1周岁以内描述为"未闭合的动脉导管"，说明当时动脉导管的状况。PDA是一种疾病，出生后1周岁后方可诊断。

2.细小的动脉导管未闭，听诊无杂音，二维超声左心房、左心室无扩大，彩色多普勒仅见细窄左向右红色分流束，频谱多普勒显示为舒张期正向湍流，流速通常＜3m/s，检查时应仔细寻找，以免漏诊。

3.当二维超声明确肺动脉与降主动脉之间有异常通道，但彩色多普勒未显示异常血流信号时，应考虑有严重的肺动脉高压出现，此时可借助超声造影协助诊断。如不仔细观察也亦漏诊。

4.动脉导管未闭导致肺动脉高压时，可出现右心房、右心室增大，应注意与房间隔缺损相鉴别。右心超声造影有助于区别心房水平的分流和动脉水平的分流。

5.TEE成像因左支气管横于食管和PDA间而受限。

6.在某些肺血减少的心脏畸形中，未闭动脉导管具有维持生命的代偿作用，不能简单将其单独关闭。

【报告书写要点】

◆ 重点测量数据

1.动脉导管的直径和主动脉及肺动脉开口处的直径。多切面观察，主动脉短轴、胸骨上窝主动脉弓长轴切面测量。

2.动脉导管分流速度。测量收缩期和舒张期的血流速度，判断主动脉和肺动脉间的压力差。

3.左心房、左心室大小，右心室壁厚度。

4.肺动脉主干及分支内径。

5.三尖瓣反流频谱，估测肺动脉压力。

◆ 主要文字描述

1.动脉导管形态结构，观察导管的形态，根据导管的直径和主动脉及肺动脉开口处的直径进行分型。

2.动脉导管分流的方向和时相，多数为左向右的连续性分流。肺动脉高压时可能只有收缩期的分流。严重肺动脉高压时为右向左分流。

3.左心室扩大的程度，右心室壁是否增厚。

4.三尖瓣反流和肺动脉压力评估。

5.合并其他畸形情况。肺动脉狭窄、房间隔缺损及其他复杂心脏畸形等。

◆ **超声心动图报告提示**

1.先天性心脏病。

2.动脉导管未闭［注明类型，如动脉导管未闭（管型）］。

3.合并畸形（其他先天性心脏病）。

4.肺动脉高压（如有需说明）。

第 15 章

体静脉异常连接

体循环静脉系统的主要部分包括上腔静脉、冠状静脉窦、下腔静脉及肝静脉等。体静脉（腔静脉）异常包括体静脉回流途径异常和回流终点连接部位异常。

体循环静脉畸形主要指体静脉异位连接（anomalous systemic venous connection，ASVD）畸形，包括右上、下腔静脉畸形、左位上腔静脉残留、冠状静脉窦畸形和肝静脉畸形连接。

体循环静脉畸形的分类较为复杂。

根据连接异常发生的血管分类分为：上腔静脉、冠状静脉窦、下腔静脉及肝静脉异常。

根据连接的终点分类分为：左心房、右心房、双心房、冠状动脉窦、上腔静脉等。

本章主要介绍永存左位上腔静脉和下腔静脉缺如。

第一节　永存左位上腔静脉

【定义、病因和分类】

1.左位上腔静脉为胚胎时期左心房斜静脉未关闭而遗留的血管畸形，由左颈总静脉与左锁骨下静脉汇合而成，头臂静脉约50%缺如。

2.分类

（1）生理性连接：指没有造成左右心分流，包括最常见的回流部位-冠状静脉窦和在右心房直接开口，这两种左位上腔静脉的血流最终还是汇入右心房；这两种情况无血流动力学意义，无须进行外科矫治。

（2）病理性连接：指造成左右心之间的分流，指左位上腔静脉直接开口于左心房或回流左肺静脉，则需手术矫治。左上腔静脉一般开口于左心房的左上角。多合并房间隔缺损。

3.少见的是，当冠状静脉窦发育不良或闭锁时，冠状循环的静脉血也可经左位上腔静脉、头臂静脉，回流入右侧的上腔静脉。

4.在无顶冠状静脉窦综合征中，常伴有左位上腔静脉。

【临床表现】

1.如不伴有其他心血管疾病，则回流至冠状静脉窦、右心房的左位上腔静脉没有明显临床症状。

2.如果产生右向左分流，则可导致患者发绀、杵状指（趾），可出现不同程度的心悸、气短等症状。

3.如伴有其他心血管疾病，则有相应疾病的临床症状和体征。

【适应证】

1.确定左位上腔静脉的回流途径和部位。

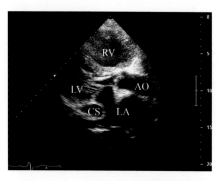

图15-1-1　永存左位上腔静脉（1）

左心室长轴切面显示左心房室环后方、扩张的冠状静脉窦短轴

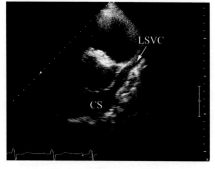

图15-1-2　永存左位上腔静脉（2）

胸骨旁非标准切面，显示左上腔静脉汇入冠状静脉窦（有视频）

2.冠状静脉窦的内径及是否合并无顶冠状静脉窦综合征。

【超声心动图表现】

◆ 二维和M型超声心动图

1.冠状静脉窦扩张

（1）胸骨旁左心室长轴，左心房后方的房室环位置探查到冠状静脉窦的类圆形短轴（图15-1-1）。

（2）心尖四腔切面，显示二尖瓣环左侧的类圆形无回声区，在此基础上后压探头显示扩张的管形冠状静脉窦长轴。

2.左位上腔静脉走行

（1）胸骨旁或心尖部位显示冠状静脉窦短轴后，可顺时针旋转探头，沿其走行调整探头，可显示左位上腔静脉汇入冠状静脉窦的超声图像（图15-1-2，有视频）。

（2）胸骨上窝切面，在主动脉弓长轴切面基础上顺时针旋转探头，可找到位于主动脉弓左侧走行的左位上腔静脉长轴。其引流位置决定其血流方向。

3.观察切面

（1）胸骨旁左心室长轴、心尖

四腔切面可观察冠状静脉窦的短轴。

（2）在心尖四腔切面的基础上后压探头显示冠状静脉窦的长轴。

（3）胸骨上窝在显示主动脉弓长轴切面基础上顺时针旋转探头，可显示左位上腔静脉长轴。

◆ **多普勒超声心动图**

1.冠状静脉窦扩张时，在胸骨旁或剑突下的其长轴切面，彩色多普勒可显示其内血流信号明亮。

2.二维基础上显示左位上腔静脉长轴后，彩色多普勒可显示其内的血流方向和流速，向下引流则为蓝色，向上引流则为红色。

3.如果为无顶冠状静脉窦综合征，偶可显示经冠状静脉窦的左右心房之间的分流，分流方向与是否合并冠状静脉窦口缩窄或闭合有关。左向右分流，则临床表现类似房间隔缺损；右向左分流，则产生发绀等表现。

4.合并房间隔缺损时心房水平见左向右分流信号。

5.左位上腔静脉的脉冲多普勒频谱为负向或正向的静脉频谱。

◆ **超声造影**

1.必须经左上肢静脉注入造影剂。

2.左位上腔静脉回流至冠状静脉窦，冠状静脉窦内首先出现造影剂，见造影剂经冠状静脉窦引流入右心房。不合并房、室间隔缺损时左心不显影。

3.左位上腔静脉回流至左心房，左心房首先显影。由于该类型患者多合并房间隔缺损，在左心房显影后右心房显影。注意排除其他心内畸形。

【诊断要点】

1.冠状静脉窦扩张，主动脉弓左侧可见左位上腔静脉，其内为静脉血流信号。

2.左上肢静脉超声造影冠状静脉窦首先显影，然后右心房显影。

3.左位上腔静脉回流至左心房时左房首先显影，然后右心房显影。

【鉴别诊断】

1.正常的胸降主动脉与扩张的冠状静脉窦鉴别诊断

（1）左心室长轴切面中，胸降主动脉短轴位于左心房后外方，且在心包腔外；顺时针旋转探头可显示其长管形的长轴切面。

（2）心尖四腔切面，胸降主动脉仍呈短轴，较二尖瓣环位置高。

2.冠状静脉窦闭锁

（1）冠状静脉窦口不与右心房相通。

（2）冠状静脉窦内的血流方向是由冠状静脉窦流向左位上腔静脉（升静脉），经左上肢静脉注入造影剂冠状静脉窦不显影。

3.心内型肺静脉畸形引流

（1）部分肺静脉或共同肺静脉腔与冠状静脉窦相连接，肺静脉的血液经冠状静脉窦引流至右心房。

（2）经左上肢静脉注入造影剂冠状静脉窦不显影。

4.心上型肺静脉畸形引流

（1）肺部分肺静脉或共同肺静脉腔的血液经垂直静脉及头臂静脉注入上腔静脉，垂直静脉的血流方向为离心性，彩色多普勒显示为红色血流信号。

（2）经左上肢静脉注入造影剂后垂直静脉不显影。

5.下腔静脉肝段缺如

（1）肝静脉直接入右心房。

（2）可有左位降主动脉旁向上引流的半奇静脉血流显像。

（3）经下肢静脉超声造影：下腔静脉远段显影后，造影剂不直接进入右心房，而是经奇静脉或半奇静脉进入上腔静脉，再进入右心房。

【预后的判断】

1.左位上腔静脉回流至冠状静脉窦口或直接开口于右心房，在血流动力学上无意义，无须治疗。

2.左位上腔静脉回流至左心房，回流左肺静脉等，需手术治疗。

【术中应用】

1.对于生理性连接，术中超声无必须。

2.对于病理性连接，超声可评价左上腔静脉至左心房矫治后内隧道情况。

【随访】

一般无须治疗。引流至左心房等，可观察手术近远期效果。

【报告书写要点】

◆ 重点测量数据

1.冠状静脉窦直径。左心室长轴切面测量冠状静脉窦横断面的直径；冠状静脉窦长轴切面可沿长轴方向测量直径，尤其是开口处的直径。

2.合并房间隔缺损时房间隔连续中断的直径。多切面胸骨旁、心尖和剑突下四心腔切面、剑突下双房切面测量综合分析缺损的大小、数目。频谱多普勒测量房间隔连续中断处分流速度。

3.心腔大小。

4.肺动脉主干及分支内径。

5.三尖瓣反流频谱，估测肺动脉压力。

◆ 主要文字描述

1.左位上腔静脉的走行、宽度及引流口的部位。

2.冠状静脉窦增宽的情况。

3.心腔扩大的程度。

4.心房水平是否有分流，左向右分流还是右向左分流。

5.三尖瓣反流和肺动脉压力评估。

6.超声造影，造影剂首先出现的部位、回流途径等。

7.是否合并无顶冠状静脉窦综合征。

8.合并其他畸形情况，肺动脉狭窄、动脉导管未闭、室间隔缺损、肺静脉异位引流等。

◆ 超声心动图报告提示

1.先天性心脏病。

2.永存左位上腔静脉［注明回流的途径，如永存左位上腔静脉（经冠状静脉窦回流入右心房）］。

3.合并畸形（其他先心病：肺静脉异位引流、动脉导管未闭等）。

第二节 下腔静脉缺如

【定义、病因和分类】

1.下腔静脉与其肝段及肾前段未能连接或肝段缺如，造成肾段以下的血流需经过与下腔静脉异位连接的奇静脉引流到右上腔静脉，或经半奇静脉引流到永存左位上腔静脉。上腔静脉连接右心房。肝静脉直接连接右心房。

2.分型，按下腔静脉缺如的部位分为四型。

A型：下腔静脉近心段缺如，经奇静脉或半奇静脉回流至右上腔静脉至右心房。

B型：下腔静脉远端缺如，经奇静脉或半奇静脉回流至左位上腔静脉至右心房。

C型：下腔静脉缺如，经奇静脉回流至右上腔静脉至右心房。

D型：下腔静脉回流至左心房，罕见。

3.多属生理性异常连接，即体静脉的畸形连接没有造成左右心血流分流，体静脉血流最终还是汇入右心房，无血流动力学意义。但D型汇入左心房者形成右向左分流则需手术矫治。

4.合并畸形，常合并房间隔缺损，其他有法洛四联症、大动脉转位等畸形。

【临床表现】

1.不合并其他心内畸形时患者多无明显特殊临床表现。

2.D型可有发绀。合并其他畸形时会表现相应症状和体征。

【适应证】

1.下腔静脉和肝静脉位置与右心房关系。

2.下腔静脉异常引流方式。

【超声心动图表现】

◆ 二维和M型超声心动图

1.剑突下横切面和矢状纵切面、胸骨旁和胸骨上窝多切面扫查，显示下腔静脉与腹主动脉、脊柱的位置关系，下腔静脉近心段与右心房失去连接关系。

2.下腔静脉末端未与右心房直接连接，远端血经右侧升主动脉旁的奇静脉或左侧降主动脉旁半奇静脉汇入右上腔静脉或左位上腔静脉后进入右心房（图15-2-1）。

3.肝静脉直接连接右心房。

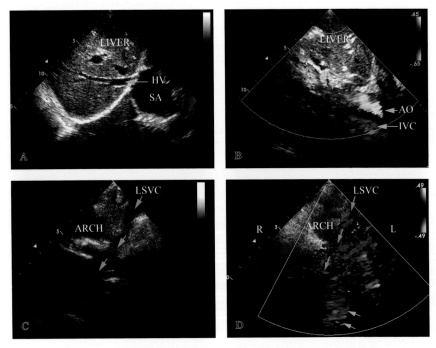

图15-2-1　下腔静脉肝段缺如合并半奇静脉引流入左上腔静脉

A.剑突下切面显示肝静脉直接汇入单心房；B.剑突下切面彩色多普勒显示下腔静脉沿腹主动脉后方上行；C.胸骨上窝切面显示主动脉弓左侧下行的永存左上腔静脉；D.胸骨上窝切面彩色多普勒显示半奇静脉（细箭头）左侧汇入左上腔静脉（粗箭头）

4.上腔静脉显著增宽。

5.经半奇静脉、左位上腔静脉回流者，剑突下和胸骨旁切面显示冠状静脉窦口可能增宽。

6.合并其他心血管畸形（具体超声表现参见相关章节）。

7.观察切面

（1）剑突下横切面和矢状纵切面观察下腔静脉和半奇静脉的延续关系、肝静脉与右心房的连接关系。

（2）胸骨上窝切面显示半奇静脉的回流情况。

◆ **多普勒超声心动图**

1.彩色多普勒显示肝静脉血流直接进入右心房。

2.在右上腔静脉附近或左位上腔静脉附近可能有奇静脉或半奇静脉的向上引流的静脉血流显像（图15-2-1）。

3.频谱多普勒显像，在疑似奇静脉或半奇静脉的静脉血流处取样得到静脉频谱波形，区别动脉血流信号。

4.明确有无心内分流。

◆ **超声造影**

1.经下肢静脉进行超声造影检查。

2.下肢静脉血经右上腔静脉至右心房，下腔静脉远段显影后，造影剂不直接进入右心房，而是经奇静脉或半奇静脉进入上腔静脉，再进入右心房。

3.下肢静脉血经左位上腔静脉至右心房，下腔静脉远段显影后左位上腔静脉显影，继而冠状静脉窦、右心房显影。

4.右下腔静脉回流至左心房，下腔静脉远段显影后，左心房迅速显影。

【**诊断要点**】

1.下腔静脉缺如，未与右心房直接连接，经奇静脉或半奇静脉汇入右上腔静脉或左位上腔静脉，回流入右心房。

2.肝静脉直接连接右心房。

3.上腔静脉增宽。

【**鉴别诊断**】

1.下腔静脉回流异常

（1）下腔静脉近心段存在，但不直接与右心房连接。

（2）下腔静脉经冠状静脉窦入右心房或与左心房连接。

2.永存左位上腔静脉

（1）下腔静脉直接回流至右心房。

（2）左位上腔静脉可经冠状静脉窦回流入右心房或回流至左心房。

（3）经左上肢注射造影剂可明确左位上腔静脉的回流途径。

【预后的判断】

1.异常体静脉连接常合并不同心脏畸形，生存率高低常取决于患者术前条件和合并心脏畸形的严重性。

2.治疗单独的体静脉异位引流或合并简单的心脏畸形病死率较低。

【术中应用】

1.判断内隧道或外通道情况。

2.判断合并心脏畸形的矫治效果。因该畸形而改由颈内静脉实施房间隔或室间隔缺损的封堵术，亦可由超声观察治疗效果。

【随访】

1.术后观察内隧道或外通道。

2.评价合并心脏畸形治疗情况，如有无术后肺静脉梗阻等。

【报告书写要点】

◆ 重点测量数据

1.下腔静脉缺如的范围。

2.奇静脉、半奇静脉、上腔静脉的直径。

3.合并房间隔缺损时房间隔连续中断的直径。多切面胸骨旁、心尖和剑突下四心腔切面、剑突下双房切面测量综合分析缺损的大小、数目。频谱多普勒测量房间隔连续中断处分流速度。

4.心腔大小。

5.肺动脉主干及分支内径。

6.三尖瓣反流频谱，估测肺动脉压力。

◆ 主要文字描述

1.下腔静脉缺如的部位、范围。下腔静脉与奇静脉、半奇静脉及上腔静脉的连接情况。

2.肝静脉引流的部位。

3.心腔有无扩大。

4.超声造影，经下肢静脉造影，观察造影剂首先出现的部位、回流途径等。

5.合并其他畸形情况，房间隔缺损、法洛四联症、大动脉转位等。

◆ 超声心动图报告提示

1.先天性心脏病。

2.下腔静脉缺如［注明类型，如下腔静脉近心段缺如］。

3.合并畸形（房间隔缺损等）。

第16章

肺静脉畸形引流

【定义、病因和分类】

1.肺静脉畸形引流，亦称为肺静脉异位连接，系因胚胎发育异常，导致部分或全部肺静脉未能正常回流入左心房，直接或间接通过体静脉回流入右心房。

2.胚胎时间与共同肺静脉干和原始静脉的发育、吸收异常有关。

3.肺静脉畸形引流的分类较为复杂。

（1）根据肺静脉与左心房的连接分型

①部分型肺静脉畸形引流（PAPVC）：部分肺静脉与左心房相连接，其余肺静脉异常连接至右心房。可合并房间隔缺损。

②完全型肺静脉畸形引流（TAPVC）：所有肺静脉均不与左心房连接。通过体静脉引流入右心房。极少数引流入右心室。均合并房间隔缺损。

（2）根据肺静脉引流途径分型

①心上型：肺静脉总干或部分肺静脉通过垂直静脉回流左头臂静脉而后入右上腔静脉，形成主动脉弓上静脉环；或直接汇入右上腔静脉回右心房。占47%～50%。

②心内型：肺静脉总干或部分肺静脉通过冠状静脉窦或直接引流入右心房，占30%。

③心下型：肺静脉总干或部分肺静脉通过下腔静脉、门静脉、肝静脉回流入右心房，占18%。

④混合型：肺静脉分别经两个或多个引流部位回流入右心房，占5%～8%。

4.弯刀综合征（scimitar syndrome）

（1）属于部分型：为右侧肺静脉畸形引流；罕见。

（2）右侧肺静脉形成肺静脉干，通过右侧肺门的前方或后方，在心包的右侧下行，在右心房与下腔静脉交界处，呈弯刀状向左侧行进，畸形引流入下腔静脉。

（3）X线表现：在右下肺野出现弯刀形的阴影。

【临床表现】

1.PAPVC的临床症状儿童期多不明显。中年以后可出现类似Ⅱ孔房间隔缺损的症状，如呼吸困难、心慌、咳嗽、心前区不适、疲劳等，严重者可出现发绀。体征上亦类似Ⅱ孔房缺，可在肺动脉瓣听诊区闻及收缩期杂音。

2.TAPVC的临床症状相对明显

（1）肺静脉无狭窄者：出生后数日无症状，1个月左右出现呼吸急促、喂养困难、体重不增，常有呼吸道感染；半岁左右心力衰竭明显，发绀多不明显。75%～85%的患儿死于1岁内，多数在3个月内死亡。

（2）肺静脉狭窄者：肺淤血、肺水肿。患儿出生后不久即有发绀和呼吸急促、喂养困难及日益加重的心力衰竭。多于数日内或延至3～4个月死亡。如为心下型PAPVC的肺静脉狭窄，患儿啼哭、排便等使腹腔压力升高或膈肌收缩时加重发绀和呼吸困难。

（3）体征：无肺静脉狭窄者可在肺动脉瓣听诊区闻及收缩期杂音，或三尖瓣听诊区有舒张期杂音。如经左头臂静脉异位回流，则在心底部左或右侧闻及静脉杂音，体位改变和压迫颈静脉杂音无改变。有肺静脉狭窄者，肺静脉回血受阻导致心脏不大，无杂音；但肝大，可有皮下水肿。

【适应证】

1.肺静脉畸形引流数目及引流方式。

2.房间隔缺损有无、大小及类型。

3.肺动脉高压有无及程度。

4.心脏大小及心功能状态。

5.术后复查肺静脉回流及房间隔修补的情况。

6.经胸超声心动图探查不清是否有房间隔缺损，可行右心超声造影。

7.经胸超声心动图探查不清肺静脉及房间隔情况，可行经食管超声心动图进行补充。

【超声心动图表现】

◆ 二维和M型超声心动图

1.肺静脉在左心房的开口部分或完全缺失，运用胸骨旁左心室长轴切面、左心耳-大动脉短轴切面、心尖四腔和五腔切面、剑突下双房切面及胸骨上窝切面等探查。

2.肺静脉分为心内、心上、心下及混合部位畸形引流，须仔细探查右心房、冠状静脉窦、胸骨上窝的降主动脉旁和左头臂静脉附近、剑突下切面的上下腔静脉、肝静脉、门静脉附近［图16-0-1，图16-0-2（有视频）］。

（1）异位引流至右心房，则右心房壁上有除上下腔静脉及冠状静脉窦开口之外的异常静脉开口。

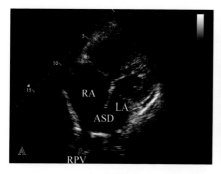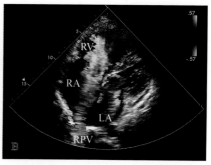

图16-0-1 部分型肺静脉畸形引流（心内型）

A.单支右肺静脉直接开口于右心房，合并下腔静脉型房间隔缺损；B.A图对应的彩色多普勒血流图，显示单支右肺静脉回流入右心房

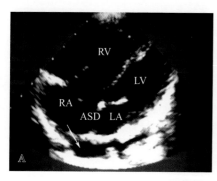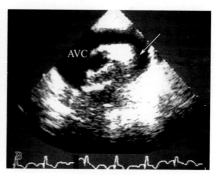

图16-0-2 完全型肺静脉畸形引流（心上型，有视频）

A.胸骨旁四腔心切面显示4支肺静脉汇成共同肺静脉腔（箭头所示）；B.胸骨上窝见共同肺静脉腔进入垂直静脉（箭头所示）经无名静脉引流入右上腔静脉

（2）异位引流至冠状静脉窦，则窦口扩张。

（3）异位引流至心上，胸骨上窝切面则可见向上引流的垂直静脉，并可与左无名静脉沟通，经右上腔静脉回流至右心房，右上腔静脉增宽。

（4）异位引流至心下，剑突下切面可见引流部位内径增宽，同时异位的肺静脉常发生狭窄。

3.TAPVC左心房没有肺静脉开口，且左心房内径较小，可能有变形，左心室、主动脉内径正常或偏小。左心房外侧可见一无回声腔，为肺静脉总干，与左心房无沟通。肺静脉总干内可见肺静脉开口。如无肺静脉狭窄，右心房、右心室明显扩大。如有肺静脉狭窄，右心大小可正常。

4.注意合并畸形。几乎都合并房间隔缺损，上腔静脉型易合并右上肺静脉畸形引流，下腔静脉型易合并右下肺静脉畸形引流。约1/3的TAPVC伴有单心室、共同动脉干、完全性大动脉转位、肺动脉瓣闭锁、无脾综合征等其他复杂畸形。

5.右心房、右心室扩大。肺动脉高压时，右心室壁肥厚，肺动脉增宽。

6.M型超声心动图主要为右心容量负荷增加的改变。左心室长轴M型曲线中，室间隔后移，舒张早中期可见与左心室后壁的同向运动。肺动脉瓣开放曲线中，如有中度以上肺动脉高压，则呈"W"或"V"形开放。TAPVC中，肺静脉总干常在左心房后方，故左心室长轴M型曲线的心底波群显示4条暗区，依次为右心室流出道、主动脉、左心房、肺静脉总干。

◆ 多普勒超声心动图

1.心内型异位引流，可见右心房内异常血流束和冠状静脉窦口的血流量增加。

2.心上型异位引流，可见胸骨上窝降主动脉旁的向上的红色双期血流束（垂直静脉）。右上腔静脉内血流丰沛。形成垂直静脉→左头臂静脉→右上腔静脉的主动脉弓上静脉血流环。

3.心下型异位引流，可见膈肌下方引流部位的血流量增大。

4.异位肺静脉如有狭窄，则狭窄处呈前向的五彩镶嵌的湍流束。

5.合并房间隔缺损者，在缺损处可见分流信号，注意分流方向。

6.分流量大，则肺动脉瓣口前向收缩期血流速度增快。

7.如有肺动脉高压，三尖瓣反流及肺动脉瓣反流速度增快。

8.合并其他畸形的相应血流频谱改变。

◆ 超声造影

1.心上型肺静脉异位引流时，垂直静脉通常位于左上腔静脉位置，经左肘静脉注入右心超声造影剂，垂直静脉内无造影剂气泡。

2.难以确定房间隔缺损时，经左肘静脉注入右心超声造影剂，由于右向左分流导致左心房内可见造影剂气泡。

【诊断要点】

1.部分型肺静脉畸形引流

（1）4条肺静脉未完全回流到左心房。

（2）心脏内、上或下探查到异常肺静脉开口。

（3）右心容量负荷增大；右心扩大，肺动脉增宽。

（4）肺动脉高压征象。

2.完全型肺静脉畸形引流

（1）4条肺静脉均未回流到左心房。左心房较小。

（2）肺静脉汇合成肺静脉总干。

（3）心脏内、上或下探查到肺静脉总干引流途径。

（4）无肺静脉狭窄时，右心容量负荷增大；右心扩大，肺动脉增宽。

（5）肺动脉高压征象。

【鉴别诊断】

1. 永存左上腔静脉

（1）位置与心上型PAPVC的垂直静脉相同，但是其内血流多向下引流，频谱为负向。

（2）与左头臂静脉可不相连沟通。

（3）多回流至冠状静脉窦，导致窦口增宽。

（4）右心超声造影，经左肘静脉注射，左上腔静脉内、冠状静脉窦较右心房提前显影。

2. 单纯房间隔缺损

（1）4条肺静脉均回流至左心房。

（2）右心增大程度和肺动脉高压出现早晚及程度比合并PAPVC轻，与房间隔缺损大小匹配。

3. 冠状动脉-右心房/冠状静脉窦瘘

（1）与心内型PAPVC鉴别。

（2）多不合并房间隔缺损。

（3）来源冠状动脉主干多增宽。

（4）瘘管走行路径上可见舒张期为主的纤曲的冠状动脉血流信号。瘘口处多为舒张期为主的连续性频谱。

4. 左心房三房心

（1）左心房内有分隔，将左心房分为真房和副房。而TAPVC中，肺静脉总干在左心房外。

（2）分隔上如有空洞，则副房血流与真房相通。而TAPVC中，肺静脉总干与左心房无沟通。

【预后的判断】

1. TAPVC目前的手术死亡率为5%～9%。多数患者术后长期效果良好。

2. 术前肺静脉梗阻及术后的残余梗阻、合并其他畸形可能导致预后不良。

3. 术后早期出现的结性或室上性心动过速，可于术后1年内恢复至正常的窦性心律。

4. 及时手术可减少心律失常的发生。

【术中应用】

心外膜超声或经食管超声心动图如下：

1. 明确房间隔修补是否成功，有无残余漏。

2.明确肺静脉矫治后是否正常回流入左心房。

3.有无肺动脉狭窄。

4.明确合并畸形的矫治情况。

【随访】

1.影响远期效果的原因主要是肺静脉狭窄、吻合口梗阻及心律失常等。随访中需注意这些情况的发生。肺静脉狭窄主张再次手术。

2.没有残余血流动力学异常者无须进一步检查。

【报告书写要点】

◆ 重点测量数据

1.异常引流血管的宽度。

2.完全型测量肺静脉总干的大小。

3.合并房间隔缺损测量房间隔连续中断的直径和房间隔连续中断处分流速度。

4.右心房、右心室大小，右心室壁厚度。

5.肺动脉主干及分支内径。

6.三尖瓣反流频谱，估测肺动脉压力。

◆ 主要文字描述

1.肺静脉与左心房连接的情况，与左心房连接的肺静脉数目，明确是部分型还是完全型。

2.异常引流血管的途径，明确是心上型、心内型还是心下型。

3.是否合并房间隔缺损，房间隔连续中断的大小、部位、数目等。心房水平的分流情况：左向右分流还是右向左分流。

4.右心房、右心室扩大的程度，右心室壁是否增厚。

5.室间隔的运动及与左心室后壁的运动情况，与左心室后壁的同向运动或活动低平。

6.三尖瓣反流和肺动脉压力评估。

7.合并其他畸形情况，肺动脉狭窄、动脉导管未闭、室间隔缺损等。

◆ 超声心动图报告提示

1.先天性心脏病。

2.肺静脉畸形引流［注明类型，如完全型肺静脉畸形引流（心上型）］。

3.合并畸形（其他先天性心脏病）。

第17章

肺动-静脉瘘

【定义、病因和分类】

1.肺动-静脉瘘是指肺动脉分支和肺静脉之间有一个或多个交通，部分血液不经过肺毛细血管床而直接经肺静脉回流入左心房。

2.病因多为先天性肺动-静脉畸形。

3.在胚胎时期，动、静脉丛之间原始连接的间隔病变，血管间隔发育不完全而形成肺动-静脉瘘。

4.多以独立的疾病存在，少数合并遗传性出血性毛细血管扩张症。亦有学者认为肺动-静脉瘘是毛细血管扩张症在肺的表现。

5.根据病变范围分类型

（1）Ⅰ型：广泛性弥漫性肺动-静脉瘘。主要是在靠近毛细血管的终末小动静脉间呈弥漫多发瘘孔样吻合。

（2）Ⅱ型：局限性肺动-静脉瘘（又称肺动-静脉瘤）。发生在近心侧较粗的肺动、静脉分支。瘘口处可形成血管瘤样囊腔。囊壁由动脉、静脉或者二者共同构成，内有一层内皮细胞，很薄、极易破入肺组织和支气管内。

【临床表现】

1.由体循环动脉供应的肺动-静脉瘘占极少数，不产生右向左的血流动力学改变。但易形成血栓，并继发感染性心内膜炎。

2.由肺动脉供应的肺动-静脉瘘，流经瘘囊未经氧合的血液直接经肺静脉流至左心，形成心外右向左分流，使动脉血氧降低。

3.临床表现与瘘口大小、分流量多少有关。Ⅰ型PAVF分流量大，比Ⅱ型血流动力学后果严重，临床表现明显。

4.分流量＞25%～30%时，患者出现乏力、活动后气短、头晕缺氧等症状。

5.分流量大及病史长者出现发绀、杵状指、继发红细胞增多，即"三主"征，产生一系列病理生理改变。继发红细胞增多易形成肺血管血栓，血栓脱落可产生脑血管栓塞及脑脓肿。

6.病变处血管壁易破裂，与支气管或胸膜相通时可致大咯血或血胸。如有血栓形成，合并感染可致脑或周围转移性脓肿。

7.如肺静脉瘘位置表浅，则于胸壁上可闻及连续性或收缩期血管杂音。

【适应证】

1.临床如有患者口唇发绀、杵状指（趾）而超声心动图探查心内结构正常，应疑为本病。

2.右心超声造影对本病有确诊价值。

【超声心动图表现】

◆ 二维和M型超声心动图

1.二维超声心动图

（1）由于肺静脉所接受的血流量未发生变化，左心负荷无改变，因而心脏房室腔大小正常。心内结构正常，无房、室、大动脉水平的异常分流。

（2）肺动-静脉瘘分流量大时，可出现相应的肺静脉扩张，甚至呈瘤样。

（3）肺动-静脉瘘分流量大时，可出现左心容量负荷增大的表现：左心房、左心室增大，左心室壁的运动增强。

2.M型超声心动图　无特殊表现。

◆ 多普勒超声心动图

1.心内无特殊表现，肺静脉内很难显示分流信号。

2.少数位于肺表面的肺动-静脉瘘，探头置于胸部体表病灶处可以显示形态不规则的低回声或无回声区，彩色多普勒于病灶处见五彩镶嵌的湍流信号，可探及连续性的血流频谱。

◆ 超声造影

1.右心超声造影　对诊断具有决定性作用。

2.二维超声心动图　主要从四心腔切面观察。经周围静脉注射造影剂后，右心房和右心室首先显影，在右心显影的同时，左心并不显影。经过3～5个（或4～6个）心动周期左心房内才出现造影剂回声，继之左心室显影。左心内造影剂的密度及亮度均较右心低。

3.M型超声心动图　经周围静脉注射造影剂后，在二尖瓣波群上首先于右心室腔内出现造影剂的云雾影，左心系统并不立即显影，而是在其后有一较长的间隔，4～6个心动周期，再在左心室及主动脉内出现造影剂。此结果与血流动力学上血液由右心室射入肺动脉，穿过瘘管后再经肺静脉回流入左心房、左心室及主动脉的过程是相互吻合的（图17-0-1）。

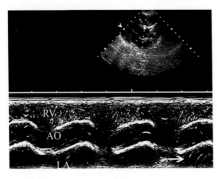

图17-0-1　肺动静脉瘘的右心超声造影M型超声

经肘静脉注入造影剂后，心底波群见右心室首先显影，3个心动周期后左心房也显影（箭头所示）

【诊断要点】

1.肺动-静脉瘘在行常规的二维超声、M型超声及彩色多普勒血流成像时无特异的改变，只是在超声造影时有其特殊的表现。

2.经周围静脉注射造影剂后，右心房和右心室首先显影一段时间左心房、左心室才显影。这种延迟显影，是超声心动图诊断肺动-静脉瘘的关键。

3.如患者有体循环低氧血症如发绀、杵状指等体征，而常规超声心动图无特殊发现时则需进行超声造影检查，以进一步明确诊断。

【鉴别诊断】

1.房间隔缺损 由房间隔缺损或室间隔缺损引起的右向左分流，左右心几乎同时显影，或至多较右心显影不超过1个心动周期。

2.肺静脉异位引流 肺静脉异位引流时左心房壁应该少或无肺静脉开口。房外腔应该是肺静脉共干，腔内应显示肺静脉血流频谱，而不是收缩期为主的连续性频谱。

3.单纯肺静脉扩张 该病是肺静脉的局限性扩张，以肺下叶多见，X线上为圆形及柱状纤曲的带状影，与肺动-静脉瘘很像，可依靠造影鉴别。

4.肺动脉扩张 没有动静脉分流的血流动力学改变，肺动脉造影可确诊。

5.心包囊肿 临床不该有发绀表现，囊肿与心腔不相通，其内液体不流动、测不到血流频谱，囊腔内不会有造影剂回声。

6.其他 还应与肺囊肿、肺部肿瘤、肺部炎症、肺结核、肺段隔离症、支气管扩张症、真性红细胞增多症等相鉴别。

【预后的判断】

1.合并有遗传性毛细血管扩张症的该病患者预后不如单纯性的肺动静脉瘘患者。

2.肺动静脉瘘患者可有轻重程度不同的多种并发症，比如周期性偏头痛、一过性脑缺血发作、脑血管意外、脑脓肿、致命性咯血、充血性心力衰竭、感染性心内膜炎等。预后与并发症相关。

3.外科手术能改善预后。

【术中应用】

超声心动图术中无特殊应用。

【随访】

可用右心超声造影观察是否完全闭合肺动-静脉瘘。

【注意事项】

1.超声心动图心脏的表现无异常，易漏诊；患者如有发绀应高度怀疑该病，进行右心超声造影能够确诊。

2.由于超声不能明确肺血管病变的情况，不能进行分型。

【报告书写要点】

◆ 重点测量数据

无特殊。

◆ 主要文字描述

1.心血管正常表现。

2.右心超声造影：计数经周围静脉注射造影剂后，右心房和右心室显影至左心房、左心室出现造影剂的心动周期数目。一般经过3～5个心动周期左心房内才出现造影剂回声。

◆ 超声心动图报告提示

1.先天性心脏病。

2.肺动-静脉瘘。

第18章

法洛四联症

【定义、病因和分类】

1.定义　法洛四联症（tetralogy of Fallot）是包括肺动脉狭窄、室间隔缺损、升主动脉骑跨及右心室肥厚4个病理解剖及病理生理改变的一种先天性心血管复合畸形。

2.胚胎学基础

（1）由于胚胎时期圆锥动脉干发育异常所致。

（2）正常圆锥动脉干的发育，圆锥动脉干间隔生长完整、螺旋到位、对接良好。

（3）法洛四联症的形成与圆锥动脉干间隔分隔不均、对合不良和圆锥移位有关。

（4）圆锥动脉干间隔分隔不均导致肺动脉狭窄和主动脉增宽。

（5）圆锥结构与相应心室对接不良和圆锥移位导致主动脉骑跨。

（6）室间孔不能闭合形成室间隔缺损，同时与圆锥结构与相应心室对接不良有关。

（7）肺动脉圆锥发育异常，肺动脉漏斗部异常导致右心室流出道漏斗部水平的右心室流出道狭窄。

（8）右心室肥厚则是右心室流出系统狭窄的结果。

3.病理特征

（1）动脉狭窄：指右心室流出系统狭窄，包括右心室漏斗部、肺动脉瓣环、肺动脉瓣膜、肺动脉主干及其分支狭窄。

（2）室间隔缺损：漏斗部的间隔缺损。多为嵴下型缺损，少数为嵴上型，也有部分缺口可扩展到膜部周围的室间隔。

（3）主动脉骑跨：主动脉增宽，骑跨在室间隔之上。一般骑跨率在30%～50%。如骑跨率超过75%应考虑为右心室双出口。亦有学者认为若骑跨＞50%应考虑右心室双出口。

（4）右心室肥厚：继发性改变。

4.分类　根据病理解剖、血流动力学和临床表现，可分为三型。

（1）Ⅰ型（轻型或无发绀型法洛四联症）：肺动脉狭窄较轻，室间隔缺损较小，心室水平以左向右分流为主。

（2）Ⅱ型（典型或发绀型法洛四联症）：右心室流出道及肺动脉狭窄较重，室间隔缺损较大，导致右心压力增高，心室水平以右向左分流为主。

（3）Ⅲ型（重型法洛四联症）：肺动脉闭锁或肺动脉-漏斗部严重发育不良，肺动脉血流通过未闭合的动脉导管或侧支血管进行供血，血流动力学与假性永存动脉干类似。

5.合并的解剖畸形　冠状动脉起源异常、房间隔缺损（即法洛五联症）、右位主动脉弓等。

【临床表现】

1.阵发性呼吸困难，发绀，发育障碍。婴儿期可有缺氧发作。儿童期喜蹲踞为其特征性表现。

2.体格检查见杵状指，胸骨左缘3～4肋间可闻及2/6～4/6级收缩期杂音并可扪及震颤，其响度常与发绀程度成反比。

3.长期低氧血症可出现代偿性红细胞增生，导致血液黏滞度增加，易形成血栓。

【适应证】

1.出现发绀、心脏杂音或其他心脏体检异常，运动产生晕厥。

2.病情出现变化或出现其他合并症。

3.确认冠状动脉的起源部位和走行。

4.进行医治或外科手术的时机掌握，进行心脏外科手术前的可行性和危险性评价，指导制定手术方案。

5.术后疑有残余分流或梗阻、出现心功能低下或心包积液等手术并发症，术后需要对心功能和手术效果进行再评价。

【超声心动图表现】

◆ 二维和M型超声心动图

1.右心室流出道梗阻，见图18-0-1（有视频），根据狭窄部位和程度不同，表现不同。

（1）单纯漏斗部狭窄：仅右心室流出道室壁增厚，流出道狭窄。漏斗部低位狭窄时狭窄与肺动脉瓣环间可形成第三心室。

（2）漏斗部及肺动脉瓣狭窄：

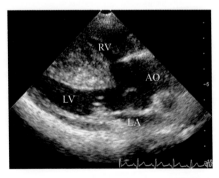

图18-0-1　法洛四联症（1）（有视频）

左心室长轴切面见室间隔缺损和主动脉骑跨

除右心室流出道狭窄外，肺动脉瓣瓣叶增厚，瓣口较小，收缩期呈穹窿状（或称圆顶状或尖锥状）突向肺动脉，瓣叶活动幅度较大。

（3）漏斗部、肺动脉瓣及瓣环狭窄：在右心室流出道及肺动脉瓣狭窄基础上，可见肺动脉瓣环内径明显狭窄。

（4）漏斗部弥漫性狭窄：多伴肺动脉瓣、肺动脉主干及分支内径狭窄，且狭窄较重，肺动脉呈细管状。

（5）肺动脉及肺动脉瓣缺如或闭锁：常发生于双动脉瓣下型的室间隔缺损者，肺动脉主干呈条索状，无法探及。多数于肺动脉远端可见发育不良的肺动脉分支，通过未闭的动脉导管与主动脉相通。

（6）单纯肺动脉瓣及瓣环狭窄：较少见，程度多较轻，肺动脉主干可见狭窄后扩张。

2.室间隔缺损与主动脉骑跨，见图18-0-2。

（1）室间隔与主动脉前壁连续中断，残端回声增强，缺损常较大。紧邻肺

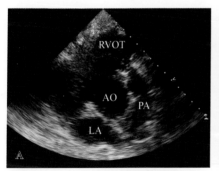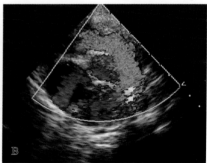
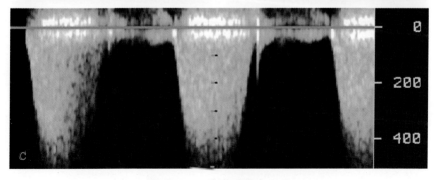

图18-0-2　法洛四联症（2）
A.心底短轴切面显示右心室流出道和肺动脉狭窄；B.彩色多普勒右心室流出道和肺动脉内见收缩期高速血流信号；C.连续多普勒肺动脉内探及全收缩期负向实填频谱

动脉瓣者为干下型，远离肺动脉瓣者为嵴下型。

（2）主动脉明显增宽前移，骑跨于室间隔之上。

3.右心室前后径扩大，右心室壁增厚。

4.主动脉后壁与二尖瓣前叶相连，为纤维连接。

5.M型心底波群示右心室流出道狭窄，主动脉前壁前移，声束由心底部波群转向二尖瓣波群时主动脉前壁反射突然消失。肺动脉瓣曲线常不易探及，流出道狭窄时可见收缩期高速震颤，瓣膜狭窄则可见舒张末期a波加深。

6.TTE观察切面

（1）心底短轴、右心室流出道长轴切面

①观察右心室流出道狭窄的部位及严重程度。

②肺动脉瓣数目、狭窄程度及肺动脉分支发育情况。

③室间隔缺损大小及与肺动脉的关系。

④观察冠状动脉起源。

（2）左心室长轴、心尖四腔和心尖五腔切面

①观察室间隔缺损大小。

②主动脉骑跨程度判断。

③主动脉后壁与二尖瓣前叶关系。

④右心室前壁厚度。

7.TEE观察切面

（1）食管上段切面：0°～40°时短轴切面显示肺动脉瓣、肺动脉主干及左右分支。

（2）食管中段切面：70°～95°时右心室流出道长轴切面显示右心室流出道、肺动脉瓣和肺动脉主干。

（3）食管下段切面：0°时心尖四腔及五腔切面显示室间隔，130°～150°时左心室长轴显示室间隔及升主动脉。

◆ 多普勒超声心动图

1.彩色多普勒显示右心室流出道内和肺动脉内见起自狭窄部位以蓝色为主五色镶嵌的细窄射流束，射流束宽度与狭窄程度相关。根据射流的流速计算压差能反映右心室流出道狭窄的程度。

2.狭窄程度较重或肺动脉瓣闭锁时射流束难以探测甚至消失，此时于肺动脉分支处可探及未闭合的动脉导管血流或丰富的侧支循环血流信号。

3.彩色多普勒显示室间隔缺损处见来自右心室血流束与来自左心室血流束同时流入主动脉，仅少量红色血流束进入右心室。脉冲多普勒显示舒张晚期及收缩早期为正向频谱，收缩中晚期及舒张早中期为负向频谱。

4.观察切面

（1）心底短轴、右心室流出道长轴切面。

（2）左心室长轴切面。

◆ 超声造影

1.造影剂进入右心房、右心室后舒张期经室间隔缺损流向左心室，左心室内可见较浓密造影剂回声。

2.收缩期左心室内造影剂并不返回右心室，而是与右心室内含造影剂的血流同时进入主动脉。

3.这种造影剂单向运动与分流血液来回穿梭样运动的双向分流相区别为法洛四联症特征之一。

【诊断要点】

1.室间隔与主动脉前壁连续中断，主动脉骑跨于室间隔上，主动脉后壁与二尖瓣前叶为纤维连接。多普勒显示室间隔水平右向左分流为主的双向分流，右心室与左心室血流共同流入主动脉。

2.右心室流出道或肺动脉狭窄，右心室壁继发性肥厚。多普勒显示右心室流出道内起自狭窄处的高速湍流信号。

【病变程度的判断】

1.主动脉骑跨程度的判断

（1）骑跨率的计算

$$骑跨率（\%）=\frac{主动脉前壁外侧缘至室间隔右心室面距离}{主动脉舒张期内径}×100\%$$

（2）骑跨程度判断：轻度＜25%；中度25%～50%；重度＞50%。

2.肺动脉发育的判定 双侧肺动脉分支直径之和应大于膈肌水平降主动脉直径1.5倍。

【鉴别诊断】

1.右心室双出口 当法洛四联症主动脉骑跨较重时，两者较相似。

（1）主动脉与肺动脉失去环绕关系，呈平行排列，大部分起自右心室，骑跨率＞75%。

（2）室间隔水平分流以左向右分流为主。

（3）大部分主动脉后壁与二尖瓣借圆锥肌连接而非纤维连接。

2.巨大室间隔缺损合并肺动脉狭窄 主动脉可部分骑跨，心室水平亦可右向左分流，但无漏斗间隔前移，主动脉内径正常，左侧房室增大。

3.法洛三联症 两者临床表现类似，但法洛三联症为房间隔缺损，无室间隔缺损和主动脉骑跨现象。

4.永存动脉干 也有室间隔缺损和大动脉增宽骑跨，但永存动脉干仅有一根大动脉及一组房室瓣，肺动脉及其分支均起源于大动脉。

【预后的判断】

1.如不手术，由于低氧血症与红细胞增多症而引起的合并症（如卒中和脑脓肿），其预后很差；可发生猝死，存活30岁以上者较少见。

2.肺动脉发育越差，手术死亡率越高。Nakata指数（左、右肺动脉横截面积除以体表面积）＜150mm²/m²的患者一期根治手术效果很差，病死率＞75%。

【手术治疗指征】

1.所有法洛四联症均需手术治疗。

2.轻症患者可在1～2岁行选择性根治术，病情较重的患者不论年龄均应尽早行根治术。

3.少部分严重肺动脉发育不良的婴幼儿宜先行体-肺分流减状手术。

【术中应用】

术中多采用TEE进行监测。

1.补充和修正术前的诊断。

2.观察室间隔缺损补片，明确有无残余分流及其分流量。

3.监测早期低心排反应。

4.了解右心室流出道梗阻疏通和重建情况。

【注意事项】

1.应仔细探查右心室流出道及肺动脉的狭窄部位，严重程度及范围大小，准确测量肺动脉及其分支内径，这与诊断、鉴别诊断、手术的选择及预后等有很大关系。

2.术前检查还需了解冠状动脉起源和走向，以免手术时做右心室切口或做漏斗部跨瓣补片误将血管切断导致心肌供血不足或低排综合征。

3.国内学者提出重症四联症的三项参考指标，若以下三项指标均符合者常提示左心室发育不良，术后易出现低排综合征，不宜做根治术。

（1）右肺动脉内径／主动脉内径≤0.45。

（2）右心室内径／左心室内径≥2.3∶1。

（3）左心房舒张末容积≤正常的55%。

【报告书写要点】

◆ 重点测量数据

1.右心室流出系统内径：包括右心室漏斗部、肺动脉瓣环、肺动脉瓣膜、肺动脉主干及其分支的内径。连续多普勒测量右心室流出系统狭窄部位的血流速度、压差。

2.室间隔连续中断的直径：多切面观察，左心室长轴切面、主动脉短轴、心尖四心腔切面等切面测量综合分析缺损的大小。多普勒测量室间隔连续中断处分流速度，判断左右心室间的压力差。

3.主动脉内径。

4.主动脉骑跨率。

5.各心腔大小。

6.右心室壁厚度。

◆ **主要文字描述**

1.右心室流出系统狭窄的部位、程度。

2.主动脉增宽和骑跨的程度。

3.室间隔连续中断的大小、部位等。

4.心脏扩大的程度。

5.右心室壁增厚的情况。

6.超声造影右向左分流的情况。

7.合并其他畸形情况，冠状动脉起源异常、房间隔缺损（即法洛五联症）、右位主动脉弓。

◆ **超声心动图报告提示**

1.先天性心脏病。

2.法洛四联症。

3.合并畸形（其他先天性心脏病）。

第19章

法洛三联症

【定义、病因和分类】

1.法洛三联症（trilogy of Fallot） 是一种较为少见的发绀型先天性心血管复合畸形。约占先天性心脏病的6.3%。

2.主要病理特征 肺动脉狭窄、房间隔缺损和右心室肥大三大特征。

（1）肺动脉狭窄：肺动脉口狭窄。主要为肺动脉瓣狭窄，少数还可合并瓣下狭窄；肺总动脉常伴有狭窄后扩张。为重度的狭窄，是该畸形的主要原因。

（2）继发孔型房间隔缺损或卵圆孔开放，心房水平右向左分流。

（3）右心室肥厚。

【临床表现】

1.活动后心慌、气短、易疲劳，可有上呼吸道感染、头晕和发育欠佳等。大多有发绀，但一般出现时间较晚，严重者有蹲踞现象。后期可出现心力衰竭。

2.体征主要有口唇及四肢发绀；杵状指（趾）；心前区隆起并有抬举感；肺动脉瓣区扪及收缩期震颤；P_2减弱或消失。

【适应证】

1.出现发绀、心脏杂音或其他心脏体检异常。

2.病情出现变化或出现其他合并症。

3.进行心脏外科手术前的评价，指导制订手术方案。

4.术后疑有残余分流，需要对手术效果进行再评价。

【超声心动图表现】

◆ 二维和M型超声心动图

1.肺动脉狭窄，见图19-0-1。

（1）多数为瓣膜狭窄，表现为肺动脉瓣瓣叶增厚，瓣口较小，收缩期呈穹窿状（或称圆顶状或尖锥状）突向肺动脉，瓣叶活动幅度较大。

（2）狭窄较重时，肺动脉见狭窄后扩张，肺动脉干明显增宽。

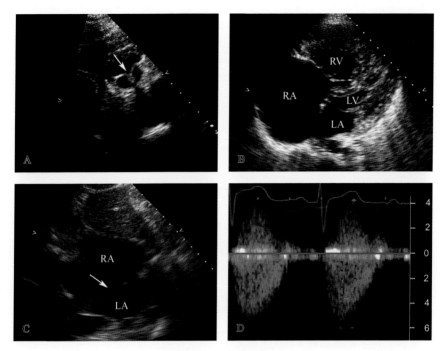

图19-0-1 法洛三联症

A.主动脉短轴显示肺动脉瓣和肺动脉狭窄（箭头所示）；B.四腔切面显示右心房及右心室扩大；C.剑突下切面房间隔中部连续中断（箭头所示）；D.连续多普勒肺动脉瓣口血流速度明显增快

2.继发型房间隔缺损或卵圆孔未闭合

（1）房间隔中部回声连续中断，左右心房相通。

（2）卵圆孔开放时为房间隔原发隔和继发隔分离，二者间有较大的缝隙。

3.右心室壁厚度增加，右心室前后径稍增大。

4.右心房增大。右心房压力较大时房间隔向左心房突出，下腔静脉增宽。

5.少数患者可合并有右心室漏斗部狭窄，表现为流出道处室壁肌肉增厚，突向心腔，使流出道变窄，阻碍血流通过。

6.M型可见肺动脉瓣活动曲线a波加深，右心室流出道狭窄的患者，肺动脉瓣曲线可见收缩期高速震颤。

7.TTE观察切面

（1）心底短轴切面

①观察肺动脉瓣厚度、回声、瓣口大小及瓣叶开放幅度。

②右心室流出道及肺动脉宽度。

③右心室游离壁厚度。

（2）剑突下切面：房间隔缺损大小、部位。

8.TEE观察切面

（1）食管上段切面：0°～40°时短轴切面显示肺动脉瓣、肺动脉主干及左右分支。

（2）食管中段切面：70°～95°时右心室流出道长轴切面显示右心室流出道、肺动脉瓣和肺动脉主干。

（3）食管中段切面：0°时心房两腔切面、115°～130°时上下腔切面显示房间隔缺损大小、数目、部位。

（4）食管下段切面：0°～60°四腔切面显示房间隔。

◆ 多普勒超声心动图

1.肺动脉内收缩期出现过瓣后呈喷射状的、以蓝色为主的五色镶嵌的射流束。射流束宽度取决于狭窄程度，瓣口面积越小，射流束越细。

2.连续多普勒于肺动脉瓣口探及收缩期高速射流频谱，狭窄程度越重，流速越高。

3.房间隔中段处可见右向左分流信号，双向分流时见有红色和蓝色的血流信号呈穿梭状通过房间隔。

4.法洛三联症患者多有三尖瓣关闭不全，反流速度较快，常为五彩镶嵌的湍流。

5.观察切面

（1）心底短轴切面。

（2）剑突下切面。

◆ 超声造影

1.造影剂首先出现于右心房，其后一部分经三尖瓣进入右心室，另一部分经房间隔缺损进入左心房，再经二尖瓣口到达左心室。

2.该特点在诊断与鉴别诊断上有重要意义。

【诊断要点】

1.肺动脉狭窄（主要为肺动脉瓣狭窄，亦可为右心室流出道狭窄）、房间隔缺损（或卵圆孔开放）及右心室壁肥厚。

2.彩色多普勒肺动脉出现高速湍流，起自肺动脉口。

3.心房水平右向左分流。继发型房间隔缺损或卵圆孔未闭合彩色多普勒及超声造影显示心房水平出现右向左分流。超声造影显示心房水平右向左分流。

【肺动脉狭窄程度的判断】

1.多普勒超声对肺动脉瓣狭窄严重程度的评估　通过简化的Bernoulli方程（$\Delta P = 4V^2$，P＝压力，V＝三尖瓣反流峰值流速）可估算右心室和右心房之间的压差，加上右心房压力后可估测右心室收缩压，其与肺动脉瓣狭窄的峰值压差相同。

2.狭窄程度的分级

轻度：峰值压差＜50mmHg。

中度：峰值压差50～80mmHg。

重度：峰值压差＞80mmHg。

【鉴别诊断】

1.轻度肺动脉瓣狭窄合并房间隔缺损

（1）临床无发绀。

（2）肺动脉狭窄较轻，肺动脉瓣口流速稍快。

（3）心房水平分流为左向右分流。

（4）右心室壁增厚不明显。

2.法洛四联症

（1）临床均有发绀及肺动脉狭窄的体征。

（2）多数为肺动脉漏斗部，肺动脉主干多变窄，狭窄后扩张较少。

（3）房间隔正常，无心房水平分流。

（4）存在室间隔缺损及主动脉骑跨

【预后的判断】

1.未行手术者，后期易发生心力衰竭，导致死亡。

2.本病手术效果较好，术后症状改善明显，其手术死亡率已降为2%左右。

【手术或介入治疗指征】

1.外科根治手术　症状明显或有发绀，右心室压力显著增高者，即使肺动脉瓣狭窄不严重也应尽早手术。右心室肥大或肺动脉瓣狭窄虽较轻，但房间隔缺损有较大分流者，也应手术。

2.瓣膜球囊扩张术及房间隔封堵术　单纯瓣膜型狭窄者可行肺动脉瓣球囊扩张术和房间隔缺损封堵术，手术时应先行球囊扩张术，手术效果良好才能行房间隔缺损封堵术。

【术中应用】

术中多采用TEE进行监测。

1.补充和修正术前的诊断。

2.观察房间隔缺损补片，明确有无残余分流及其分流量。

3.监测早期低心排反应。

4.了解右心室流出道梗阻疏通和重建情况。

【注意事项】

1.应注意了解肺动脉狭窄的部位和程度，判断是否合并有右心室流出道的狭窄。

2.心房水平的分流应明确是由于房间隔缺损所致还是由于卵圆孔开放所致。

3.行法洛三联症矫治术后的患者亦应观察上述部位的解剖和血流变化，以判断手术疗效。

4.经食管超声心动图较经胸超声心动图更为敏感。

【报告书写要点】

◆ 重点测量数据

1.右心室流出系统内径。包括右心室漏斗部、肺动脉瓣环、肺动脉瓣膜、肺动脉主干及其分支的内径。连续多普勒测量右心室流出系统狭窄部位的血流速度、压差。

2.房间隔间隔连续中断的直径，多切面观察综合分析缺损的大小。多普勒测量房间隔连续中断处分流速度。

3.各心腔大小。

4.右心室壁厚度。

◆ 主要文字描述

1.右心室流出系统狭窄的部位、程度。

2.房间隔连续中断的大小、部位等；或卵圆孔未闭。

3.心脏扩大的程度。

4.右心室壁增厚的情况。

5.超声造影右向左分流的情况。

◆ 超声心动图报告提示

1.先天性心脏病。

2.法洛三联症。

第20章

大动脉转位

大动脉转位（transposition of great arteries，TGA）是指大动脉与形态学心室连接关系不一致，即主动脉和肺动脉的位置关系相互对调，主动脉起自右心室，而肺动脉起自左心室。大动脉转位是由于胚胎时期圆锥动脉干间隔螺旋不良所致。根据心房与心室的连接关系，TGA一般分为完全型TGA和矫正型TGA。解剖矫正型的大动脉错位亦属于大动脉转位。有的参考书将右心室双出口和左心室双出口认为是部分型大动脉转位。

第一节　完全型大动脉转位

【定义、病因和分型】

1.完全型TGA是指心房与心室连接顺序一致，而心室与大动脉连接顺序不一致，即主动脉起自右心室，而肺动脉起自左心室。

2.完全型TGA是由于胚胎时期圆锥部发育异常，圆锥动脉干间隔螺旋不良，使左侧的肺动脉向后连接左心室，右侧的主动脉向前连到右心室。

3.为复杂的先天性畸形，可伴有心脏位置等异常。

4.伴发畸形，包括房间隔缺损、室间隔缺损、肺动脉狭窄、动脉导管未闭、冠状动脉畸形等。

5.根据心房位置、心室襻和大动脉位置分类。

（1）完全型大动脉右转位：主动脉位于肺动脉右前方，通常为心房正位、心室右襻（SDD型）。

（2）完全型大动脉左转位：主动脉位于肺动脉左前方，通常为心房反位、心室左襻（ILL型）。

6.根据合并畸形和血流动力学变化分型。

（1）Ⅰ型：无室间隔缺损（VSD）或较小的VSD，合并动脉导管未闭（PDA）或PFO（卵圆孔未闭）。常见，约为60%。

（2）Ⅱ型：合并大的VSD，肺血流量较大。约为20%。

（3）Ⅲ型：合并VSD和肺动脉口狭窄，肺血流量较少。约为15%。

（4）Ⅳ型：室间隔完整或接近完整，合并肺动脉瓣和肺动脉发育不良，肺血流量较少。约为5%。

【临床表现】

1.由于严重缺氧，出生后即有程度不等的呼吸困难和发绀，随后出现进行性缺氧和心力衰竭等症状。

2.无VSD患者，可没有明显的心脏杂音，表现为严重的发绀、呼吸困难、哭闹，不能睡眠，吸氧不能改善症状；合并较大VSD且无肺动脉瓣狭窄患者，胸骨左缘第3、4肋间闻及全收缩期喷射性杂音。

3.合并PDA患者，可在胸骨左缘第2肋间出现连续性心脏杂音。

4.合并VSD和严重肺动脉瓣狭窄或肺动脉瓣闭锁者，类似法洛四联症。有明显发绀、杵状指（趾），一般情况及心功能均较差。

5.合并心脏的其他畸形，如主动脉弓离断、主动脉缩窄等也会出现更为复杂的症状及体征。

【适应证】

1.判断大动脉的起源、排列和走向，明确完全型TGA的类型。

2.明确VSD的大小、部位与大动脉的关系。

3.合并畸形的诊断，如肺动脉狭窄、肺静脉异位引流、体静脉回流异常、主动脉病变等。

4.房室腔的大小及心功能评价。

5.术后疗效判定及随访。

6.部分成年人患者经胸壁超声心动图显像困难，经食管超声心动图可弥补不足。

【超声心动图表现】

◆ 二维和M型超声心动图

1.左、右心房的空间位置

（1）下腔静脉或肝静脉连接右心房，采用剑下腔静脉长轴观可显示下腔静脉相连接的右心房位置（图20-1-1，有视频）。

（2）采用内脏、心房位置的定位诊断法探查心房与内脏的关系。

2.左、右心室的空间位置关系

（1）主要以房室瓣为标志，与二尖瓣连接者为解剖左心室，与三尖瓣连接者为解剖右心室。另外，左心室内膜较光滑，右心室内可见调节束。

（2）根据左、右心室的空间位置，可判明两心室是否转位。

3.两支大动脉的空间位置关系

（1）两大动脉根部失去正常交叉关系，沿其纵轴在心底平行排列，主动脉连接右心室，肺动脉连接左心室。

（2）完全型大动脉右转位，主动脉位于肺动脉右前方。

（3）完全型大动脉左转位，主动脉位于肺动脉左前方。

4. 伴发畸形

（1）房间隔缺损、卵圆孔未闭：约占20%，多为继发孔型；有时为卵圆孔未闭。

（2）室间隔缺损：约占80%，多为干下型，其次为膜周部。

（3）肺动脉狭窄：约占50%，多为肺动脉瓣和瓣下狭窄，瓣环也可狭窄。

（4）动脉导管未闭，冠状动脉畸形，大动脉二叶畸形等。

5. 完全型TGA的特征　两个独立的平行循环，循环之间的混合对维系生命是必要的，并极大程度上取决于TGA的类型。

6. 观察切面

（1）左心室长轴切面重点观察大血管位置与起源、VSD大小、肺动脉瓣狭窄等表现。

（2）心底短轴切面重点判断大血管位置与起源，结合剑突下短轴切面全面

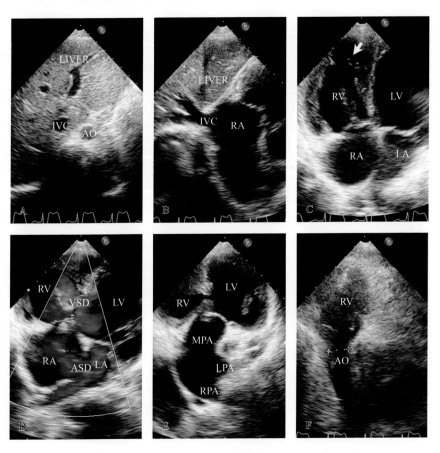

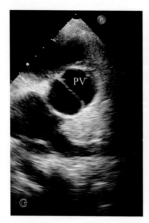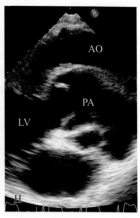

图20-1-1 完全型大动脉转位超声心动图表现（有视频）

A.上腹部横切面显示下腔静脉位于右侧，腹主动脉位于左侧；B.剑突下切面显示肝位于右侧，下腔静脉入右心房；C.心尖四腔心显示右心房通过三尖瓣与右心室（其内可见调节束）相连接，左心房通过二尖瓣与左心室（内膜相对光滑）相连接；D.心尖非标准四腔心切面彩色多普勒成像显示ASD和VSD；E.非标准切面显示左心室与肺动脉相连接；F.非标准切面显示右心室与主动脉相连接；G.胸骨旁大动脉短轴切面显示肺动脉二叶畸形呈左前右后排列；H.高位肋间切面现显示主动脉和肺动脉的空间位置关系，主动脉位于肺动脉的前方（LIVER.肝脏；IVC.下腔静脉；AO.主动脉；RA.右心房；RV.右心室；LV.左心室；LA.左心房；ASD.房间隔缺损；VSD.室间隔缺损；MPA.主-肺动脉；LPA.左肺动脉；RPA.右肺动脉；PV.肺动脉瓣；PA.肺动脉）

观察肺动脉瓣叶狭窄、肺动脉瓣环缩窄、肺动脉瓣下狭窄或肺动脉瓣闭锁等肺动脉狭窄情况。

（3）四腔心切面观察VSD、房室瓣和心腔大小。

（4）胸骨上窝切面观察主动脉弓。

◆ 多普勒超声心动图

1.测量房室瓣及半月瓣瓣口流速，判断瓣口有无狭窄及反流。

2.合并畸形的检出及程度的判断。

◆ 超声造影

观察心房、心室水平分流情况。

【诊断要点】

1.心房、心室连接一致 左心房与左心室相连接，右心房与右心室相连接。

2.心室与大动脉连接不一致，大动脉间相互位置关系异常 主动脉连接右心室，肺动脉连接左心室；主动脉位于肺动脉右前方或左前方；主动脉与肺动脉平行走行。

3.心脏不同水平存在心血管交通分流 伴有ASD、VSD、PDA等。

【鉴别诊断】

1. 大动脉异位

（1）大动脉间相互位置关系异常，即主动脉和肺动脉空间位置关系异常。

（2）大动脉与形态学心室连接关系正常，主动脉仍与形态学左心室相连接，肺动脉与形态学右心室相连接。

2. 右心室双出口

（1）一条大动脉完全从右心室发出。

（2）另外一条大动脉完全或大部分从右心室发出。

（3）均伴有室间隔缺损。

3. 矫正型大动脉转位

（1）房室序列异常伴大动脉转位：即右心房通过二尖瓣与解剖左心室相连，并连接到肺动脉；而左心房通过三尖瓣与解剖右心室相连，并连接到主动脉。

（2）血流动力学得到了矫正：即右心房静脉血液经解剖左心室进入到肺动脉；而左心房动脉血液经解剖右心室进入到主动脉。

【术中应用】

1. 心房调转术

（1）对4条肺静脉入口位置的准确成像。

（2）评价腔静脉与体循环静脉板障的连接。

2. 大动脉调转术

（1）对大动脉吻合口的评价。

（2）对冠状动脉开口及近段的评价。

（3）对室壁运动及心功能的评价。

【随访】

术后患者每年随访1次，主要观察手术效果及各房室瓣的功能。

【注意事项】

1. 采用系统分析法详尽分析心房、心室、大动脉的位置和连接关系。

（1）心房位置的判断：与下腔静脉或肝静脉相连的心房为右心房。

（2）左右心室位置关系的判断：与二尖瓣连接者为解剖左心室，与三尖瓣链接者为解剖右心室。

（3）大动脉位置关系的判断：左转位和右转位。

2. 合并畸形的判断：ASD、VSD、PDA、肺动脉瓣狭窄或闭锁。

【报告书写要点】

◆ 重点测量数据

心腔和血管的数据均需详细测量。

1.各房室腔大小。

2.主动脉、肺动脉宽度。多普勒测量瓣口血流：主动脉瓣、肺动脉瓣和二尖瓣口的血流，包括狭窄和关闭不全的评估。

3.房间隔、室间隔连续中断的直径、动脉导管的直径等。多普勒测量分流的速度。

4.右心室流出系统内径，包括右心室漏斗部、肺动脉瓣环、肺动脉瓣膜、肺动脉主干及其分支的内径。连续多普勒测量右心室流出系统狭窄部位的血流速度、压差。

5.右心室壁厚度。

◆ **主要文字描述**

1.分型和表现极为复杂，按复杂先天性心脏病的分析诊断由内脏、心脏位置，心脏3个节段和3个连接逐一描述。

2.内脏、心脏位置。

3.心房位置、大小；房间隔连续中断的情况。

4.腔静脉和肺静脉及与心房的连接关系。

5.房室瓣的形态结构、明确有无狭窄和关闭不全。

6.心室襻：明确左心室和右心室的解剖结构，左襻还是右襻；室间隔连续中断的情况。

7.心房与心室的连接关系一致。

8.主动脉和肺动脉形态结构、主动脉位于肺动脉右前方或左前方；主动脉连接右心室，肺动脉连接左心室；主动脉与肺动脉平行走行。是否伴有主动脉和肺动脉狭窄等。

9.心脏扩大的程度；右心室壁增厚的情况。

10.主动脉弓及降主动脉是否有狭窄或离断。

11.超声造影右向左分流的情况。

◆ **超声心动图报告提示**

1.先天性心脏病。

2.完全型大动脉转位。

3.如合并其他复杂畸形则按心脏节段和连接关系详细描述。

- 内脏位置：肝、脾。
- 心脏位置：正常左位心、镜像右位心、右旋心等。
- 心房位置：心房正位S、反位I、不定位A，静脉与心房的连接关系。
- 心室襻：心室右襻（D-loop）、左襻（L-loop），房室连接关系一致。
- 大动脉位置：关系正常、D位、L位、A位。
- 合并畸形：房间隔缺损、室间隔缺损、动脉导管未闭、肺动脉狭窄等。

第二节 矫正型大动脉转位

【定义、病因和分型】

1.定义 矫正型大动脉转位（CTGA）是指解剖学心房和心室的连接关系不一致，且解剖学心室和大动脉的连接关系不一致，即右心房通过二尖瓣与解剖左心室相连，并连接到肺动脉；而左心房通过三尖瓣与解剖右心室相连，并连接到主动脉。

（1）解剖上有大动脉转位：主动脉与右心室连接，肺动脉与左心室连接。大动脉的位置关系右转位（D）和左转位（L）。

（2）房室序列异常：右心房通过二尖瓣与解剖左心室相连，左心房通过三尖瓣与解剖右心室相连。

（3）血流动力学得到了矫正：即右心房静脉血液经解剖左心室进入到肺动脉；而左心房动脉血液经解剖右心室进入到主动脉。

2.矫正型TGA 为一种较少见的先天性心脏病，如心脏无其他畸形可维持正常生理循环。

3.病因 CTGA是由于胚胎时期圆锥部发育异常伴心球心室襻的发育异常所致。

4.分型

（1）SLL型：矫正型大动脉左转位（矫正型L-TGA），心房正位，心室左襻，大动脉左转位。约占95%。

（2）IDD型：矫正型大动脉右转位（矫正型D-TGA），心房反位，心室右襻，大动脉右转位，约占5%。

（3）SLD型：心房正位，心室左襻，大动脉右转位。理论上存在，实际很少见。

（4）IDL型：心房反位，心室右襻，大动脉左转位。理论上存在，实际很少见。

5.合并畸形 VSD、ASD、房室瓣关闭不全、主动脉缩窄、冠状动脉畸形、PDA，肺动脉瓣狭窄或闭锁等。

【临床表现】

1.单纯矫正型大动脉转位可以没有异常表现，随着年龄增长，合并房室瓣反流严重者，可逐渐出现心力衰竭等表现。

2.合并心脏畸形者，则可出现相应临床症状。

【适应证】

1.判断大动脉的起源、排列和走向，明确矫正型TGA的类型。

2.合并畸形的诊断，如室间隔缺损、肺动脉狭窄、肺静脉异位引流、体静脉回流异常、主动脉病变等。

3.房室腔的大小及心功能评价。

4.术后疗效判定及随访。

5.部分成年患者经胸壁超声心动图显像困难，经食管超声心动图可弥补不足。

【超声心动图表现】

◆ 二维和M型超声心动图

1.左、右心房的空间位置

（1）下腔静脉或肝静脉连接右心房，采用剑下腔静脉长轴观可显示下腔静脉相连接的右心房位置（图20-2-1，有视频）。

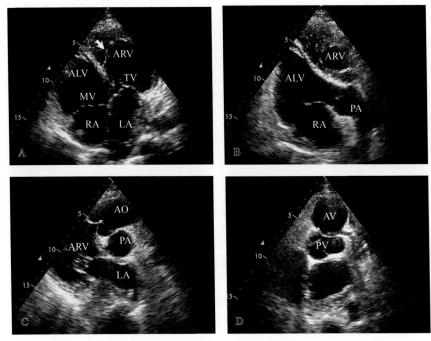

图20-2-1　先天矫正性大动脉转位（SLL型）超声表现（有视频）

A.心尖四腔心切面显示心房正位，心室左襻（白色箭头所示为解剖右心室内调节束）；B.心尖区非标准切面显示解剖左心室与肺动脉相连接；C.胸骨旁非标准切面显示解剖右心室与主动脉相连接；D.胸骨旁非标准切面显示主动脉与肺动脉的位置关系呈左前右后关系（ALV.解剖左心室；ARV.解剖右心室；RA.右心房；LA.左心房；PA.肺动脉；PV.肺动脉瓣；AO.主动脉；AV.主动脉瓣）

（2）采用内脏、心房位置的定位诊断法探查心房与内脏的关系。

（3）心房位置可以是正位，亦可以为反位。

2.左、右心室的空间位置关系

（1）主要以房室瓣为标志，解剖左心室通过三尖瓣与右心房相连接；解剖右心室通过二尖瓣与左心房相连接。

（2）根据左、右心室的空间位置，可判明两心室是否转位。

3.两支大动脉的空间位置关系

（1）主动脉发自于解剖右心室，肺动脉发自于解剖左心室；二者平行走向。

（2）完全型大动脉右转位，主动脉位于肺动脉右前方。

（3）完全型大动脉左转位，主动脉位于肺动脉左前方。

4.伴发畸形

（1）80%患者合并VSD，多为肺动脉瓣下或膜周部VSD，主动脉瓣下VSD约占10%。约50%的患者合并肺动脉瓣狭窄。

（2）其他合并畸形包括ASD、VSD、主动脉缩窄、左侧房室瓣关闭不全、左侧房室瓣Ebstein畸形和单支冠状动脉畸形等。

（3）不合并ASD或VSD等血管畸形者，无血流动力学改变，可在查体人群中发现。

5.M型超声 无特异性表现。

6.观察切面

（1）左心室长轴切面重点观察大血管位置与起源、VSD大小、肺动脉瓣狭窄等表现。

（2）心底短轴切面重点判断大血管位置与起源，结合剑突下短轴切面全面观察肺动脉瓣叶狭窄、肺动脉瓣环缩窄、肺动脉瓣下狭窄或肺动脉瓣闭锁等肺动脉狭窄情况。

（3）四腔心切面观察VSD、房室瓣和心腔大小。

（4）胸骨上窝切面观察主动脉弓。

◆ 多普勒超声心动图

1.测量房室瓣及半月瓣瓣口流速，判断瓣口有无狭窄及反流。

2.合并畸形的检出及程度的判断。矫正型TGA通常合并VSD，CDFI于收缩期在室间隔右心室面可探及五彩镶嵌的高速血流，CW显示位于基线以上的高速血流频谱。

◆ 超声造影

1.无合并畸形的造影无特殊改变。

2.合并畸形时主要观察观察心房、心室水平分流情况。

【诊断要点】

1.大动脉转位 主动脉与右心室连接，肺动脉与左心室连接。大动脉的位置关系右转位（D）和左转位（L）。

2.房室序列异常 右心房通过二尖瓣与解剖左心室相连，左心房通过三尖瓣与解剖右心室相连。

3.矫正的血流动力学 即右心房静脉血液经解剖左心室进入到肺动脉；而左心房动脉血液经解剖右心室进入到主动脉。

4.分型

（1）矫正型大动脉左转位（矫正型L-TGA，SLL）：心房正位，心室左襻，大动脉左转位。

（2）矫正型大动脉右转位（矫正型D-TGA，IDD）：心房反位，心室右襻，大动脉右转位。

5.合并畸形 ASD、VSD、PDA、肺动脉瓣狭窄或闭锁。

【鉴别诊断】

1.右心室双出口

（1）一条大动脉完全从右心室发出。

（2）另外一条大动脉骑跨于室间隔，大部分从右心室发出。

2.肺动脉瓣闭锁合并VSD TGA型肺动脉闭锁，主动脉位于右前方，起自右心室。

3.完全型大动脉转位

（1）心房、心室连接一致：左心房与左心室相连接，右心房与右心室相连接。

（2）心室与大动脉连接不一致，大动脉间相互位置关系异常：主动脉连接右心室，肺动脉连接左心室；主动脉位于肺动脉右前方或左前方；主动脉与肺动脉平行走行。

【术中应用】

1.经典修补术

（1）评价VSD修补效果、形态左心室-肺动脉管道通常情况。

（2）评价瓣膜的血流动力学状态。

2.解剖纠治术

（1）评价双调转术（Double Switch）术后即刻效果。

（2）对冠状动脉开口及近段的评价。

（3）评价瓣膜血流动力学状态和对室壁运动及心功能的评价。

【随访】

术后患者每年随访1次，主要观察手术效果及各房室瓣的功能。

【注意事项】

1.与完全性TGA相同，采用系统分析法详尽分析心房、心室、大动脉的位置和连接关系。

2.合并畸形的判断，ASD、VSD、PDA、肺动脉瓣狭窄或闭锁。

【报告书写要点】

◆ 重点测量数据

心腔和血管的数据均需详细测量。

1.各房室腔大小。

2.主动脉、肺动脉宽度。多普勒测量瓣口血流：主动脉瓣、肺动脉瓣和二尖瓣口的血流，包括狭窄和关闭不全的评估。

3.房间隔、室间隔连续中断的直径、动脉导管的直径等。多普勒测量分流的速度。

4.右心室流出系统内径，包括右心室漏斗部、肺动脉瓣环、肺动脉瓣膜、肺动脉主干及其分支的内径。连续多普勒测量右心室流出系统狭窄部位的血流速度、压差。

5.右心室壁厚度。

◆ 主要文字描述

1.分型和表现较为复杂，按复杂先天性心脏病的分析诊断由内脏、心脏位置，心脏3个节段和3个连接逐一描述。

2.内脏、心脏位置。

3.心房位置、大小；房间隔连续中断的情况。

4.腔静脉和肺静脉及与心房的连接关系。

5.房室瓣的形态结构、明确有无狭窄和关闭不全。

6.心室襻，明确左心室和右心室的解剖结构，左襻还是右襻；室间隔连续中断的情况。

7.心房与心室的连接关系不一致。

8.主动脉和肺动脉形态结构、主动脉位于肺动脉右前方或左前方；主动脉连接右心室，肺动脉连接左心室；主动脉与肺动脉平行走行。是否伴有主动脉和肺动脉狭窄等。

9.心脏扩大的程度，右心室壁增厚的情况。

10.主动脉弓及降主动脉是否有狭窄或离断。

11.超声造影右向左分流的情况。

◆ 超声心动图报告提示

1.先天性心脏病。

2.矫正型大动脉转位（注明分型：SLL型、IDD型）。

3.如合并其他复杂畸形则按心脏节段和连接关系详细描述。

（1）内脏位置：肝、脾。

（2）心脏位置：正常左位心、镜像右位心、右旋心等。

（3）心房位置：心房正位S、反位I，静脉与心房的连接关系。

（4）心室襻：心室右襻（D-loop）、左襻（L-loop），房室连接关系不一致。

（5）大动脉位置：关系正常、D位、L位。

（6）合并畸形：房间隔缺损、室间隔缺损、动脉导管未闭、肺动脉狭窄等。

第21章

右心室双出口

【定义、病因和分类】

1.定义

（1）右心室双出口（double outlet of right ventricle，DORV）为主动脉和肺动脉均起源于右心室；或一根大动脉起源于右心室而另一根大动脉大部分起源于右心室。

（2）室间隔缺损是左心室的唯一出口（个别文献报道无VSD）。

（3）半月瓣与房室瓣间无纤维连续。

（4）约占先天性心脏病的0.72%。

2.胚胎时期圆锥动脉间隔和动脉干旋转不良、圆锥动脉间隔分隔不良、主动脉瓣下圆锥未吸收等导致DORV。

3.病理分型

（1）根据大动脉的位置关系分型

①大动脉位置关系正常：主动脉位于肺动脉的右后方，肺动脉瓣高于主动脉瓣。

②典型DORV：主动脉位于肺动脉的右侧，肺动脉瓣与主动脉瓣在同一水平。

③右位型大动脉异位：主动脉位于肺动脉的右前方或正前方，主动脉瓣多高于肺动脉瓣水平。

④左位型大动脉异位：主动脉位于肺动脉的左前方或左侧，主动脉瓣多高于肺动脉瓣水平。

（2）根据室间隔缺损与大动脉的位置关系分型

①主动脉瓣下型室缺（Ⅰ型）：室间隔缺损位于主动脉瓣下。

②肺动脉瓣下型室缺（Ⅱ型）：即（taussing-bing型），室间隔缺损位于肺动脉瓣下。

③与两大动脉相关的双关型室缺。

④远离两个大动脉的无关型室缺。

（3）依据是否合并肺动脉狭窄分组

①a组：不伴肺动脉狭窄。

②b组：伴有肺动脉狭窄（包括肺动脉瓣、肺动脉瓣下及肺动脉干狭窄），约有50%的右心室双出口的患者合并有肺动脉狭窄。

4.系统分型：DORV的分型和表现复杂，根据节段分析法及合并畸形分型比较完善。

（1）房室连接：一致、不一致。

（2）VSD位置：主动脉瓣下型室间隔缺损、肺动脉瓣下型室间隔缺损、双关型室间隔缺损、无关型室间隔缺损。

（3）大动脉位置关系：主动脉与肺动脉的位置关系。

（4）肺动脉狭窄：是否合并肺动脉狭窄。

【临床表现】

1.房室一致，右位主动脉、主动脉瓣下室间隔缺损、无肺动脉狭窄是最常见类型。临床表现与大室间隔缺损伴肺动脉高压相似，多表现为反复呼吸道感染、肺炎、发育迟缓和心功能不全，为肺血流量增多导致。

2.房室一致，右位主动脉、主动脉瓣下室间隔缺损、有肺动脉狭窄，临床表现与严重的法洛四联症相似，表现为发绀、蹲踞、杵状指（趾）和缺氧性发作。

3.房室一致，右位主动脉、肺动脉瓣下室间隔缺损。临床表现与完全型大动脉转位合并室间隔缺损相似，有或无肺动脉狭窄婴儿期均出现发绀、呼吸困难、充血性心力衰竭、生长发育迟缓及杵状指（趾）。

4.房室一致，与两根大动脉开口相关的室间隔缺损。主、肺动脉开口并列，室间隔缺损较大、位于两根大动脉开口之下。临床表现与主动脉瓣下室间隔缺损相似，分流量大，发绀轻或心力衰竭。

5.房室一致，与两根大动脉开口无关的室间隔缺损。主、肺动脉开口并列，室间隔缺损位于圆锥下、三尖瓣隔瓣下（房室共同通道型）或心尖部肉柱间。临床表现为大室间隔缺损及肺动脉高压症状。

6.房室不一致，室间隔缺损多位于肺动脉瓣下方，常伴肺动脉狭窄和右位心。临床表现为婴儿期即出现发绀、缺氧。

【适应证】

1.判断大动脉的起源、排列和走向。

2.明确室间隔缺损的大小、部位和与大动脉的关系，确定其病理分型并了解血流动力学改变。

3.肺动脉狭窄的部位及其程度评估。

4.房室腔的大小及心功能评价。

5.其他合并畸形的诊断，如完全性肺静脉异位引流、完全性共同房室通道、二尖瓣闭锁或狭窄、主动脉狭窄或发育不全、体静脉回流异常等。

6.术后疗效判断及随访。

7.部分成年患者经胸壁超声心动图显像困难，经食管超声心动图可弥补不足。

【超声心动图表现】

◆ 二维和M型超声心动图

1.大血管位置与起源

（1）主动脉和肺动脉均起源于右心室：见图21-0-1（有视频）。

①左心室长轴切面或其他多个切面显示两根大动脉皆由右心室发出，或一个动脉起源于右心室、另一根大动脉的大部分起源于右心室。

②M型超声扫描线由主动脉向室间隔连续性扫描时可见主动脉前壁与室间隔的连续中断。

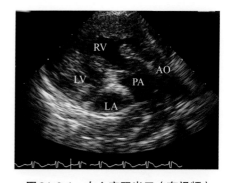

图21-0-1 右心室双出口（有视频）

左心长轴切面见主动脉和肺动脉均完全开口于右心室，二者平行

（2）两根大动脉平行走行，主动脉多位于肺动脉前方，可在肺动脉左方或右方，心底短轴切面可准确地显示两者的大小与关系。

2.圆锥肌组织

（1）左心长轴切面显示大动脉后壁与二尖瓣前叶间有一浓密的光团状反射，即圆锥肌组织。M型超声亦能观察到主动脉后壁的圆锥肌组织，与二尖瓣连续亦中断。

（2）二尖瓣与其邻近的半月瓣（通常是肺动脉瓣）之间因为缺乏纤维连接，在超声心动图上表现为二尖瓣的"后连续中断"——即靠后靠左的半月瓣与二尖瓣前叶之间有一密集增厚的团块状圆锥组织的反射分隔。

（3）个别患者圆锥组织很少甚至缺如，圆锥组织的反射在超声心动图可能难以发现，此时不易与主动脉极度骑跨的法洛四联症或肺动脉骑跨的完全型大动脉转位伴室间隔缺损者相鉴别。

3.室间隔缺损

（1）室间隔回声连续性中断

（2）左心室流出道呈一盲端，未与大动脉连接，室间隔有较大的回声连续中断。

（3）室间隔缺损为左心室的唯一出口，室间隔缺损巨大者几近单一心室。

（4）通常较大的室间隔缺损不会造成由左向右分流的梗阻，极少数情况下，缺损处可能有原发性或继发性梗阻。

4.肺动脉狭窄

（1）约60%的右心室双出口患者伴有肺动脉血液流出受阻，多见于主动脉下室间隔缺损类型，此种改变无论解剖学或血流动力学上均类似于法洛四联症。

（2）结合多普勒应注意肺动脉血流受阻的部位、水平、程度等。

5.合并畸形

（1）主动脉缩窄

①右心室双出口合并肺动脉下室间隔缺损（Taussing-Bing型）中，肺动脉扩张骑跨于室间隔上，当主动脉与之呈并列关系时，圆锥肌组织可充分发育引起主动脉下梗阻，合并升主动脉发育不良，主动脉弓远端缩窄或离断。这种情况在Taussing-Bing型双出口中约1/3。

②超声检查时切勿忽略主动脉弓的检查，尤其当主动脉下存在圆锥反射、近端主动脉内径小于主-肺动脉时，应特别注意是否合并主动脉缩窄。

（2）房室瓣畸形

①房室瓣畸形最常见于无肺动脉狭窄的右室双出口中。

②畸形包括腱索附着异常、二尖瓣或三尖瓣跨立、二尖瓣裂或完全性房室通道等。

（3）注意其他畸形同时存在。

6.观察切面

（1）左心长轴切面重点观察大血管位置与起源、室间隔缺损大小、半月瓣与二尖瓣的"后连续中断"、肺动脉瓣狭窄等表现。

（2）心底短轴切面重点判断大血管位置与起源，结合剑突下短轴切面全面观察肺动脉瓣叶狭窄、肺动脉瓣环缩窄、肺动脉瓣下狭窄或肺动脉瓣闭锁等肺动脉狭窄情况。

（3）四心腔切面观察室间隔缺损、房室瓣和心腔大小。

（4）胸骨上凹切面观察主动脉弓。

◆ 多普勒超声心动图

1.心室水平双向分流。收缩期左向右分流，舒张期右向左分流，分流速度较低。由于两心室压力相近，很少见到有五色镶嵌的分流束。

2.收缩期右心室和左心室内血流束共同进入主动脉和肺动脉。

3.伴肺动脉狭窄时，在肺动脉内可见五色镶嵌的湍流束。

◆ 超声造影

1.注射造影剂后，右心房、右心室顺序显影。

2.主动脉与肺动脉均接受来自右心室内含有造影剂的静脉血，故两者皆有造影剂反射。

　　3.因有室间隔缺损，左心室亦可出现少量造影剂回声。

【诊断要点】

　　1.两根大动脉皆由右心室发出或一个动脉起源于右心室、另一根大动脉的大部分起源于右心室。

　　2.伴有较大室间隔缺损。

　　3.大动脉空间位置相互关系可正常、接近正常、主动脉位于肺动脉正前方或右前方、主动脉位于肺动脉左侧或左前方。

　　4.二尖瓣和半月瓣不连续，左心室以室间隔缺损为唯一出口。

　　5.常伴发其他心内畸形。肺动脉瓣或漏斗部狭窄、主动脉瓣下狭窄、房室瓣畸形、心室发育不良、房间隔缺损、冠状动脉开口异常等。

【鉴别诊断】

　　1.法洛四联症

　　（1）为最常见的发绀型先天性心脏病。

　　（2）主动脉骑跨于室间隔之上，骑跨程度较轻，≤50%。

　　（3）二尖瓣与主动脉瓣之间存在纤维连续，无圆锥肌组织。

　　（4）与右心室双出口主要区别在于大动脉骑跨度。

　　（5）心底大动脉短轴切面上主、肺动脉的环绕关系正常。

　　2.完全型大动脉转位

　　（1）完全型大动脉转位为两条大动脉与形态学心室连接完全不一致。

　　（2）易与大动脉关系异常的右心室双出口相混淆。

　　（3）巨大室间隔缺损伴肺动脉高压。

　　（4）仔细分析室间隔的延长线，单纯大室间隔缺损的主动脉仍开口于左心室。

　　3.单心室

　　（1）实为心室双入口，两组房室瓣均开口到大室腔，附属心室腔内无房室瓣活动。

　　（2）心室内无正常室间隔结构，即使大、小室腔间有肌块结构（始基室间隔），其延长线也不在两组房室瓣间。

　　（3）右心室双出口，两室腔各对应一组房室瓣；即使室缺较大，残余间隔较少，其延长线也在两组房室瓣间。

【术中应用】

　　1.补充术前诊断。

　　2.观察室间隔缺损补片判断有无残余分流及分流量决定是否再次修补。

　　3.了解右心室流出道重建情况，探查右心室流出道及肺动脉宽度，判断血流是否通畅，判断外接血管是否通畅。

4.监测心功能，指导术中用药。

5.指导心腔内排气，以免发生空气栓塞。

6.心包积液观察。

7.经食管超声心动图作为主要手段，心外膜超声检查作为后备或补充检查手段。

【随访】

1.右心室双出口患者均需尽早行手术治疗。

2.术后行超声心动图探查，观察其病理结构的修复和血流动力学矫正的情况。

3.术后随访主要注意室间隔缺损处残余分流、二尖瓣和三尖瓣反流、肺动脉压力等。

【报告书写要点】

◆ 重点测量数据

心腔和血管的数据均需详细测量。

1.各房室腔大小。

2.主动脉、肺动脉宽度。多普勒测量瓣口血流：主动脉瓣、肺动脉瓣狭窄和关闭不全的评估。

3.房间隔、室间隔连续中断的直径、动脉导管的直径等。多普勒测量分流的速度。

4.右心室流出系统内径，包括右心室漏斗部、肺动脉瓣环、肺动脉瓣膜、肺动脉主干及其分支的内径。连续多普勒测量右心室流出系统狭窄部位的血流速度、压差。

5.右心室壁厚度。

◆ 主要文字描述

1.分型和表现极为复杂，按复杂先心病的分析诊断由内脏、心脏位置，心脏3个节段和3个连接逐一描述。

2.内脏、心脏位置。

3.心房位置、大小，房间隔连续中断的情况。

4.腔静脉和肺静脉及与心房的连接关系。

5.房室瓣的形态结构、明确有无狭窄和关闭不全。

6.心室襻。明确左心室和右心室的解剖结构，左襻还是右襻；室间隔连续中断的情况及其与大动脉的位置关系。

7.心房与心室的连接关系是否一致。

8.大动脉的起源。主动脉和肺动脉均起源于右心室；或一根大动脉起源于右心室而另一根大动脉大部分起源于右心室。

9.主动脉和肺动脉形态结构、位置关系；主动脉与肺动脉平行走行。是否伴有主动脉和肺动脉狭窄等。

10.心脏扩大的程度，右心室壁增厚的情况。

11.主动脉弓及降主动脉是否有狭窄或离断。

12.超声造影右向左分流的情况。

◆ 超声心动图报告提示

1.先天性心脏病。

2.右心室双出口。

3.大动脉的位置关系。

4.室间隔缺损与大动脉的位置关系。

5.是否合并肺动脉狭窄。

6.其他合并畸形（如合并其他复杂畸形则按心脏节段和连接关系详细描述）。

- 内脏位置：肝、脾。
- 心脏位置：正常左位心、镜像右位心、右旋心等。
- 心房位置：心房正位S、反位I、不定位A，静脉与心房的连接关系。
- 心室襻：心室右襻（D-loop）、心室左襻（L-loop），房室连接关系一致。
- 室间隔缺损及其与大动脉的位置关系。
- 大动脉位置：关系正常、D位、L位、A位。
- 合并畸形：房间隔缺损、动脉导管未闭等。

◆ 诊断举例

1.先天性心脏病。

2.右心室双出口。

3.主动脉位于肺动脉的右侧。

4.主动脉瓣下室间隔缺损。

5.肺动脉狭窄。

第22章

左心室双出口

【定义、病因和分类】

1.左心室双出口（DOLV）为先天性心室动脉连接畸形，指主动脉和肺动脉均起始于形态学左心室，或一支大血管完全出自左心室，另一支大血管的大部分出自左心室。

2.绝大多数有室间隔缺损，VSD可认为是DOLV的组成部分。

3.DOLV是一种非常罕见的先天性心脏畸形，其发病率约占所有先天性心脏病的0.23%。

4.DOLV并不是单一的两大血管起始于左心室，心房与心室、心室与大血管间的连接关系非常复杂。常见的有SDD、ILL、SLL、IDD和IDL五种类型，其中以SDD型最常见。

5.与DORV相同，采用系统分型。根据节段分析法及合并畸形分型比较完善。

（1）房室连接：一致、不一致。

（2）VSD位置：主动脉瓣下型室间隔缺损、肺动脉瓣下型室间隔缺损。

（3）大动脉位置关系：主动脉与肺动脉的位置关系。

（4）肺动脉狭窄：是否合并肺动脉狭窄。

6.合并畸形。ASD、肺动脉口狭窄、房室瓣畸形等。

【血流动力学变化】

1.左心室双出口的血流动力学变化取决于室间隔缺损位置，有无肺动脉口狭窄及合并畸形。

2.无肺动脉口狭窄伴室间隔缺损时，肺循环血流量明显增多，左心室容量负荷过重，左心房大，左心室大，右心室亦可增大。

3.伴肺动脉口狭窄及室间隔缺损时，其血流动力学变化还与肺动脉口狭窄程度及肺血管阻力有关，发绀明显。

4.无论有无肺动脉口狭窄，患者均有明显发绀。

【临床表现】

1.低氧的右心室血通过主动脉下VSD流入主动脉导致发绀。

2.DOLV患者的临床表现取决于是否有肺动脉狭窄，合并肺动脉狭窄的患者发绀更为严重。

3.没有肺动脉狭窄时，患者可能会表现出充血性心力衰竭，在远期发生肺动脉病变引起肺动脉高压。

4.心脏听诊均有喷射性或收缩期杂音。

【超声心动图表现】

常规选用左心室长轴切面、四心腔切面、大血管短轴切面与主动脉弓长轴切面，了解心内结构及合并畸形。重点观察两大血管的起始排列关系，心房与心室、心室与大血管的连接关系。

◆ 二维超声心动图

1.二维超声诊断DOLV的关键是，显示两大血管同时发自形态左心室，肺动脉多位于主动脉左侧，两者平行走向（图22-0-1）。

2.主、肺动脉瓣下多有动脉圆锥肌，少数圆锥肌缺如。半月瓣与房室瓣之间多无纤维连续。

3.室间隔缺损多较大，观察其与大血管的关系。

4.肺动脉瓣狭窄者可见肺动脉瓣增厚，开口减小；肺动脉狭窄者可见肺动脉主干和（或）分支变窄。

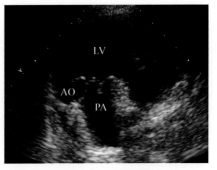

图22-0-1 左心室双出口

肺动脉位于主动脉左侧，二者均起自左心室

5.合并其他畸形，如右心室及三尖瓣发育不良、Ebstein畸形、三尖瓣闭锁、肺动脉瓣闭锁、主动脉缩窄与主动脉弓中断等。

◆ 多普勒超声心动图

1.左心室双出口室间隔缺损较大，心室水平为双向分流，速度低。

2.肺动脉口或主动脉口狭窄者，动脉内可探及高速血流信号。

◆ 超声造影

1.注射造影剂后，右心房、右心室顺序显影。

2.因有室间隔缺损较大，左心室亦可出现明显的造影剂回声。

3.主动脉与肺动脉均接受来自左心室内含有造影剂的静脉血，故二者皆有造影剂反射。

【诊断要点】

1.主动脉与肺动脉并列，均起自于左心室。或一支大血管完全出自左心室，另一支大血管的大部分出自左心室。

2.双动脉下多有动脉圆锥。

3.室间隔缺损，心室水平双向分流。

【鉴别诊断】

本病应注意与完全型大动脉转位、右心室双出口、矫正型大动脉转位相鉴别。

【注意事项】

1.正确诊断左心室双出口的关键在于正确判断两大血管的起始与骑跨。

2.注意合并畸形。

【报告书写要点】

◆ 重点测量数据

心腔和血管的数据均需详细测量。

1.各房室腔大小。

2.主动脉、肺动脉宽度。多普勒测量瓣口血流：主动脉瓣、肺动脉瓣狭窄和关闭不全的评估。

3.房间隔、室间隔连续中断的直径、动脉导管的直径等。多普勒测量分流的速度。

4.右心室流出系统内径，包括右心室漏斗部、肺动脉瓣环、肺动脉瓣膜、肺动脉主干及其分支的内径。连续多普勒测量右心室流出系统狭窄部位的血流速度、压差。

◆ 主要文字描述

1.分型和表现极为复杂，按复杂先天性心脏病的分析诊断由内脏、心脏位置，心脏3个节段和3个连接逐一描述。

2.内脏、心脏位置。

3.心房位置、大小，房间隔连续中断的情况。

4.腔静脉和肺静脉及与心房的连接关系。

5.房室瓣的形态结构、明确有无狭窄和关闭不全或闭锁。

6.心室襻，明确左心室和右心室的解剖结构，左襻还是右襻；室间隔连续中断的情况。

7.心房与心室的连接关系是否一致。

8.大动脉的起源，主动脉和肺动脉均起源于左心室；或一根大动脉起源于左心室而另一根大动脉大部分起源于左心室。

9.主动脉和肺动脉形态结构、位置关系；主动脉与肺动脉平行走行。是否伴有主动脉和肺动脉狭窄等。

10.心脏扩大的程度。

11.主动脉弓及降主动脉是否有狭窄或离断。

12.超声造影右向左分流的情况。

◆ **超声心动图报告提示**

1.先天性心脏病。

2.左心室双出口。

3.大动脉的位置关系。

4.室间隔缺损与大动脉的位置关系。

5.是否合并肺动脉狭窄。

6.其他合并畸形：如合并其他复杂畸形则按心脏节段和连接关系详细描述。

（1）内脏位置：肝、脾。

（2）心脏位置：正常左位心、镜像右位心、右旋心等。

（3）心房位置：心房正位S、反位I、不定位A，静脉与心房的连接关系。

（4）心室襻：心室右襻（D-loop）、心室左襻（L-loop），房室连接关系。

（5）大动脉位置：关系正常、D位、L位、A位。

（6）室间隔缺损及其与大动脉的位置关系。

（7）合并畸形：肺动脉狭窄、房间隔缺损等。

◆ **诊断举例**

1.先天性心脏病。

2.左心室双出口（SDD型）。

3.心房正位。

4.心室右襻。

5.主动脉位于肺动脉的右侧。

6.主动脉瓣下室间隔缺损。

7.肺动脉狭窄。

第23章

先天性主动脉病变

第一节　主动脉缩窄

【定义、病因和分类】

1.主动脉缩窄（coarctation of aorta）为主动脉管腔出现局限性束腰样缩窄或较长段的管样缩窄。

2.是在胚胎发育过程中出现主动脉管腔缩窄的先天性畸形。

3.占先天性心脏病发病率的1.1%～3.4%，男性高于女性2～5倍。

4.合并畸形包括：动脉导管未闭、室间隔缺损等。

5.分型

（1）导管前型：少见，约为10%。缩窄段位于发出动脉导管之前的降主动脉，由峡部向主动脉弓延伸。缩窄范围广，程度重。多见于婴幼儿。

（2）导管后型：多见，约为90%。缩窄位于发出动脉导管之后主动脉峡部，范围较为局限。可合并PDA，二叶主动脉瓣、ASD等。

【临床表现】

1.导管前型早期可出现明显的心力衰竭，多伴呼吸困难和发绀。

2.导管后型早期无明显症状，逐渐出现头痛、气短、下肢乏力及间歇性跛行等。

3.上半身血压高、脉搏洪大，下半身血压低、脉搏细弱。

4.前胸、背部、侧胸部可闻及连续性收缩中期杂音，并可触及震颤。

5.心导管显示升主动脉压力高，降主动脉压力低。

【适应证】

1.探查出现主动脉缩窄的位置、形状。

2.探查出现主动脉缩窄的内径及长度。

3.测量主动脉缩窄处的血流速度及压差。

4.评估左心室厚度、功能、大小和血流动力学。

5.肺动脉高压时右心室壁肥厚和肺动脉扩张的情况。

6.主动脉缩窄而无症状患者的复查。

7.其他合并心脏畸形的检查。

8.术后复查及随访。

【超声心动图表现】

◆ 二维和M型超声心动图

1.M型不能显示缩窄的部位和程度，可显示室壁肥厚和运动增强等。

2.二维超声心动图

（1）显示主动脉弓和降主动脉起始处有无缩窄，缩窄的部位及范围（图23-1-1，有视频）。

（2）缩窄常发生于主动脉峡部。

（3）显示升主动脉，在心脏后方可显示降主动脉中、下部。

（4）明确缩窄程度及类型，如管型缩窄或膜型缩窄并可测量其内径。

（5）主动脉缩窄后可有扩张。

（6）左心室壁肥厚。

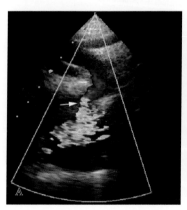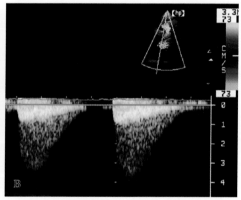

图23-1-1　主动脉缩窄（有视频）

A.降主动脉距左锁骨下动脉约10mm处明显变窄，彩色多普勒显示降主动脉缩窄处血流明显加快呈五彩镶嵌状（箭头所示）；B.连续多普勒探及收缩期高速血流频谱，最大峰值速度达360cm/s

◆ 多普勒超声心动图

1.彩色血流显像显示缩窄部位五彩高速血流信号及狭窄近端的血流汇聚。

2.连续多普勒可探及缩窄处高速血流频谱。

3.缩窄处高速血流频谱常为连续锯齿状。

◆ 经食管超声心动图

1.升主动脉及弓部无法清晰显示。

2.可清晰显示降主动脉及峡部缩窄程度和长度和范围。

3.显示降主动脉其他部位有无缩窄和缩窄后的扩张。

4.彩色多普勒可清晰显示缩窄处的高速血流信号。

5.主动脉缩窄进行球囊扩张治疗中可显示球囊位置扩张效果和有无并发症。

◆ 超声造影

无特殊意义，合并心内畸形时观察心内分流。

【诊断要点】

1.主动脉某一节段内径局限性显著缩窄。

2.缩窄常发生于主动脉峡部，分为导管前型和导管后型。

3.多普勒超声在缩窄部位可见高速湍流信号。

4.升主动脉扩张、降主动脉缩窄后扩张。

5.左心室壁肥厚。

6.主动脉缩窄的判断标准

（1）近段缩窄：头臂干与左颈总动脉之间的缩窄，血管内径小于或等于升主动脉内径的60%。

（2）中段缩窄：左颈总动脉与左锁骨下动脉之间的缩窄，血管内径小于或等于升主动脉内径的50%。

7.重度缩窄的判断

（1）缩窄内径/腹主动脉内径＜0.5。

（2）缩窄部位最大瞬时压差≥40mmHg。

（3）舒张期缩窄部位血流峰值速度减半时间＞100ms。

（4）腹主动脉最大流速/缩窄处最大流速（缩窄指数）≤0.25。

【鉴别诊断】

1.主动脉弓中断

（1）主动脉弓与降主动脉之间连续性中断。

（2）于胸骨上窝主动脉弓长轴切面可显示中断位置。

（3）彩色血流显像及多普勒超声示主动脉弓中断处无血流信号及高速血流频谱。

2.主动脉瘤及瘤样扩张

（1）主动脉某一节段局部显著扩张。

（2）扩张的主动脉近端内径无明显缩窄。

（3）彩色血流显像及多普勒超声无五彩血流及高速湍流信号。

（4）主动脉夹层在扩张的主动脉中可见剥脱内膜回声及破口。

3.双主动脉弓

（1）升主动脉分为前后两个弓，包绕气管走行。

（2）前弓常有缩窄或闭塞。

（3）二维及三维超声显示升主动脉分为前后两支。

（4）彩色血流显像可见前、后双主动脉弓的血流信号，包绕气管然后汇成一支降主动脉或直接延续为两支降主动脉。

【预后的判断】

1.出生1周即可出现心力衰竭症状。

2.如合并其他畸形，症状则不典型。

3.如不经过手术矫治，平均存活年龄为3.5岁。

4. 25%的患者20岁以前死亡，50%的患者32岁前死亡，75%的患者46岁时死亡，90%的患者58岁时死亡。

5.早期诊断和矫治很重要，最佳手术年龄为0.5～1岁。

【术中应用】

1.判断缩窄的位置、程度和长短。

2.动脉导管是否开放及缩窄为导管前或导管后。

3.判断缩窄远端侧支循环建立情况。

4.是否合并其他心脏畸形。

5.术中主动脉端吻合、补片加宽处缝合情况。

6.人工血管转流或替换吻合口情况。

7.球囊扩张后即刻判断有无动脉内膜撕脱或动脉夹层。

【随访】

1.术后主动脉端吻合、补片加宽处缝合情况。

2.术后人工血管转流或替换吻合口情况。

3.判断有无缩窄残留或吻合口再狭窄、有无吻合口假性动脉瘤形成。

4.球囊扩张术后有无动脉内膜撕脱或动脉夹层。

【报告书写要点】

◆ 重点测量数据

1.左心室大小、室间隔和左心室壁厚度。

2.主动脉内径：根部、升主动脉、降主动脉；缩窄处主动脉内径。

3.缩窄处血流频谱。胸骨上窝主动脉弓长轴切面连续多普勒获得最大的瓣口流速的频谱。测量峰值射流速度和压差。

4.脉冲多普勒测量降主动脉的血流速度，计算腹主动脉最大流速/缩窄处最大流速的比值。

◆ 主要文字描述

1.主动脉缩窄的部位、累及范围和内径。

2.主动脉根部和升主动脉是否扩张等情况。

3.缩窄部位的血流，收缩期血流增快，速度及压差。

4.左心室大小及室壁是否增厚。

5.合并其他畸形情况，ASD、PDA等。

◆ 超声心动图报告提示

1.先天性心脏病。

2.主动脉缩窄（注明导管前型还是导管后型），如主动脉缩窄（导管后型）。

3.合并畸形（如VSD、PDA）。

4.左心室壁增厚（如增厚则提示）。

第二节　主动脉离断

【定义、病因和分类】

1.定义　主动脉离断（interruption of the acrtic arch）又称为主动脉弓中断，是指主动脉弓的两个节段之间或主动脉弓与降主动脉之间的管腔完全失去解剖上的连续性，或仅由闭锁的纤维束条相连，而无直接的血液流通。

2.病因　是主动脉在胚胎发育过程中出现中断的先天性畸形。

3.发病率　占先天性心脏病的1%，40%合并复杂先天性心脏畸形。

4.合并畸形

（1）PDA：几乎均合并粗大的PDA。

（2）VSD：多少合并VSD。

（3）主动脉弓离断三联征：弓离断、PDA和VSD同时存在。

5.分型

（1）A型：离断位于左锁骨下动脉起始部远端，约占40%。

（2）B型：离断位于左颈总动脉与左锁骨下动脉之间，约占55%。

（3）C型：离断位于头臂干与左颈总动脉之间，约占5%。

【临床表现】

1.患儿常发育不良，较早出现症状严重的心力衰竭。

2.离断远端降主动脉供血的部位出现发绀。

3.成年患者可出现上半身高血压，下半身低灌注的症状。

4.可见差异性发绀、肺动脉高压、充血性心力衰竭等症状。

【适应证】

1.探查出现主动脉离断出现的位置。

2.确定主动脉离断的分型。

3.测量与降主动脉相连的动脉导管的内径和长度、主动脉缩窄处的血流速度及压差。

4.探查其他合并心脏畸形，如室间隔缺损、主－肺动脉窗、大动脉转位及房室瓣闭锁等。

5.伴发心脏结构的改变，如左心室扩大、肺动脉高压的心脏表现等。

6.年龄稍长的儿童可以行经食管超声心动图检查。

7.术后复查及随访。

【超声心动图表现】

◆ 二维和M型超声心动图

1.主动脉弓缺如或离断（图23-2-1）。

2.离断部位可位于左锁骨下动脉起始部远端、左颈总动脉与左锁骨下动脉之间或位于头臂干与左颈总动脉之间。

3.可见较粗大的未闭的动脉导管。

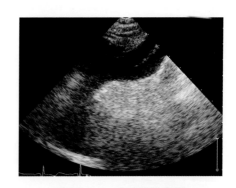

图23-2-1 主动脉弓离断

主动脉弓自左锁骨下动脉根部与降主动脉之间的管腔完全失去解剖上的连续性，呈一盲端

4.降主动脉起始端可为一盲端或仅为条索结构与弓部连接，并可见动脉导管与降主动脉相连。

5.室间隔与左心室壁肥厚。

6.可见其他心内畸形如VSD、ASD等。

◆ 多普勒超声心动图

1.升主动脉与降主动脉之间无彩色血流通过（图23-2-2）。

2.升主动脉血流直接进入头臂干，彩色血流显像呈红色。

3.动脉导管血流直接进入降主动脉，彩色血流显像呈蓝色。

4.如动脉导管较粗，则降主动脉内血流频谱和彩色血流显像为层流。

5.如动脉导管较细，则降主动脉内血流频谱为湍流且彩色血流显像呈花彩血流。

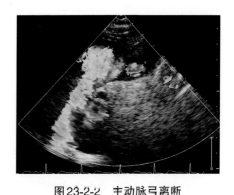

图23-2-2 主动脉弓离断

彩色多普勒显示主动脉弓与降主动脉之间无直接的血液流通

6.彩色血流显像可协助判定主动脉弓离断的位置，并有助于判定其病理分型。

7.彩色血流显像和频谱多普勒可显示其他合并心脏畸形的分流位置。

◆ 超声造影

1.经外周静脉注射造影剂后，可见造影剂回声首先出现在右心系统，之后经动脉导管进入降主动脉，左心房、左心室及升主动脉内一般不出现造影剂显影。

2.此种右心及降主动脉出现浓密造影剂的现象为本病特征性造影表现。

【诊断要点】

1.二维超声示主动脉弓与降主动脉连续性中断。

2.彩色血流显像示主动脉弓与降主动脉间无血流通过。

3.几乎都合并未闭的动脉导管。

4.室间隔和左心室壁肥厚。

5.合并其他心内畸形有相应的二维及多普勒表现。

【鉴别诊断】

1.主动脉缩窄

（1）主动脉缩窄时主动脉峡部与降主动脉为局限性或管性缩窄，未完全中断。

（2）彩色血流显像示高速血流经缩窄处由主动脉弓射入降主动脉。

2.双主动脉弓

（1）双主动脉弓在有左前弓狭窄或闭塞的情况下，可见升主动脉起始部有分叉现象，需与主动脉弓离断鉴别。

（2）主动脉弓离断时弓部无前、后位置改变。

（3）彩色血流显像示升主动脉血流主要绕过气管后方进入降主动脉。

【预后的判断】

1.为婴儿病死率最高的一种畸形，多数死于严重的不可逆的充血性心力衰竭。

2.如未手术矫治，平均存活仅10d。

3.出生后约80%在1个月内死亡。

4.仅10%可能活过1岁，偶见有活至成年。

【术中应用】

1.人工血管转流术或中断动脉吻合术吻合端情况的判断。

2.常用主动脉-主动脉对端吻合。

3.左锁骨下动脉远端和中断远端的主动脉吻合。

4.左锁骨下动脉和中断近端主动脉吻合。

5.左颈总动脉和降主动脉吻合术。

6.左颈总动脉与左锁骨下动脉共同与降主动脉吻合术。

【随访】

1.观察主动脉弓与降主动脉血运转流或动脉吻合术吻合口有无局限性缩窄。

2.有无假性动脉瘤形成。

3.人工血管是否通畅，有无狭窄或阻塞。

【报告书写要点】

◆ **重点测量数据**

1.左心室大小、室间隔和左心室壁厚度。

2.动脉导管内径。

3.主动脉内径，根部、升主动脉、降主动脉。

◆ **主要文字描述**

1.主动脉离断的部位、累及范围和内径。

2.主动脉根部和升主动脉的是否扩张等情况。

3.左心室大小及室壁是否增厚。

4.合并其他畸形情况，如VSD、PDA等。

◆ **超声心动图报告提示**

1.先天性心脏病。

2.主动脉弓离断［注明分型，如主动脉缩窄（A型）］。

3.合并畸形（如VSD、PDA）。

4.左心室壁增厚（如增厚则提示）。

第24章

永存动脉干

【定义、病因和分类】

1.永存动脉干（persistent truncs arteriosus）又称共同动脉干、动脉总干或动脉单干。是指左、右心室均向一根共同的动脉干射血，肺动脉和主动脉在根部未分化，仅具有一组半月瓣。左、右肺动脉系由总动脉干分出，亦即体循环、肺循环和冠状动脉的血液来源都出自总动脉干。

2.胚胎时期动脉圆锥发育停止，保存单一的动脉干。

3.主要病理解剖

（1）动脉干：一支大动脉干，多骑跨于左右心室之上；少数偏向右心室或左心室。该动脉干发出体循环、肺循环和冠状动脉循环。

（2）半月瓣：总干仅有一组半月瓣，瓣叶数目多呈三叶，亦可有四叶或五叶，二叶较少，极少数可为单叶甚至六叶。半月瓣与二尖瓣有纤维连接，与三尖瓣无纤维连接。

（3）室间隔缺损：是本病的必有畸形。大部分为巨大漏斗部室间隔缺损，也称为漏斗部干下型室间隔缺损。

4.大多数永存动脉干房室关系一致。

5.心脏位置及心脏分段多正常。

6.本病常伴有其他大血管畸形。

（1）右位主动脉弓：较常见（占30%～50%）、主动脉弓离断（占6%）。

（2）动脉导管缺如：约有50%。

（3）冠状动脉畸形：单一冠状动脉。

（4）肺动脉畸形：少数肺动脉开口有狭窄。一则肺动脉缺如（占15%）。

（5）房间隔缺损：占9%～20%。

（6）肺静脉异常：部分性肺静脉异位回流（约2%）。

7.Collett 和 Edward 根据肺动脉起源解剖结构的不同将本病分为四型。

（1）Ⅰ型：动脉干近端左后壁起始处发出较短的主-肺动脉，然后再分为左、右肺动脉，占47%。

（2）Ⅱ型：左右肺动脉起始于动脉干中部的后壁，占29%。

（3）Ⅲ型：左右肺动脉分别起始于动脉干的侧壁，占13%。

（4）Ⅳ型：左右肺动脉缺如，肺循环由起自降主动脉的支气管动脉供应。此型属于肺动脉闭锁，不应称为永存动脉干或称为假性共干。

8.Van Praagh分型

（1）A型：伴有VSD，占大多数，约96%。

①A1型：主-肺动脉起源于动脉干的近端，主动脉与肺动脉间有部分间隔。相当于Ⅰ型。

②A2亚型：左右肺动脉直接起源于动脉干，主动脉与肺动脉间无间隔。相当于Ⅰ型和部分Ⅲ型。

③A3亚型：左侧或右侧肺动脉缺如，改侧肺循环由侧支供应。

④A4亚型：主动脉峡部发育不良、狭窄或闭锁；伴有粗大的PDA。

（2）B型：无VSD。

【临床表现】

1.婴儿出生后几周内已出现明显心脏杂音，呼吸急促和吸入性凹陷，易激惹及喂养困难等心力衰竭的症状。

2.肺血流量减少则出现发绀，但主要为充血性表现。并发总动脉干瓣膜关闭不全，新生儿早期即可出现严重心力衰竭。

3.由于左、右心室混合血进入体循环引起发绀，产生的血氧饱和度降低的程度取决于肺循环血流量。

4.Ⅰ型、Ⅱ型、Ⅲ型患者肺部血流来自不同位置的肺动脉，致使肺血流量增多，肺动脉压力增高，形成所谓的肺充血型永存动脉干，发绀可不明显。

5.Ⅳ型肺部血流由支气管动脉供应，故肺循环量不足，发绀明显。若肺血管阻力明显增高或伴有肺动脉口狭窄，则肺血流减少，发绀更严重。

6.心脏增大，心前区隆起，胸骨左缘第2、3、4肋间可闻及全收缩期杂音和叹息样舒张期杂音（总动脉干半月瓣关闭不全）。心尖区可闻及因血流增多所致的舒张期杂音（二尖瓣相对狭窄），胸骨左缘第2、3肋间可有收缩期喷射音，第二心音（S2）亢进呈单一感心音。

7. X线胸片示两肺充血，总动脉干影增宽。肺动脉从总动脉干背侧或两侧发出者，引起肺部大血管影较高，搏动明显，心脏呈中度或明显扩大，心尖上翘，整个心影似"坐鸭"状。

8.心电图示窦性心律和双室肥厚，右心房肥大。

【适应证】

1.确定永存动脉干的分型，主动脉与肺动脉的解剖关系。

2.判断肺动脉口狭窄程度及肺动脉压力情况，肺动脉近端的毗邻关系，确定肺动脉发出部位。

3.观察共干瓣的特征及有无反流和程度。

4.了解冠状动脉的起源是否异常。

5.查找是否合并其他心内外畸形。

6.评估左心室及右心室功能、大小和血流动力学。

7.经胸超声心动图（TTE）探查Ⅳ型共同动脉干时，左、右肺动脉均缺如，应注意在降主动脉所有部位查找有无分支，必要时可采用经食管超声心动图（TEE）评估。

8.术中可采用经食管超声心动图（TEE）监测不同术式的心内血流动力学等情况。

9.术后随访心内结构改变的血流动力学情况、心功能、肺动脉灌注及压力情况等。

10.超声造影时造影剂进入动脉干后再进入发出的肺动脉分支内，有助于观察较细分支的肺动脉发出部位，必要时可选用。

【超声心动图表现】

◆ 二维和M型超声心动图

1.二维超声心动图

（1）左心室长轴切面：总动脉干明显增粗，骑跨于室间隔上，后壁与二尖瓣前叶仍相连，前壁紧贴胸壁无右心室流出道，室间隔连续中断（图24-0-1）。

（2）心底短轴切面：仅见单一增宽的圆形动脉干，半月瓣可有1～6叶畸形，其前方没有顺时针环抱的右心室流出道、肺动脉瓣和肺总动脉及其分支。

（3）心尖四腔心切面：显示房间隔完整，室间隔上部连续中断，右心室增大，左心室正常或稍增大。

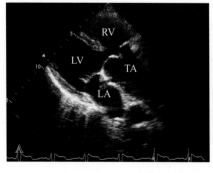 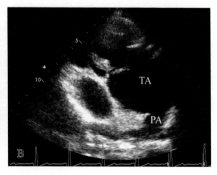

图24-0-1　永存动脉干Ⅰ型

A.总动脉干明显增粗，骑跨于室间隔上；B.肺动脉发自总动脉干根部

（4）剑突下总动脉干长轴切面：总动脉干骑跨于室间隔上，肺动脉发自总动脉干根部。

2.M型超声心动图

（1）总动脉干和半月瓣：动脉干内径明显增宽，前壁紧贴胸壁，无右心室流出道。心底部动脉半月瓣位于中心位，搏动幅度较大，易于探及，不能显示肺动脉瓣。

（2）动脉干骑跨：总动脉干骑跨于室间隔缺损上，与法洛四联症相似，即总动脉干前壁向前移，与室间隔连续中断，但其后壁仍与二尖瓣相连。

（3）左心室和二尖瓣：左心室可增大，二尖瓣前叶曲线与总动脉干后壁相连接，启闭正常。若伴有总动脉干半月瓣关闭不全时，可见到二尖瓣前叶舒张期快速颤动。

（4）右心室和三尖瓣：由于右心室负荷过重，常见右心室增大，三尖瓣曲线易探到，但不能显示右心室流出道。

3.观察切面

（1）经胸超声心动图（TTE）

①左心长轴切面观察动脉总干的宽度和骑跨程度，室间隔缺损的大小，并观察肺动脉的起始部位。

②心底大动脉短轴切面观察半月瓣的数目、肺总动脉及其分支情况。

③四腔心切面观察室间隔缺损的大小。

（2）经食管超声心动图（TEE）

①TEE经胃底左心室长轴和左心室短轴切面观察左右心大小、形态和右心室壁厚度。

②食管中段四心腔心切面观察左右心大小、形态和室间隔缺损大小。

③食管中段大动脉短轴切面观察半月瓣数目、冠状动脉起源、肺动脉及其分支情况。

④食管中段左心室长轴切面观察动脉总干宽度、骑跨程度和室间隔缺损大小。

⑤降主动脉长轴和短轴切面观察有无肺动脉分支等情况。

◆ 多普勒超声心动图

1.频谱多普勒　左、右心室血流射入总动脉干内血流速度较快。

2.彩色多普勒　总动脉干出现少量五色相间的血流。总动脉干半月瓣关闭不全时，可见到舒张期反流的红色血流束。

◆ 超声造影

1.经周围静脉注入造影剂后，右心房、右心室内可见造影剂充盈，造影剂可通过室间隔缺损进入左心室及总动脉干。

2.造影剂进入动脉干后再进入发出的肺动脉分支内，有助于观察较细分支的肺动脉发出部位。

【诊断要点】

1.只有一条动脉干，骑跨于左、右心室之上，或起自一侧心室。

2.仅有一组半月瓣，瓣叶数目从单瓣到六瓣不等，以三叶瓣最为常见。

3.肺动脉主干或分支直接起源于动脉干，或缺如。

4.绝大多数患者伴有室间隔缺损，缺损多较大。

5.常伴有右位主动脉弓、冠状动脉起源异常。

【鉴别诊断】

1.主动脉-肺动脉间隔缺损

（1）少见的先天性心脏病，由主、肺动脉间隔发育异常所致。

（2）主动脉-肺动脉间隔连续中断，彩色多普勒显示由主动脉流向肺动脉的连续性分流信号。

（3）具有两组半月瓣。

2.严重法洛四联症

（1）主-肺动脉严重狭窄，肺动脉瓣开放受限。

（2）升主动脉未见发出肺动脉。

3.肺动脉闭锁型合并室间隔缺损

（1）肺动脉闭锁。

（2）多伴有大动脉位置异常。

（3）可探及发育较差的肺动脉，常常伴有动脉导管未闭。

【术中应用】

1.带瓣管道替代术或共干瓣膜置换术采用 TEE 监测

（1）测量共干瓣环径及其根部内径用于选择瓣膜的大小。

（2）共干瓣的特征及有无反流和程度，指导共干瓣的修复或置换。

（3）冠状动脉的起源及其与肺动脉近端的关系，指导手术方式。

（4）术前确定肺动脉起源，术后评估肺动脉管道开口及其分支情况。

（5）评价左、右心室壁厚度、大小和左心室收缩功能。

（6）评价室间隔缺损大小及修补术后血流动力学变化。

2.共干瓣修复术采用 TEE 监测

（1）测量共干瓣环径，评估共干瓣反流程度。

（2）评价术前和术后共干瓣反流情况。

（3）术前确定冠状动脉的起源，术后评价冠状动脉灌注情况。

【随访】

永存动脉干术后应紧密随访共干瓣反流及程度，并判断肺动脉管道有无梗阻。

【报告书写要点】

◆ 重点测量数据

心腔和血管的数据均需详细测量

1.各房室腔大小。

2.动脉干的直径、肺动脉主干和分支宽度。

3.房间隔、室间隔连续中断的直径、动脉导管的直径等。多普勒测量分流的速度。

◆ 主要文字描述

1.动脉干，各切面观察仅见一支大动脉干，多骑跨于左右心室之上；少数偏向右心室或左心室。

2.半月瓣，总干瓣叶的形态和数目。半月瓣与房室瓣的纤维连接关系。

3.肺动脉，动脉主干直接起源于动脉干还是肺动脉分支直接起源于动脉。

4.室间隔缺损，室间隔缺损的部位和大小。

5.心脏位置、心脏节段及房室关系是否有异常。

6.是否伴有其他大血管畸形，右位主动脉弓、房间隔缺损、冠状动脉畸形等。

7.心脏扩大的程度，右心室壁增厚的情况。

8.主动脉弓及降主动脉是否有狭窄或离断。

9.超声造影右向左分流的情况。

◆ 超声心动图报告提示

1.先天性心脏病。

2.永存动脉干（分型，常用Collett和Edward分型）。

3.如合并其他复杂畸形则按心脏节段和连接关系详细描述。

- 内脏位置：肝、脾。
- 心脏位置：正常左位心、镜像右位心、右旋心等。
- 心房位置：心房正位S、反位I、不定位A，静脉与心房的连接关系。
- 心室襻：心室右襻（D-loop）、心室左襻（L-loop），房室连接关系一致。
- 大动脉位置：关系正常、D位、L位、A位。
- 合并畸形：房间隔缺损、室间隔缺损、动脉导管未闭、肺动脉狭窄等。

第25章

先天性冠状动脉病变

冠状动脉畸形（anomalies of the coronary artery）是一组以冠状动脉起源、行程、回流及血管壁本身发育异常为特征的先天性畸形。先天性冠状动脉疾病较为少见，但危害较大，因而对其诊断十分重要。冠状动脉畸形长期以来一直倍受关注，以前多是在尸体解剖时偶然发现。

冠状动脉畸形的发生率文献报道略有差异，在冠状动脉造影中发生率为1%左右，尸体解剖的发生率0.3%。其中以Yanamaka等的报道较为全面，共总结了126 595例冠状动脉造影结果，单纯冠状动脉畸形者1 686例，占1.3%，其中起源、分布异常者占68.7%，冠状动脉瘘者占13%。成年人占绝大多数，性别无明显差异。

第一节　冠状动脉瘘

【定义、病因和分类】

1.冠状动脉瘘（coronary artery fistula，CAF）是指正常起源的左、右冠状动脉的主支或分支与心脏或大血管之间相交通。

2.冠状动脉瘘占先天性心脏病的0.25%～0.4%。在心血管造影检查中的发生率为0.018%～0.18%。

3.冠状动脉瘘主要为先天性，外伤、心肌梗死和医源性损伤亦可引起冠状动脉瘘。

4.冠状动脉瘘的发生部位有右冠状动脉瘘、左冠状动脉瘘、双侧冠状动脉瘘和单支冠状动脉瘘。

5.冠状动脉瘘的引流部位有右心室、右心房（包括冠状静脉窦、上腔静脉）、肺动脉、左心房和左心室。

6.异常交通的冠状动脉显著扩张、粗大或扭曲，壁薄如静脉，可形成动脉瘤，瘤内可形成血栓。

7.合并畸形，多为孤立性，可合并肺动脉瓣闭锁、主动脉瓣闭锁、动脉导管未闭、室间隔缺损等。

【临床表现】

1.冠状动脉瘘的临床表现多不典型，许多没有任何不适症状，较大的冠状动脉瘘可伴有临床症状，如心悸、胸闷、呼吸困难等。

2.随着年龄的增长，症状逐渐加重，并可出现充血性心力衰竭。

3.冠状动脉瘘可并发心肌缺血（较少发生心肌梗死）、感染性心内膜炎，冠状动脉瘤内可形成血栓，血栓脱落可致冠状动脉远端栓塞，冠状动脉瘤还可压迫邻近的冠状动脉使之供血不足，冠状动脉瘤甚至可破裂而产生严重的并发症。

4.冠状动脉瘘的杂音多为连续性，舒张期最响。瘘入左心室者为舒张期杂音。

【适应证】

1.判断冠状动脉瘘的发生部位、血管走行和引流部位。

2.评估心脏大小、功能和血流动力学。

3.已知冠状动脉瘘患者症状和体征改变时的再评估。

4.经胸超声心动图（TTE）评估冠状动脉瘘的发生部位、血管走行和引流部位不明确时，可采用经食管超声心动图（TEE）评估。

【超声心动图表现】

◆ 二维和M型超声心动图

1.冠状动脉瘘的起源

（1）病变的冠状动脉近端明显扩张，内径多在6 mm以上（图25-1-1，有视频）。

（2）主动脉根部短轴切面可显示左冠状动脉主干和左前降支、回旋支的起始段；心尖五腔切面可显示回旋支近端。

（3）主动脉根部短轴切面、左心室长轴切面、心尖五腔切面可显示右冠状动脉起始段。

2.冠状动脉瘘的走行

（1）病变的冠状动脉明显增宽，按显示冠状动脉的各个切面探查冠状动脉，多数患者可较完整地显示病变冠状动脉的血管走行。

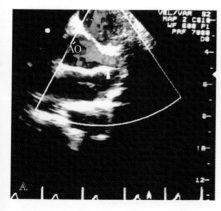
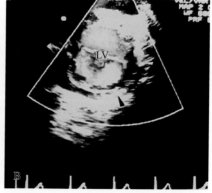

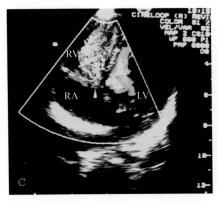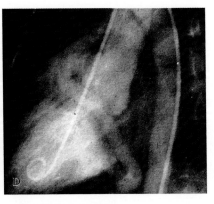

图25-1-1 左冠状动脉——右心室瘘（有视频）

A.大动脉短轴切面见左冠状动脉扩张；B.左心室短轴切面左心室后方见一五彩镶嵌的血流束（箭头所示）；C.四腔心切面见高速紊乱的血流进入右心室（箭头所示）；D.选择性左冠状动脉造影见左冠状动脉和回旋支扩张纡曲，回旋支向右走行开口于右心室

（2）冠状动脉瘘的血管走行复杂多变，依病变类型的不同走行各异，在超声探查时应由起源处的冠状动脉开始观察，并不断改变探头的角度和方位，追踪显示迂曲增宽的冠状动脉直至瘘口。

3.冠状动脉瘘的瘘口

（1）追踪纡曲增宽的冠状动脉可以显示冠状动脉瘘的引流。

（2）冠状动脉瘘与心腔和大血管连接处瘘口的类型。

（3）常见引流进入部位的顺序为：右心室、右心房、肺动脉、冠状静脉窦、左心房、左心室、下腔静脉。

（4）显著扩张而形成冠状动脉瘤，瘤内可形成血栓。

（5）主动脉可扩张，瘘口引流部位的房室腔可扩大。

◆ 多普勒超声心动图

1.冠状动脉瘘起始处血流速度稍快，频谱多普勒主要表现为舒张期血流信号。

2.扩张的瘘管内血流速度多较快，可有多彩镶嵌的表现，频谱多普勒主要表现为连续性血流信号。

3.冠状动脉瘘口处为多彩镶嵌的高速血流信号。频谱多普勒除瘘入左心室为舒张期血流外，瘘入其他部位均为连续性血流信号。

4.其他表现可有半月瓣和房室瓣反流。

◆ 超声造影

1.无特殊意义。

2.瘘入右心的冠状动脉瘘可于瘘口处观察到负性造影区。

3.同时合并心脏其他畸形时可用于判断右向左分流。

【诊断要点】

1.病变冠状动脉起源、瘘管和瘘口显著扩张，内径多＞6 mm。

2.病变冠状动脉内异常湍流，尤其以瘘口处高速的湍流信号为明显。

3.主动脉可扩张和房室腔可扩大，并瓣膜关闭不全的表现。

【鉴别诊断】

1.冠状动脉瘤

（1）冠状动脉的一段或多段呈瘤样扩张，通常位于冠状动脉的分叉处。以右冠状动脉多见，其他冠状动脉也可发生。

（2）病变的冠状动脉与心脏的血管和房室间无交通。

2.川崎病

（1）冠状动脉可扩张或形成冠状动脉瘤。

（2）与心脏的血管和房室间无交通。

3.左、右冠状动脉起源于肺动脉

（1）左或右冠状动脉异常开口于肺动脉，彩色多普勒显示血流由异常起源冠状动脉流向肺动脉。

（2）冠状动脉扩张纡曲。

（3）彩色多普勒显示心肌内广泛侧支循环的连续性血流信号。

【注意事项】

1.通过二维和多普勒超声全面显示冠状动脉瘘的起源、走行和瘘口方能做出诊断。

2.部分病例由彩色多普勒首先发现瘘口处高速血流信号方引起注意，进一步探查才显示冠状动脉瘘的起源和走行。

3.经食管超声心动图较经胸超声心动图更为敏感。

【报告书写要点】

◆ 重点测量数据

1.冠状动脉内径，病变的冠状动脉内径，包括起始处、行程中和瘘口。正常冠状动脉内径。

2.病变冠状动脉内异常湍流，瘘口处血流。

3.主动脉、肺动脉内径。

4.房室腔大小。

5.三尖瓣反流频谱，估测肺动脉压力。

6.合并畸形的测量，如室间隔连续中断的直径等。

◆ 主要文字描述

1.病变冠状动脉发生的血管及扩张的情况，有无动脉瘤形成。

2.病变冠状动脉的走行途径。

3.冠状动脉瘘口的大小、引流部位。

4.病变冠状动脉内的血流状况。瘘口处的血流速度、时相。

5.主动脉、肺动脉是否增宽。

6.房室腔是否扩大。

7.合并畸形的情况。

◆ **超声心动图报告提示**

1.先天性心脏病。

2.冠状动脉瘘（注明起源和引流的部位，如左冠状动脉回旋支-右心室瘘）。

3.合并畸形（其他先天性心脏病）。

第二节 冠状动脉起源于肺动脉

【定义、病因和分类】

1.冠状动脉起源异常（anomalous origin of coronary artery，AOCA）是一种较为罕见的冠状动脉先天性畸形，是指一支或多支冠状动脉不从其正常部位发出的一种变异。

2.冠状动脉造影检查中其发生率为0.3% ～ 1%。

3.冠状动脉起源异常分类

（1）冠状动脉异常起源于主动脉

①左、右冠状动脉起源于相应的主动脉窦畸形：开口位置和形态异常。

②左、右冠状动脉异常起源于非对应的主动脉窦：左冠状动脉及其分支异常起源于右冠状动脉窦、右冠状动脉异常起源于左冠状动脉窦、单支冠状动脉、左冠状动脉或右冠状动脉分支异常起源于无冠窦。

（2）冠状动脉异常起源于肺动脉

①左冠状动脉主干和分支起源于肺动脉。

②右冠状动脉起源于肺动脉。

（3）冠状动脉闭锁

4.本节仅介绍冠状动脉异常起源于肺动脉。

【临床表现】

1.临床表现差异较大，有的出生后有明显的症状，甚至迅速死亡。有的几乎没有症状，仅于体检时偶然发现。

2.左冠状动脉起源于肺动脉者在婴儿期于吃奶、哭叫时发生心肌缺血，重者发生心肌梗死和充血性心力衰竭而死亡。

3.成年人因心肌缺血发生心绞痛、心肌梗死、心力衰竭，甚至猝死。

4.心脏可扩大，出现第三心音、第四心音和奔马律。

5.胸骨旁可闻及收缩期或连续性杂音。出现瓣膜反流时可出现相应的杂音。

【适应证】

1.判断冠状动脉异常起源的部位、血管走行。

2.评估心脏大小、功能和血流动力学。

3.已知冠状动脉瘘患者症状和体征改变时的再评估。

4.经胸超声心动图（TTE）评估冠状动脉异常起源的部位、血管走行不明确时，可采用经食管超声心动图（TEE）评估。

【超声心动图表现】

◆ 二维和M型超声心动图

1.冠状动脉开口于肺动脉（图25-2-1，有视频）。

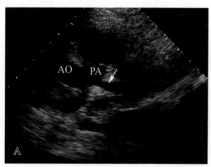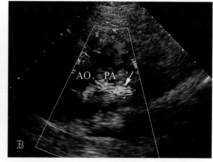

图25-2-1　左冠状动脉起源于肺动脉（1）（有视频）

A.左冠状动脉开口于肺动脉的左侧（箭头所示）；B.彩色多普勒显示由左冠状动脉流入肺动脉的血流信号（箭头所示）

2.正常冠状动脉起源处未见冠状动脉开口。

3.病变冠状动脉和正常起源的冠状动脉均代偿性扩张。

4.继发征象。心肌缺血使相应心室腔扩大，室壁运动减弱。严重者可出现心内膜增厚、乳头肌缩小、回声增强和心肌梗死的相关表现。

5.左冠状动脉起源于肺动脉者较右冠状动脉起源异常者严重。（图25-2-2，有视频）

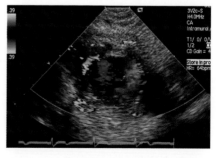

图25-2-2　左冠状动脉起源于肺动脉（2）（有视频）

心室短轴切面室间隔心肌内血流由后向前流向

◆ **多普勒超声心动图**

1.冠状动脉开口处血流

（1）彩色多普勒显示肺动脉内冠状动脉开口处经异常起源的冠状动脉进入肺动脉内的逆流信号。

（2）脉冲多普勒探及血流信号为连续性，以舒张期为主，血流速度多较低。

（3）异常起源的冠状动脉内血流方向为由远端流向近端。

2.心肌内广泛血流交通

（1）彩色多普勒在左右冠状动脉交汇区显示明显的血流信号，以室间隔内血流信号最为明显。

（2）左冠状动脉起源于肺动脉时，室间隔内血流方向由后向前，即由右冠状动脉的血流分布区流向左冠状动脉的血流分布区。

（3）右冠状动脉起源于肺动脉时，室间隔心肌内血流方向由前向后，即由左冠状动脉的血流分布区流向右冠状动脉的血流分布区。

（4）室间隔心肌内血流脉冲多普勒表现为连续性的湍流频谱，左冠状动脉起源于肺动脉时频谱为正向，右冠状动脉起源于肺动脉时频谱为负向。

3.其他表现　可有瓣膜反流等。

◆ **超声造影**

无特殊意义，主要用于合并心脏其他畸形时心内分流的判断。

【诊断要点】

1.冠状动脉异常开口于肺动脉，病变冠状动脉和正常起源的冠状动脉均扩张。

2.冠状动脉内血流方向改变。左冠状动脉起源于肺动脉时，血流由右冠状动脉经心肌内侧支循环流向左冠状动脉，再由左冠状动脉逆流入肺动脉。右冠状动脉起源于肺动脉时，血流由左冠状动脉经心肌内侧支循环流向右冠状动脉，再由右冠状动脉逆流入肺动脉。

3.其他表现可有心室腔扩大、室壁运动异常和瓣膜反流等。

【鉴别诊断】

1.冠状动脉瘘

（1）冠状动脉扩张，与心脏的血管和房室间有交通。

（2）冠状动脉起源正常。

2.左冠状动脉主干闭锁

（1）左冠状动脉窦内未见冠状动脉的开口，右冠状动脉扩张。

（2）彩色多普勒可见心肌内侧支循环的异常血流束，其方向是由右冠状动脉的灌注区流向左冠状动脉的灌注区。血流动力学与左冠状动脉起源于肺动脉相近。

（3）肺动脉内亦未发现冠状动脉的开口，彩色多普勒未显示血流进入肺动脉。

【注意事项】

1.冠状动脉于肺动脉内的开口二维超声有时难显示，彩色多普勒显示有血流信号进入肺动脉内时应考虑到此病。

2.彩色多普勒显示室间隔内明显的血流信号对该病的诊断有重要提示，应仔细分析冠状动脉和心肌内的血流方向。

【报告书写要点】

◆ **重点测量数据**

1.冠状动脉内径：包括异常起源的冠状动脉内径，正常起源冠状动脉内径。

2.异常起源的冠状动脉开口处血流。

3.心肌内冠状动脉血流。

4.主动脉、肺动脉内径。

5.房室腔大小。

6.合并畸形的测量，如室间隔连续中断的直径等。

◆ **主要文字描述**

1.左冠状动脉或右冠状动脉异常开口于肺动脉，病变冠状动脉和正常起源的冠状动脉扩张的程度，有无动脉瘤形成。

2.冠状动脉内血流方向。左冠状动脉起源于肺动脉时，血流由右冠状动脉经心肌内侧支循环流向左冠状动脉，再由左冠状动脉逆流入肺动脉。右冠状动脉起源于肺动脉时，血流由左冠状动脉经心肌内侧支循环流向右冠状动脉，再由右冠状动脉逆流入肺动脉。

3.主动脉、肺动脉是否增宽。

4.房室腔是否扩大。

5.室壁运动是否异常。

6.有无瓣膜反流。

7.合并畸形的情况。

◆ **超声心动图报告提示**

1.先天性心脏病。

2.冠状动脉异常起源于肺动脉（注明是左冠状动脉还是右冠状动脉）。

3.合并畸形（其他先天性心脏病）。

第26章

其他较为少见的先天性心脏病

第一节 单 心 室

【定义、病因和分类】

1.单心室是一种少见的发绀型先天性心脏复杂畸形，是由于原始心管的心室球段发育异常所致。为心脏一侧或两侧的心室窦部和原始室间隔缺如而导致。

2.占先天性心脏病的1%～1.5%，若不加治疗，大多于婴儿时期死亡。

3.单心室是心脏仅有一个有功能的主心室腔，两组房室瓣或共同房室瓣与主心室腔相连通，伴有或不伴有残余心腔。

4.病理解剖特征极为复杂，为多种畸形伴存的复合畸形。

5.单一心室腔（共同心室腔）

（1）心脏仅有一个有功能的心室腔，该心室腔只有一个具有流入部、小梁部及流出道的心室腔，称为主心室腔。

（2）根据主心室腔的形态结构分为左心室型单心室、右心室型单心室、形态混合型单心室和未分化型单心室。

6.残余心腔

（1）主心室腔的一侧，常可见一小腔，是为发育不良腔。

（2）此腔无流入道，不与房室瓣相连。

（3）球室孔：残余心腔与主心室腔间的交通口，称为球室孔。

（4）根据其是否与大动脉连接命名为流出腔和小梁囊。

7.流入道是主心室腔双入口或共同入口，接受来自左右心房的血液。

（1）双入口：二尖瓣和三尖瓣均开口于主心室腔。

（2）共同入口：为完全性心内膜垫缺损形成共同房室瓣开口于主心室腔。

8.大动脉的空间位置有右位（D）、左位（L）、前位（A）。与心室的连接关系如下。

（1）大动脉连接关系一致：左心室型单心室者主动脉连接主心室腔，肺动脉连接残余心腔；右心室型单心室者肺动脉连接主心室腔，主动脉连接残余心腔。

（2）大动脉连接关系不一致：左心室型单心室者肺动脉连接主心室腔，主动脉连接残余心腔；右心室型单心室者主动脉连接主心室腔，肺动脉连接残余心腔。

（3）主心室腔双出口：主动脉和肺动脉均连接于主心室腔。

（4）主心室腔单出口：永存动脉干；一侧半月瓣闭锁（多为肺动脉瓣闭锁）。

（5）残余心腔双出口：主动脉和肺动脉均连接于残余心腔（少见）。

（6）残余心腔单出口：永存动脉干；一侧半月瓣闭锁（多为肺动脉瓣闭锁）。

9.根据主心室腔形态可将单心室分为四个类型，具体如下。

（1）左心室型单心室：占78%，右心室窦部或流入道缺如，为单一的左心室结构，常伴右位型大动脉转位。在主心室腔一侧，可见残余心腔，二者球室孔相交通。常伴右型大动脉转位。

（2）右心室型单心室：占5%，左心室窦部缺如，为单一的右心室结构。可见残余心腔，二者球室孔相交通。可伴左型大动脉转位。

（3）形态混合型单心室：占7%，由左右心室肌各半组成，但室间隔缺如，类似大型室间隔缺损。无残余心腔。

（4）未分化型单心室（未定心室型）：占10%，左右心室窦部及室间隔均未发育，为原始心球壁结构。多为双出口，少数为单出口。

10.合并畸形

（1）房间隔缺损（或卵圆孔未闭）。

（2）流出道梗阻、动脉导管未闭。

（3）肺动脉狭窄、闭锁。

（4）大动脉转位，心室双出口、永存动脉干等。

11.单心室的表现和分型复杂，建议采用系统分析法详尽分析心房、心室、大动脉的位置和连接关系。

（1）心脏、内脏方位。

（2）心房位置的判断：与下腔静脉或肝静脉相连的心房为右心房。

（3）主心室腔的判断：根据主心室腔的形态结构分为左心室型单心室、右心室型单心室、形态混合型单心室和未分化型单心室。

（4）大动脉位置连接关系和流出类型的判断：大动脉连接关系一致、不一致；空间方位左转位、右转位；双出口、单出口。

（5）合并畸形。

【临床表现】

1.根据不同的病理改变产生的不同血流动力学变化而出现不同的临床表

现。主要受主心腔内动静脉血混合程度及两个流出道阻力的大小的影响。

2.严重肺动脉口狭窄，肺血减少，缺氧严重。

3.轻中度肺动脉口狭窄，肺血减少较轻，中度发绀，一般不出现心力衰竭。

4.无肺动脉口狭窄，肺血增多，发绀轻，但心力衰竭发生早。

【适应证】

新生儿或婴儿早期即有明显的发绀、反复呼吸道感染、心动过速或体重增加缓慢等即引起人们注意，疑诊先天性心脏畸形，应行超声心动图检查进行排查诊断。

1.明确单心室的分型。

2.判断大动脉的起源、排列和走向，有无狭窄。

3.房室腔的大小及心功能评价。

4.其他合并畸形的诊断，如完全性肺静脉异位引流、体静脉回流异常等。

5.术后疗效判断及随访。

【超声心动图表现】

◆二维和M型超声心动图

1.按复杂先天性心脏病的分步诊断原则逐一确定内脏、心脏的位置，心房、心室的方位和房室的连接关系及心室与大动脉的连接关系。并注意观察合并畸形。

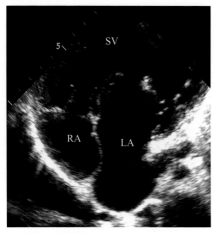

图26-1-1　单心室

四心腔切面显示：心室呈单一心室腔（SV），其内无室间隔结构

2.心尖四腔切面显示室间隔缺如，心内十字交叉结构消失，两组房室瓣或共同房室瓣开向单一心腔（图26-1-1）。

3.左心室型单心室内壁因肌小梁细小而较光滑，残余心腔常位于主心室腔的前方，多数为输出腔。

4.右心室型单心室则因肌小梁粗大而内壁粗糙，可见漏斗腔，残余心腔常位于主心室腔的左后下方。

5.混合型单心室，单一心室腔内壁具有左心室和右心室的形态特点，无室间隔结构或仅有残迹，无残余心腔。

6.未分化型单心室，单一心室腔内壁结构难于区分其形态特点，无室间隔结构或仅有残迹，无残余心腔。

7.心室与大动脉连接关系一致或不一致，主心室腔双出口或单出口、残余心腔双出口或单出口。

8.胸骨旁大动脉短轴切面，可进一步确定大动脉的位置排列关系，如果主动脉位于肺动脉右前方，提示大动脉右转位；如果主动脉位于肺动脉左前方，提示大动脉左转位。

9.观察切面

（1）左心长轴切面、心尖五心腔切面和三心腔切面。

（2）胸骨左缘上方矢状切面观。

（3）大动脉短轴、心室短轴观。

（4）剑突下两房、四腔心、大动脉短轴、心室短轴等切面。

◆ 多普勒超声心动图

1.脉冲波多普勒和连续波多普勒技术结合二维超声心动图，可以探测是否存在大动脉口狭窄并评价狭窄程度。

2.彩色多普勒显示单心室流入、流出道和球室孔的血流信号。存在房室瓣关闭不全，则可见房室瓣心房侧的反流信号。

◆ 超声造影

1.左向右分流时右心室可有负性造影区，但多不明显。

2.右向左分流时右心室显影后，见造影剂进入左心室。

【诊断要点】

1.单一心室腔。

2.两组房室瓣或共同房室瓣开向单一心腔。

3.多数有较小的残余心腔。

【鉴别诊断】

1.三尖瓣闭锁

（1）三尖瓣闭锁右心室发育不良时应与仅有一组房室瓣的单心室相鉴别。

（2）三尖瓣位置无瓣叶活动，但有瓣环和隔膜样瓣叶组织结构。

（3）心腔中有室间隔回声。

2.巨大室间隔缺损

（1）合并大动脉转位的巨大室间隔缺损需要与具有两组房室瓣的单心室鉴别。

（2）尽管室间隔缺损较大仍有室间隔残端结构。

（3）有两组房室瓣及两个流入道分别位于两个心室腔内。

3.右侧房室无连接

（1）在室间隔部位可出现大的回声缺失，在右侧房室之间无三尖瓣瓣环及三尖瓣叶装置。

（2）在原三尖瓣环位置可见回声较强较厚的组织。

4.二尖瓣闭锁

（1）二尖瓣闭锁左心室发育不良时应与仅有一组房室瓣的单心室相鉴别。

（2）二尖瓣位置无瓣叶活动，但有瓣环和隔膜样瓣叶组织结构。

（3）心腔中有室间隔回声。

【注意事项】

1.通过超声图像表现确定心房与心室连接关系正常、心室与大动脉连接关系也正常，仅大动脉位置关系异常即可诊断本病。

2.患者就诊多因合并畸形造成血流动力学异常或出现肺动脉高压表现。

3.房室瓣闭锁不属于单心室。

【报告书写要点】

◆ 重点测量数据

1.主心室腔和残余心腔的大小；心房大小；室壁厚度。

2.球室孔直径，分流速度。

3.大动脉内径。主动脉、肺动脉主干及分支内径，或共同动脉干的内径。

4.房室瓣口和半月瓣口血流。狭窄、反流频谱。

5.合并畸形。肺动脉狭窄、房间隔缺损（或卵圆孔未闭）、流出道梗阻、动脉导管未闭等。

◆ 主要文字描述

1.分型和表现极为复杂，按复杂先天性心脏病的分析诊断由内脏、心脏位置，心脏3个节段和3个连接逐一描述。

2.内脏、心脏位置。

3.心房位置、大小；房间隔连续中断的情况。

4.腔静脉和肺静脉及与心房的连接关系。

5.房室瓣的形态结构、两组房室瓣还是共同房室瓣；房室瓣与下学期的连接关系；明确有无狭窄和关闭不全。

6.主心室腔，明确是左心室还是右心室的解剖结构，左襻还是右襻；有无室间隔；残余心腔的情况。

7.大动脉位置连接关系和流出类型。大动脉连接关系一致、不一致；空间方位左转位、右转位；双出口、单出口。

8.流出系统有无狭窄等。

9.心脏扩大的程度，室壁增厚的情况。

10.主动脉弓及降主动脉是否有狭窄或离断。

11.超声造影右向左分流的情况。

12.合并其他畸形情况，如动脉导管未闭、冠状动脉畸形等。

◆ **超声心动图报告提示**

1.先天性心脏病。

2.单心室［注明类型，如单心室（左心室型）］。

3.合并畸形（其他先心病：室间隔缺损、动脉导管未闭等）。

4.肺动脉高压（如有需说明）。

5.建议按心脏节段和连接关系详细描述。

- 内脏位置：肝、脾。
- 心脏位置：正常左位心、镜像右位心、右旋心等。
- 心房位置：心房正位S、反位I、不定位A，静脉与心房的连接关系。
- 单心室的类型：左心室型、右心室型、形态混合型单心室和未分化型单心室。
- 心室流出系统的类型：大动脉位置（关系正常、D位、L位、A位）；与心室的连接关系；双出口；单出口。
- 合并畸形：房间隔缺损、动脉导管未闭、肺动脉狭窄、肺动脉闭锁等。

第二节　主动脉－肺动脉间隔缺损

【**定义、病因和分类**】

1.主动脉－肺动脉间隔缺损（aorticopul monary septal defect，APSD）又称为主动脉－肺动脉窗。是一种较少见的先天性大血管畸形，约占先天性心血管畸形的0.15%。

2.简称主－肺动脉间隔缺损，主－肺动脉窗。

3.升主动脉左侧壁与肺动脉主干右侧壁之间存在异常交通的先天畸形。

4.为心血管系统在胚胎发育过程中，主动脉和肺动脉之间的间隔分隔异常所致。

5.病理分型，Kutsche和Baronofsky分型。

（1）Ⅰ型：主动脉－肺动脉近端缺损。缺损位于主动脉与肺动脉主干间隔的近端，紧邻半月瓣。一般在左冠状动脉开口以上。缺损呈圆形或椭圆形。

（2）Ⅱ型：主动脉－肺动脉远端缺损。缺损位于升主动脉远端，远离半月瓣。在主动脉后壁与右肺动脉起始部之间。

（3）Ⅲ型：主动脉－肺动脉完全缺损。主动脉与肺动脉间隔几乎完全缺损，仅有少量残余间隔组织。缺损延续至左右肺动脉分叉处。

（4）Ⅳ型：主动脉与肺动脉间隔出现两个缺损。罕见。

6.病理分型，Richardson 分型。

（1）Ⅰ型：主动脉－肺动脉近端缺损。为典型的主－肺动脉间隔缺损。缺损位于升主动脉近端的左后侧壁，自左冠窦开口上方数毫米处起向头端延伸。缺损呈圆形或椭圆形，缺口可大可小，一般为20mm左右。

（2）Ⅱ型：主动脉－肺动脉远端缺损。缺损位于升主动脉远端，在主动脉后壁与右肺动脉起始部之间。

（3）Ⅲ型：主动脉与肺动脉的间隔完整，右肺动脉起源于升主动脉的后外侧。属于肺动脉起源异常。

7.合并畸形

（1）APSD中50%以上病例为独立病变。

（2）其他心内畸形：动脉导管未闭、室间隔缺损、A型主动脉弓离断、右位主动脉弓、肺动脉或主动脉瓣闭锁、三尖瓣闭锁、法洛四联症等；通常为二种或两种以上的病变时存在。

【临床表现】

1.其血流动力学改变与动脉导管未闭相似，由于缺损一般较动脉导管大，因此主动脉－肺动脉间隔缺损的临床表现及预后较动脉导管未闭者更迅速、更严重。

2.患儿较早出现心悸、气短、乏力等心力衰竭症状，较早出现严重肺动脉高压、发绀表现。

3.体检胸前区可闻及连续性机器样杂音并有震颤。

4.心电图提示左心室肥大，胸片示心脏扩大，肺动脉段凸出，升主动脉扩张等。

【适应证】

1.主动脉－肺动脉间隔缺损的诊断并进行分类。

2.显示主动脉－肺动脉间隔缺损的大小和部位。

3.评估左、右心室的大小、功能和血流动力学。

4.根据三尖瓣反流压差评价肺动脉高压程度。

【超声心动图表现】

◆ 二维和M型超声心动图

详见图26-2-1（有视频）。

1.胸骨旁高位肋间大动脉短轴切面显示主动脉左侧壁与肺动脉干内侧之间的动脉壁回声中断，断端回声增强。但是主动脉－肺动脉间动脉壁与声束方向垂直，容易产生假性回声失落。

2.可采用剑突下切面、胸骨上窝主动脉弓长轴切面或一些非标准切面，使主动脉－肺动脉间动脉壁结构与声束方向垂直，有助于假性回声失落与真正的

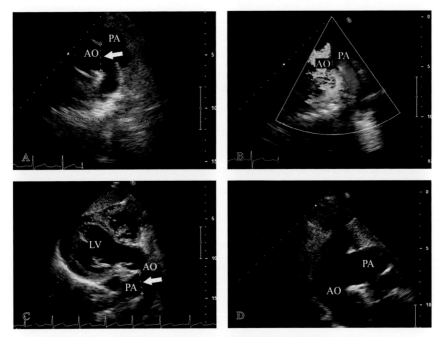

图26-2-1 主-肺动脉间隔缺损（有视频）

A.胸骨旁高位肋间大动脉短轴切面：升主动脉的左侧壁与肺动脉主干的右侧壁间回声中断；B.彩色多普勒血流显像：主、肺动脉间隔缺损处可见左向右为主分流信号；C.剑突下切面主动脉与肺动脉间可见回声中断；D.胸骨上窝切面显示主动脉与肺动脉间隔缺损，类似右肺动脉异常起源于升主动脉。粗箭头所示为主-肺动脉间隔缺损（AO.主动脉；PA.肺动脉；LV.左心室）

回声中断相鉴别。

3.根据回声中断的大小与部位不同，可对主动脉-肺动脉间隔缺损做出分型诊断。Ⅰ型患者回声中断位于肺动脉瓣与肺动脉分叉之间；Ⅱ型患者回声中断则靠近肺动脉分叉；Ⅲ型患者则为升主动脉与肺动脉之间的动脉壁回声全部缺如。

4.结合其他切面可显示左心房室增大，右心室肥大，主动脉、肺动脉增宽等间接征象。

5.M型超声心动图无特殊表现，腔室扩大时可有相应的表现。

◆ 经食管超声心动图

1.主动脉-肺动脉间隔缺损患者多在婴幼儿期应诊，胸前透声窗好，经胸超声检查可清楚显示病变。如胸廓发育畸形及胸前透声差的成年患者，则需行经食管超声心动图（TEE）检查。

2.TEE时探头位于食管中段，声束方向旋转至50°～80°，可清晰显示出主动脉与肺动脉之间的动脉壁回声中断。将探头回撤至食管上段,声束旋转至35°～45°,可显示升主动脉短轴与肺动脉斜切面之间的关系。

◆ **多普勒超声心动图**

1.彩色多普勒血流显像显示升主动脉与肺动脉之间血流经缺损口相交通。

2.如缺损较小,主动脉压大于肺动脉压,主要存在左向右的分流,则可见明亮的彩色分流信号从主动脉进入肺动脉。

3.如为中等大小的缺损,二者之间压差不大,分流速度较低,彩色信号暗淡,收缩期为左向右分流,舒张期为右向左分流。

4.如缺损为Ⅲ型,主动脉腔与肺动脉腔完全相通,二者之间的压力相等,主动脉与肺动脉的血流混杂一起,彩色多普勒显示无明显分流信号。

5.脉冲多普勒可准确显示分流的部位、速度、时相与方向。

◆ **超声造影**

1.主动脉-肺动脉间隔缺损作为单独病变时,如只存在左向右分流时,右心系统充满造影剂回声,同时于充满造影剂回声的肺动脉腔内出现负性造影区。

2.如为双向分流,依据分流量的大小不同,主动脉腔内出现浓度不等的造影剂回声,而左心房、左心室内无造影剂回声出现。

3.如为间隔完全缺如,肺动脉显影后,则于主动脉腔内立即出现与肺动脉腔内相同浓度的造影剂回声,但左心房室腔内无造影剂回声。

【诊断要点】

1.超声直接征象,二维超声心动图显示主动脉与肺动脉两管腔之间动脉壁回声中断,彩色多普勒显示升主动脉与肺动脉之间血流经缺损口相交通,超声造影见造影剂由肺动脉经缺损口进入升主动脉。

2.其他表现有左心扩大、二尖瓣反流、主动脉与肺动脉及分支增宽等,肺动脉高压时右心增大,右心室壁肥厚。

【鉴别诊断】

1.动脉导管未闭

(1)部位不同:APSD其缺损口位置在升主动脉与肺动脉之间;而动脉导管未闭为降主动脉与肺动脉远端分支处之间存在缺损交通,升主动脉与肺动脉之间的动脉壁回声完整。

(2)血流动力学改变不同:APSD一般缺损较大,分流量大,较早出现严重肺动脉高压;而动脉导管未闭分流量相对较小,临床表现较轻较晚。

2.永存动脉干

(1)是一种罕见的先天性心脏病。

(2)永存动脉干仅有一组半月瓣结构,且通常为4个瓣叶,未见正常肺动脉瓣和流出道连接征象，肺动脉主干很短或无肺动脉主干，肺动脉起自共同动脉干的不同部位，或部分缺如。

（3）而主动脉-肺动脉间隔缺损表现在两条大动脉间壁结构回声中断，主动脉与肺动脉空间关系基本正常，有两组位置、数目、形态与活动正常的半月瓣。

【预后的判断】

1.对年龄较小即出现充血性心力衰竭和肺动脉高压等临床表现的患者，超声心动图检查若发现升主动脉与肺动脉主干之间管壁回声中断即应想到本病可能，右心导管检查或心血管造影可进一步明确诊断。

2.本病多数患儿分流量大，肺动脉高压出现早，因此一经诊断宜及早手术。

【随访】

1.本病肺动脉高压发生早，应及早手术治疗，对于已有右向左分流，且肺小动脉阻力大于8 Wood单位的患儿，通常应视为手术禁忌。

2.术前应强调充分镇静，辅助扩张血管药治疗，必要时吸入一氧化氮是防治肺高压危象的主要措施。

3.手术一般采用结扎的方法，术后超声复查有无残余分流及肺动脉压力改善情况。

【报告书写要点】

◆ 重点测量数据

1.主动脉与肺动脉间隔连续中断的直径。主要从主动脉短轴切面测量缺损的大小、数目。缺损边缘与肺动脉瓣环、肺动脉分叉部位的距离。

2.主动脉、肺动脉主干及分支内径。

3.左心房、左心室大小，右心室壁厚度。

4.合并畸形的测量，如室间隔连续中断的直径、分流速度等。

5.三尖瓣反流频谱，估测肺动脉压力。

◆ 主要文字描述

1.主动脉-肺动脉间隔缺损的部位、大小，对病变进行分类。

2.彩色多普勒和超声造影观察主动脉-肺动脉间隔缺损处的分流情况，是左向右分流还是双向分流。

3.左心室扩大的程度，右心室壁是否增厚。

4.三尖瓣反流和肺动脉压力评估。

5.合并其他畸形情况，如动脉导管未闭、室间隔缺损、房间隔缺损等。

◆ 超声心动图报告提示

1.先天性心脏病。

2.主动脉-肺动脉间隔缺损〔注明类型，如：室间隔缺损（Ⅰ型）〕。

3.合并畸形（其他先天性心脏病：室间隔缺损、动脉导管未闭等）。

4.肺动脉高压（如有需说明）。

第三节　肺动脉起源异常

【定义、病因和分类】

1.肺动脉起源异常是较少见的心血管畸形，指肺动脉主干或分支异常起源于主动脉或肺动脉分支异常起源于另一肺动脉分支。

2.可能与胚胎初期第6对主动脉弓的一侧发育异常有关。

3.分类

（1）单侧肺动脉异常起源于升主动脉：较为常见，占肺动脉起源异常的90%。

①右肺动脉异常起源于升主动脉：常见，主要为该类型。

②左肺动脉异常起源于升主动脉：少见。

（2）左肺动脉异常起源于右肺动脉。

（3）单侧肺动脉缺如。

（4）双侧肺动脉均起源于主动脉：极为少见。

4.合并畸形，如动脉导管未闭、室间隔缺损、三尖瓣闭锁等。

【临床表现】

1.单侧肺动脉异常起源于升主动脉

（1）患儿较早出现气短、呼吸困难，多数体弱、发育不良并出现充血性心力衰竭和重度肺动脉高压表现。

（2）心电图检查多无特征性发现，胸片多提示肺血增多，心脏增大。

（3）常见合并的心血管畸形有主-肺动脉窗、主动脉缩窄、法洛四联症、动脉导管未闭、室间隔缺损等。

2.左肺动脉异常起源于右肺动脉

（1）十分罕见，也称肺动脉环或肺动脉吊带（pulmonary artery sling），预后较差，如无外科手术治疗，病死率可达90%。

（2）由于左肺动脉动脉由右肺动脉的后壁发出，在气管和食管之间向左走行，对右支气管及气管造成压迫。

（3）患者主要表现为呼吸困难、肺不张及继发肺部感染。

（4）通常还合并其他心内畸形。

3.单侧肺动脉缺如（UAPA）

（1）可伴发其他先天性心脏病，如法洛四联症、室间隔缺损和动脉导管未闭等，也可单发，称为孤立性UAPA。

（2）患者早期多无症状，容易被忽视，尤其是孤立性UAPA。

（3）UAPA常见症状为反复肺部感染、咯血、活动后胸闷、气促等。

（4）UAPA常见的体征有患侧胸廓缩小、呼吸音减低，心脏与纵隔向患侧移位，肺动脉高压时P_2心音亢进。

（5）胸片表现为单侧肺动脉血管影减少，心导管检查是诊断的金标准。

【适应证】

1.对于不明原因的发绀，肺动脉高压患者的病因诊断。

2.追踪观察肺动脉分支的起源部位、内径及走行。

3.明确肺动脉异常起源的具体类型。

4.判断患者病情严重程度，指导治疗方案，判断预后。

【超声心动图表现】

1.单侧肺动脉（以右肺动脉为例）异常起源于升主动脉　见图26-3-1。

（1）心底短轴切面可见右心室流出道、肺动脉瓣结构和肺动脉主干，而肺动脉主干无右侧肺动脉分支，仅显示左肺动脉。

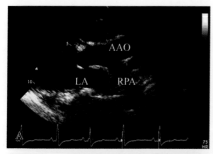
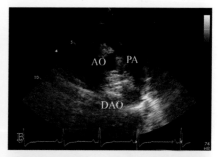
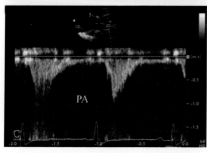
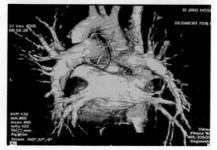

图26-3-1　右肺动脉为例异常起源于升主动脉

A.左心室长轴切面显示主动脉瓣上升主动脉后壁发出右肺动脉分支；B.胸骨旁大动脉短轴切面显示肺动脉主干仅见左肺动脉分支，未见右肺动脉；C.脉冲多普勒，右肺动脉内为低速动脉血流频谱；D.胸部大血管CTA显示右肺动脉起源于升主动脉（LA.左心房；AO.升主动脉；RPA.右肺动脉；PA.肺动脉；AAO.升主动脉；DAO.降主动脉）

（2）胸骨旁左心室长轴切面显示升主动脉长轴，通常在主动脉瓣上近端升主动脉后壁或侧壁发出一管腔，追踪其走向可判定为右肺动脉。

（3）彩色血流多普勒成像显示收缩期血流自升主动脉流向右肺动脉。

（4）检查是否其合并畸形，有助于确定手术方式。

　2.左肺动脉异常起源于右肺动脉

（1）典型超声心动图表现为正常肺动脉分叉处未显示左肺动脉，而是异常发自于右肺动脉，呈"之"字形向左后方走行。

（2）左肺动脉内径通常小于右肺动脉。

（3）气管为含气强回声，超声不易观察和鉴别。

（4）发病率极低，超声心动图容易漏诊。

　3.单侧肺动脉缺如　　见图26-3-2。

（1）肺动脉分叉处呈圆弧形改变。

（2）主-肺动脉直接延续为右肺动脉或左肺动脉。升主动脉、主动脉弓或

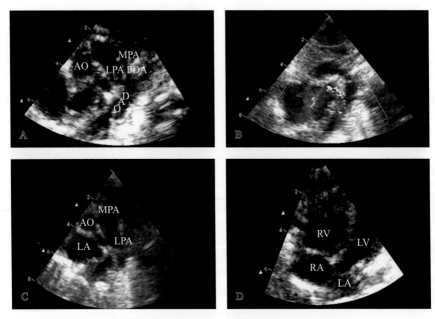

图26-3-2　先天性右肺动脉缺如合并动脉导管未闭

　　A.胸骨旁高位肋间大动脉短轴切面：主-肺动脉远端仅见左肺动脉分支和未闭的动脉导管，未见右肺动脉；B.胸骨上窝切面：主动脉与与肺动脉间的丰富侧支血流信号；C.胸骨旁高位肋间大动脉短轴切面：主-肺动脉远端呈圆弧形改变，主-肺动脉直接延续为左肺动脉；D.心尖四心腔切面：显示右心扩大，提示肺动脉高压（AO.主动脉；MPA.主-肺动脉；LA.左心房；LV.左心室；RA.右心房；RV.右心室；LPA.左肺动脉；PDA.动脉导管未闭；DAO.降主动脉）

降主动脉内可见侧支血管向另一侧肺动脉方向走行。

（3）合并肺动脉高压时右心扩大，三尖瓣反流。

（4）合并其他心内畸形的相应二维超声表现，常合并法洛四联症。

◆ 多普勒超声心动图

彩色血流多普勒成像显示收缩期血流自升主动脉流向右肺动脉。

【诊断要点】

1.单侧肺动脉（以右肺动脉为例）异常起源于升主动脉

（1）二维超声探查主-肺动脉直接延续为左肺动脉，未见右肺动脉分支。

（2）多切面观察显示由升主动脉近端发出的右肺动脉分支。

（3）彩色血流多普勒成像显示收缩期血流自升主动脉流向右肺动脉。

2.左肺动脉异常起源于右肺动脉

（1）对于婴幼儿早期出现呼吸困难、反复肺部感染的，如诊断不清应考虑到本病可能。

（2）超声心动图检查时应仔细探查，努力寻找左肺动脉的起源部位及走行。

3.单侧肺动脉缺如

（1）分叉处仅见一侧肺动脉分支，即主-肺动脉直接延续为右（或左）肺动脉。

（2）多切面观察仍未能显示另一支肺动脉分支。

（3）彩色血流多普勒成像显示主-肺动脉间侧支血流信号。

【鉴别诊断】

1.共同动脉干

（1）共同动脉干仅有一组半月瓣，动脉干前壁与右心室壁连续，伴室间隔缺损。右心室流出道为盲端，无肺动脉瓣及与流出道通连结构。

（2）肺动脉起源异常为两组半月瓣，右心室流出道、肺动脉瓣和肺动脉主干正常。

2.动脉导管未闭

（1）动脉导管未闭患者肺动脉主干及左右肺动脉分支明确。

（2）降主动脉与肺动脉间可见异常管状回声。

【预后的判断】

1.对年龄较小即出现充血性心力衰竭和肺动脉高压等临床表现的患者，超声心动图检查如未显示左右肺动脉分支正常图像，应考虑到肺动脉异常起源的可能，右心导管检查或心血管造影可进一步明确诊断。

2.超声心动图检查时若发现主动脉瓣环上近端升主动脉发出一异常血管起源，应追踪扫查血管走行和特征，并在心底短轴切面观察肺动脉主干有无右侧肺动脉分支，有助于明确诊断，并与共同动脉干鉴别。

3.本病肺动脉高压出现早，应及早手术治疗，但是由于发病少，临床对其认识不足因此易漏诊或误诊。超声心动图检查应详细、仔细，不放过任何蛛丝马迹，一经诊断，宜尽可能及早手术或行相应对症处理。

【随访】

1.手术治疗有一定难度，一般手术方法包括患侧肺动脉重建和选择性肺动脉侧支血管栓塞和结扎，患侧全肺或肺叶切除等。

2.本组病例预后较差，应尽量提高诊断技术水平，避免漏诊误诊，使患儿得到及时治疗，提高其生存率。

【报告书写要点】

◆ **重点测量数据**

1.异常起源的肺动脉的直径。主要从左心室长轴、主动脉短轴切面测量；异常起源的肺动脉与主动脉根部、另一肺动脉的距离。

2.主动脉、肺动脉主干及分支内径。

3.左心房、左心室大小，右心室壁厚度。

4.合并畸形的测量，如室间隔连续中断的直径、分流速度等。

5.三尖瓣反流频谱，估测肺动脉压力。

◆ **主要文字描述**

1.异常起源的肺动脉的直径、部位，对病变进行分类。

2.心腔大小。

3.三尖瓣反流和肺动脉压力评估。

4.合并其他畸形情况，如动脉导管未闭、室间隔缺损、房间隔缺损等。

◆ **超声心动图报告提示**

1.先天性心脏病。

2.肺动脉起源异常（注明类型，如右肺动脉异常起源升主动脉Ⅰ型）。

3.合并畸形（其他先天性心脏病，如室间隔缺损、动脉导管未闭等）。

4.肺动脉高压（如有需说明）。

第四节　大动脉异位

【定义、病因和分类】

大动脉异位是指心室与大动脉连接关系正常，仅有大动脉之间的位置关系异常。

【临床表现】

1.单纯大动脉异位患者多无明显特殊临床表现。

2.合并其他畸形时会表现相应症状和体征。

【适应证】

1.疑诊先天性心脏畸形，首选超声心动图诊断。

2.判断大动脉的起源、排列和走向。

3.合并畸形的诊断，如室间隔缺损、肺动脉狭窄、肺静脉异位引流、体静脉回流异常、主动脉病变等。

4.房室腔的大小及心功能评价。

5.术后疗效判断及随访。

6.部分成年患者经胸壁超声心动图显像困难，经食管超声心动图可弥补不足。

【超声心动图表现】

◆ 二维和M型超声心动图

1.心房与心室的连接、心室与动脉连接正常，主动脉起始于解剖学左心室，肺动脉起始于解剖学右心室（图26-4-1）。

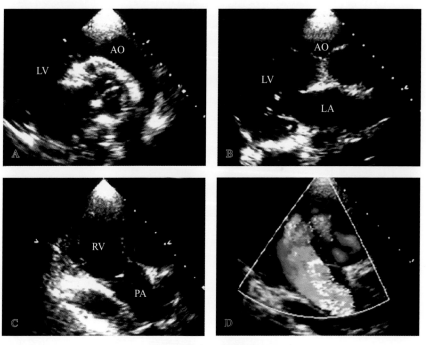

图26-4-1　大动脉异位

A.升主动脉增宽，向前与心脏长轴呈垂直方向起始于解剖左心室；B.左心室长轴显示主动脉垂直与解剖左心室连接，主动脉瓣与二尖瓣不连续；C.主-肺动脉位十主动脉右后方，起自解剖右心室，主干及左右分支显著增宽；D.彩色血流显示右心室血流射入右侧的肺动脉，左心室血流射入左前的主动脉

2.主动脉与肺动脉位置关系异常，主动脉位于肺动脉右前、左前或正前方，其中左位型最多见。

3.大动脉异位患者多存在双圆锥，即主动脉瓣与二尖瓣、肺动脉瓣与三尖瓣之间均无纤维连续，而常有肌性漏斗连接。

4.合并其他心血管畸形，较常见室间隔缺损，部分合并右心室流出道梗阻、动脉导管未闭、房室瓣发育不良等畸形（具体超声表现参见相关章节）。

5.TTE观察切面

（1）左心长轴切面、心尖五心腔切面和三心腔切面。

（2）胸骨左缘上方矢状切面观。

（3）大动脉短轴观。

（4）剑突下右心室流出道长轴观。

6.TEE观察切面

（1）胃底切面：120°时左心二心腔切面显示主动脉、主动脉瓣和左心室流出道。

（2）食管下段切面：110° ～ 150°时升主动脉长轴切面显示主动脉根部、升主动脉及肺动脉近段。

◆ 多普勒超声心动图

1.单纯大动脉异位多普勒超声心动图无明显特殊表现。

2.当合并心内其他畸形时彩色多普勒会显示心内异常分流信号或狭窄引起的五彩高速射流。

3.多普勒血流频谱可以显示心内分流的时相、流速，并估算压差。

【诊断要点】

1.通过超声图像表现确定心房与心室连接关系正常、心室与大动脉连接关系也正常，仅大动脉位置关系异常即可诊断本病。

2.患者多因合并畸形造成血流动力学异常或出现肺动脉高压表现就诊。

【鉴别诊断】

1.大动脉转位

（1）完全性大动脉转位：房室连接关系正常，动脉与心室起始关系异常。肺动脉起自解剖左心室接受左心房来的肺静脉血流，而主动脉与右心室连接，接受右心房来的体静脉血流。

（2）矫正性大动脉转位：心房与心室连接反位，心室与动脉连接关系再反位。肺动脉与解剖左心室连接，接受右心房血流；主动脉与解剖右心室连接，接受来自肺静脉的左心房血。

2.孤立性心室转位畸形

（1）原来被列为房室连接不一致的大动脉异位。

（2）主要病理表现为心房与心室连接不一致，即左心房与右心室连接，右心房与左心室连接，但心室与大动脉连接关系正常，左心室仍然与主动脉连接，右心室与肺动脉连接。

【预后的判断】

取决于是否合并心脏其他畸形，若仅存在大动脉异位，血流动力学无异常改变，对心脏功能无明显影响。

【报告书写要点】

◆ 重点测量数据

心腔和血管的数据均需详细测量。

1.各房室腔大小。

2.主动脉、肺动脉宽度。多普勒测量瓣口血流：主动脉瓣、肺动脉瓣和二尖瓣口的血流，包括狭窄和关闭不全的评估。

3.合并畸形的测量，如房间隔、室间隔连续中断的直径、动脉导管的直径等。多普勒测量分流的速度。

◆ 主要文字描述

1.主动脉和肺动脉形态结构和空间方位，主动脉位于肺动脉右前方或左前方。

2.主动脉连接于左心室，肺动脉连接于右心室；主动脉与肺动脉平行走行。是否伴有主动脉和肺动脉狭窄等。

3.心房与心室的连接关系多一致。

4.合并畸形的诊断，如室间隔缺损、肺动脉狭窄、肺静脉异位引流、体静脉回流异常、主动脉病变等。

5.房室腔的大小及心功能评价。

◆ 超声心动图报告提示

1.先天性心脏病。

2.大动脉异位。

3.如合并其他复杂畸形则按心脏节段和连接关系详细描述。

4.合并畸形（室间隔缺损、肺动脉狭窄、肺静脉异位引流、肺动脉狭窄等）。

第五节　十字交叉心

【定义、病因和分类】

1.十字交叉心是极为罕见的复杂心脏畸形。是指腔静脉与肺静脉血流在房室水平相互交叉但不混合、心室空间位置异常的先天性心脏病。

2.由于胚胎时期心室异常旋转，导致房室连接区空间位置异常，房、室间隔扭转异常所致。

　　3.病理生理特征

　　（1）十字交叉心又称上、下心室或楼上、楼下心室，指左、右心室呈上、下的位置关系，右心室在上，左心室在下，室间隔宛如楼板。

　　（2）右心房进三尖瓣口，再进入位于左上部的右心室，出左侧的大动脉；而左心房进二尖瓣口，再入位于右下部的左心室，出右侧的大动脉。

　　（3）一般心脏多位于左胸，内脏心房位置正常，右心室转上多伴发育不全，但漏斗部发育良好，常伴有室间隔缺损、大动脉转位和肺动脉狭窄等。

　　4.伴发畸形，如大动脉转位、右心室双出口、室间隔缺损、右心室流出道梗阻及右心室发育不良等。

　　5.根据心室与大动脉的连接关系分型

　　（1）连接关系正常的十字交叉心：房室连接一致，大动脉与心室的连接一致。

　　（2）十字交叉心伴完全型大动脉转位：房室连接一致，大动脉与心室的连接不一致。

　　（3）十字交叉心伴右心室双出口：房室连接一致，右心室双出口。

　　（4）十字交叉心伴矫正型大动脉转位：房室连接不一致，大动脉与心室的连接不一致。

【临床表现】

　　1.由于病理解剖和血流动力学改变复杂，临床表现也多样。

　　2.主要有生长发育迟缓、发绀和心脏杂音等。

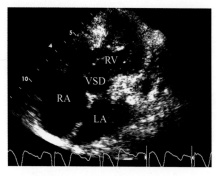

图26-5-1　十字交叉心（1）

常规四心腔切面难以完整显示4个心腔及两组房室瓣，而呈现3个心腔或者4个心腔和一组房室瓣，体静脉血流轴与左心房内的肺静脉血流轴在房室瓣水平出现左右交叉

【超声心动图表现】

◆ 二维和M型超声心动图

　　1.四心腔切面，无论剑突下还是胸骨旁常规四腔观均难以完整显示4个心腔及两组房室瓣，而呈现3个心腔或者4个心腔和一组房室瓣。

　　2.动态倾斜探头可发现心房与心室的连接在两组房室瓣水平发生空间位置上的左右交叉（图26-5-1）。

　　3.心室短轴切面观，与正常人室间隔多呈倾斜排列不同，十字交叉心左右心室位置排列具有特征性，多呈右心室位于左心室前上方，呈"楼上楼下"心室（图26-5-2），少数与左心室水平平行排列。

4.伴发畸形，如大动脉转位、右心室双出口、室间隔缺损、右心室流出道梗阻及右心室发育不良等。

5 观察切面

（1）在四心腔切面的基础上动态倾斜探头观察失常的四心腔切面。

（2）心室短轴切面观察"楼上楼下"心室。

（3）其他多切面结合观察大血管位置与起源和合并畸形。

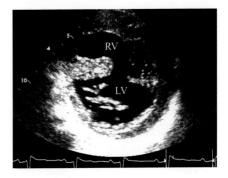

图26-5-2 十字交叉心（2）

左心室短轴切面观察室间隔呈水平位，右心室位于左心室前上方，呈"楼上楼下"心室

◆ **多普勒超声心动图**

1.彩色多普勒显像显示，右心房内的体静脉血流轴与左心房内的肺静脉血流轴在房室瓣水平出现左右交叉。

2.合并畸形的表现。

◆ **超声造影**

1.右心造影有助于体静脉血流轴走向的判断。

2.合并间隔缺损判断右向左分流。

【诊断要点】

1.四心腔切面仅显示3个心腔或者4个心腔和一组房室瓣，动态观察见心房与心室的连接在两组房室瓣水平发生空间位置上的左右交叉。

2.右心室位于左心室前上方，少数与左心室水平平行排列。

3.彩色多普勒显像显示体、肺静脉血流轴在房室瓣水平出现左右交叉。

【鉴别诊断】

十字交叉心常合并大动脉转位、右心室双出口，临床上应采用系统分段诊断法逐一鉴别。

【注意事项】

1.十字交叉心因其畸形较复杂，确诊依赖手术、心导管检查或者磁共振扫描。

2.应用超声心动图系统分段诊断法结合十字交叉心特征性超声心动图图像有助于十字交叉心确诊，但确诊十字交叉心仍有一定难度，易造成漏诊或混淆。

【报告书写要点】

◆ **重点测量数据**

1.各房室腔大小。

2.主动脉、肺动脉宽度。多普勒测量瓣口血流：主动脉瓣、肺动脉瓣和二尖瓣口的血流，包括狭窄和关闭不全的评估。

3.合并畸形的测量，如房间隔、室间隔连续中断的直径、动脉导管的直径等。多普勒测量分流的速度。

◆ **主要文字描述**

1.左、右心室形态结构和空间方位　右心室位于左心室的左前上方，两心室呈上下排列。

2.房室连接关系　连接一致，右心房经三尖瓣口连接于左上部的右心室，出左侧的大动脉；而左心房进二尖瓣口，再入位于右下部的左心室，出右侧的大动脉。空间上呈"十字交叉"。

3.静脉与心房的连接关系　连接一致，肺静脉连接于左心房，腔静脉连接于右心房。

4.心室与大动脉的连接关系　连接一致、不一致、右心室双出口、矫正型大动脉转位等。

5.内脏、心脏位置　多正常。

6.合并畸形的诊断　如室间隔缺损、肺动脉狭窄、肺静脉异位引流、体静脉回流异常、主动脉病变等。

7.房室腔的大小及心功能评价　略。

◆ **超声心动图报告提示**

1.先天性心脏病。

2.十字交叉心（注明分型，如：十字交叉心伴完全型大动脉转位）。

3.如合并其他复杂畸形则按心脏节段和连接关系详细描述。

4.其他合并畸形（室间隔缺损、肺动脉狭窄、肺静脉异位引流、肺动脉狭窄等）。

第六节　左心发育不良综合征

【定义、病因和分类】

1.左心发育不良综合征（hypoplastic left heart syndrome）是指左心室流出系统和（或）流入系统重度狭窄和（或）闭锁使左心明显发育不良的一组复合心血管畸形。

2.发生率占先天性心血管畸形的1.4%。

3.根据主动脉瓣和二尖瓣的状况分型。

（1）Ⅰ型：主动脉瓣狭窄、二尖瓣狭窄。

（2）Ⅱ型：主动脉瓣闭锁、二尖瓣闭锁。

（3）Ⅲ型：主动脉瓣闭锁、二尖瓣狭窄。

（4）Ⅳ型：主动脉瓣狭窄、二尖瓣闭锁。

4.伴发畸形，如降主动脉近端缩窄、动脉导管未闭。

【临床表现】

1.本病是新生儿期最严重的先天性心脏病，病变严重者新生儿期死亡。

2.狭窄程度较轻或左右心间有较好的交通者患者可存活一段时间。

3.患者发育差，呼吸急促，四肢末梢发绀。

【适应证】

1.观察主动脉瓣和二尖瓣的病变，确定其病理分型并了解血流动力学改变。

2.判断合并畸形。

【超声心动图表现】

◆ 二维和M型超声心动图

1.左心室腔明显变小，严重者仅为一狭小的腔隙。室壁肥厚。

2.主动脉瓣重度狭窄或闭锁，M型显示主动脉瓣无明显瓣膜活动。

3.主动脉根部明显缩小，升主动脉细小，降主动脉缩窄。

4.二尖瓣重度狭窄或闭锁，M型显示二尖瓣无明显瓣膜活动。

5.右心明显扩大，肺动脉扩张。

6.观察切面

（1）左心长轴切面和心底短轴切面重点观察主动脉瓣和主动脉的情况。

（2）四心腔切面观察二尖瓣的情况。

（3）结合其他切面观察合并畸形。

◆ 多普勒超声心动图

1.主动脉瓣口和（或）二尖瓣口无明显血流信号通过。

2.心房水平左向右分流，动脉导管右向左分流。

◆ 超声造影

1.右心显影，动脉导管未闭时降主动脉显影。

2.左心无造影剂。

【诊断要点】

1.左心室腔明显变小。

2.主动脉瓣重度狭窄或闭锁，二尖瓣重度狭窄或闭锁。

3.右心扩大。

4.心房水平左向右分流，动脉导管右向左分流。

5.定量评估

（1）主动脉瓣环和升主动脉内径＜5mm。

（2）左心室舒张末期面积（左心室短轴切面）＜1.5cm²。

（3）二尖瓣后叶附着点与心尖的距离＜25 mm。

（4）二尖瓣环直径＜6mm。

【鉴别诊断】

1.肥厚型心肌病

（1）左心室壁明显肥厚。

（2）主动脉瓣和二尖瓣发育正常，瓣口有血流信号通过。

2.单心室

（1）单一心室腔，残余心腔易误认为是发育不良的左心室。

（2）两组房室瓣或共同房室瓣开向单一心腔。

【随访】

术后患者每年随访1次，主要观察手术效果及各房室瓣和心脏的功能。

【报告书写要点】

◆ 重点测量数据

1.各房室腔大小。重点测量左心室大小、左心室舒张末期面积（左心室短轴切面）。

2.主动脉、肺动脉宽度，瓣环直径。

3.主动脉瓣、肺动脉瓣。瓣环瓣口的血流，包括狭窄和关闭不全的评估。

4.二尖瓣瓣环直径，二尖瓣后叶附着点与心尖的距离。

5.二尖瓣、三尖瓣瓣口的血流，包括狭窄和关闭不全的评估。

6.房间隔、室间隔连续中断的直径等。

◆ 主要文字描述

1.分型和表现较为复杂，按复杂先天性心脏病的分析诊断由内脏、心脏位置，心脏3个节段和3个连接逐一描述。

2.内脏、心脏位置。

3.心房位置、大小，房间隔连续中断的情况。

4.腔静脉和肺静脉与心房的连接关系。

5.二尖瓣的形态结构，如狭窄程度或闭锁情况，三尖瓣隔膜的形态结构，反流等。

6.心室襻，明确左心室和右心室的解剖结构，左襻还是右襻；室间隔连续中断的情况。

7.心房与心室的连接关系。

8.主动脉的形态结构，如狭窄程度或闭锁情况，肺动脉形态结构、二者的位置关系及与心室的连接关系，是否伴有肺动脉狭窄等。

9.主动脉弓及降主动脉是否有狭窄或离断。

10.合并其他畸形情况。

◆ **超声心动图报告提示**

1.先天性心脏病。

2.左心发育不良综合征（注明具体表现，如：左心发育不良综合征：二尖瓣闭锁）。

3.如合并其他复杂畸形则按心脏节段和连接关系详细描述。

- 内脏位置（肝、脾）。
- 心脏位置（正常左位心、镜像右位心、右旋心等）。
- 心房位置（心房正位S、反位I、不定位A，静脉与心房的连接关系）。
- 心室襻［心室右襻（D-loop）、心室左襻（L-loop），房室序列关系］。
- 合并畸形。

第三篇　获得性和遗传性心脏病

第27章

心脏瓣膜病变

第一节　二尖瓣狭窄

【定义、病因和分类】

1.二尖瓣狭窄是由慢性或反复发作的病变引起的二尖瓣交界处融合，前、后叶瓣膜增厚、钙化和挛缩及腱索的增厚、钙化、挛缩和融合，二尖瓣舒张期开放受限。

2.常见病因为风湿性、退行性变，系统性红斑狼疮和先天性瓣膜狭窄是比较少见的原因。

3.分型

（1）隔膜型：前后叶交界处互相粘连，瓣口变窄，瓣膜边缘处呈纤维样增厚，或有钙质沉着。体部虽可有不同程度的增厚，但整个瓣叶的活动未受很大影响。

（2）漏斗型：前后叶交界处粘连，瓣叶增厚、纤维化、钙化，腱索及乳头肌亦有粘连、增粗并有缩短，将瓣膜向下牵引成一个僵硬的漏斗状结构，活动严重受限。狭窄之外，常有关闭不全。

（3）隔膜漏斗型：介于上述两种类型之间。

【临床表现】

1.气短、活动后心悸、呼吸困难等症状，部分患者出现二尖瓣面容。

2.心尖部三尖瓣听诊区可触及舒张期震颤，闻及舒张期滚筒样低调局限性杂音。

3.部分患者没有症状，仅在体格检查时发现心脏杂音。

【适应证】

1.诊断二尖瓣狭窄并评估狭窄程度。

2.评估心室大小、功能和血流动力学。

3.对已知二尖瓣狭窄患者症状和体征发生变化时的再评估。

4.轻度-中度的二尖瓣狭窄的患者但无临床症状者的复查。

5.诊断和评价相关伴发的瓣膜损害。

6.评价瓣膜的形态学改变，是否适合进行经皮二尖瓣球囊扩张术或外科直视下二尖瓣成形手术。

7.评价二尖瓣狭窄患者妊娠期间血流动力学变化程度及左心室功能变化。

8.静息时血流动力学和临床表现不相符的患者，应用运动多普勒超声心动图评价其平均压差和肺动脉压力。

9.进行二尖瓣球囊瓣膜扩张术和心脏复律前，应用TEE对左心房血栓进行评价。

10.采用经食管超声心动图（TEE）引导进行经皮球囊瓣膜扩张术。

【超声心动图表现】

◆ 二维和M型超声心动图

1.二尖瓣增厚、回声增强，开放幅度和开口减小。

2.风湿性病变（图27-1-1，有视频）

（1）瓣膜尤其是瓣尖增厚、活动受限，形成特征性的舒张期圆顶样运动，二尖瓣前叶呈"曲棍球杆"样改变。

（2）通常交界区受累，交界融合。

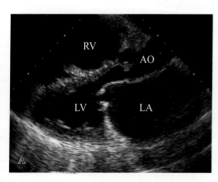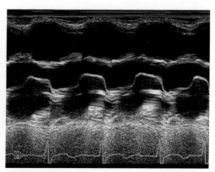

图27-1-1　风湿性心脏病二尖瓣狭窄（有视频）

A.左心长轴切面见二尖瓣增厚，回声增强，开放受限，舒张期呈圆顶样运动，前叶呈"曲棍球杆"样改变，左心房、右心室增大；B.M型示二尖瓣呈"城墙样"改变，前后叶同向运动

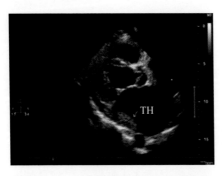

图27-1-2　二尖瓣狭窄合并左心房血栓

左心长轴切面见二尖瓣回声明显增强，开放受限，左心房内可见附壁血栓

（3）M型示二尖瓣运动曲线EF斜率减低甚至消失，二尖瓣前、后叶呈同向运动。

（4）常合并二尖瓣关闭不全。

（5）左心房增大。

（6）重度狭窄时左心房内可见血栓回声（图27-1-2）。

3.退行性变

（1）瓣叶增厚，回声增强，活动僵硬，开口减小。

（2）瓣环及瓣叶根部回声增强，瓣叶基底部可能固定不活动。

（3）严重者可累及瓣体与瓣尖部。

（4）交界处融合很少发生。

4.TTE观察切面

（1）左心长轴切面、四心腔切面和三心腔切面

①观察二尖瓣瓣体长度、厚度、回声、开放幅度。

②观察二尖瓣下腱索及乳头肌形态。

③室间隔和左心室壁厚度。

④评价心房内有无血栓形成。

（2）二尖瓣短轴切面：交界粘连情况、瓣叶开口大小，测量瓣口面积。

（3）心腔切面：测量心腔大小。

5.TEE观察切面

（1）食管中段切面：0°～40°时为四心腔切面，60°～90°为二心腔切面重点观察二尖瓣瓣叶形态、长度、厚度、回声及运动幅度。

（2）食管中段切面：主动脉根部短轴及双房心耳切面，观察心腔内有无血栓。

（3）胃底切面：0°时二尖瓣短轴切面测量瓣口面积。

◆ 多普勒超声心动图

1.可评价压力减半时间（PHT），速度时间积分（VTI），近端等速表面积区（PISA）。二尖瓣峰值流速和平均压差与狭窄程度成正比。

2.应用连续多普勒测量二尖瓣口压力峰值下降50%时所需时间（s），即压力减半时间（PHT），狭窄程度越重，压力减半时间越长。

3.利用连续方程或压力减半时间计算二尖瓣口面积（图27-1-3）。

4.观察切面

（1）主要从胸骨旁左心室长轴和心尖四心腔切面观察。

（2）胸骨左缘二尖瓣短轴切面可以描记二尖瓣口面积。

【诊断要点】

1.二尖瓣膜尤其是瓣尖增厚、活动受限，形成特征性的舒张期圆顶样运动，二尖瓣前叶呈"曲棍球杆"样改变，短轴呈"鱼嘴样"改变。

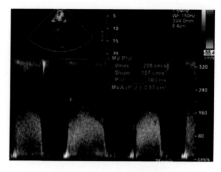

图27-1-3　二尖瓣狭窄
利用压力减半时间计算二尖瓣口面积

2.M型二尖瓣前、后叶呈同向运动，EF斜率减低甚至消失，呈"城墙样"改变。

3.二尖瓣口舒张期血流速度加快，压力减半时间延长。

4.二尖瓣狭窄程度的判断，参考二维测量的瓣口面积、连续波多普勒测量瓣口平均压差及瓣口压力减半时间等参数，综合评价二尖瓣狭窄程度（表27-1-1）。

表27-1-1　二尖瓣狭窄程度的判断

狭窄程度	瓣膜形态	瓣口面积（cm²）	压力减半时间（ms）	平均压差（mmHg）
轻度	瓣叶轻度增厚，运动轻度受限	$1.5 \sim 2.0$	$\leqslant 130$	< 5
中度	瓣叶明显增厚，运动减低	$1.0 \sim 1.5$	$130 \sim 220$	$5 \sim 10$
重度	瓣膜明显增厚钙化，瓣叶固定不动	< 1.0	> 220	> 10

【鉴别诊断】

主要是二尖瓣狭窄病因的鉴别：风湿性、退行性变和先天性。

1.风湿性二尖瓣狭窄瓣膜本身增厚、钙化、交界粘连，瓣膜回声增强。

2.退行性病变发生钙化通常位于瓣根和瓣环，瓣下腱索与瓣尖无明显融合。

3.先天性病因所致二尖瓣狭窄开放受限，瓣膜本身纤细，通常无瓣膜钙化和交界粘连。较常见为二尖瓣瓣上膜性狭窄，二尖瓣瓣上有一纤维隔膜阻挡左心室流入道，其他如降落伞型二尖瓣和双孔二尖瓣较少见。

【预后的判断】

1.二尖瓣形态学分数≤8，预示可行二尖瓣球囊扩张术及长期与短期手术的成功性。

2.存在严重的三尖瓣反流，预示着二尖瓣球囊成形术后患者无事件存活率比存在轻度或中度三尖瓣反流患者的低。

3.左心房内径＞6cm通常有较严重的二尖瓣狭窄，并且在二尖瓣球囊成形术中发生并发症的概率较高，手术的成功率低。

4.二尖瓣狭窄伴肺动脉高压的患者生存率＜3年。

【术中应用】

1.二尖瓣球囊成形术或直视分离术

（1）术前评价瓣膜形态、瓣口面积及压差，选择球囊大小。

（2）术中引导球囊的放置，避免球囊的膨胀导致房间隔穿孔，防止导管在左心耳打开。

（3）术后即刻评价瓣膜面积的扩张程度、压差大小和MR的程度。

（4）全程监测，避免出现或及时发现心室穿孔、心脏压塞等严重并发症。

2.二尖瓣成形术术中TEE监测

（1）术前评价瓣体及瓣下腱索形态结构，选择成形手术方案。

（2）评估其他瓣膜病变情况。

（3）术后即刻评价成形术后自体瓣膜形态、运动幅度，测量瓣口开放面积、瓣口流速和压差。

（4）观察术后心腔内排气情况。

3.瓣膜置换术采用TEE监测

（1）测量二尖瓣瓣环径用于选择人工瓣膜的大小。

（2）评估其他瓣膜损坏情况。

（3）评价左心房大小和左心室收缩功能。

（4）术后即刻评价人工瓣膜功能及有无瓣周漏。

【随访】

1.对已患二尖瓣狭窄的患者，如症状和体征发生变化应重新进行评估。

2.无症状的二尖瓣狭窄

（1）轻度：每5年随访。

（2）中度：每2年随访。

（3）中-重度：每1～2年随访。

（4）重度：每年随访。

3.中度或更严重的二尖瓣狭窄患者出现临床症状时应增加随访频率。

4.球囊扩张术后或瓣膜成形术后的随访

（1）手术成功进行且术后无不适症状患者应该在术后18～24个月中进行超声心动图随访。

（2）对那些有不适症状的患者应该最少在12个月时进行超声心动图随访。

（3）球囊扩张术前或术后有MR的患者，应该在术后6～12个月时进行超声心动图随访。

（4）随访内容重点是二尖瓣的开口面积、瓣口的血流动力学参数。

【报告书写要点】

◆ 重点测量数据

1.左心房大小　左心室长轴切面M型测量左房前后径；必要时二维四心腔切面测量横径和长径。

2.二尖瓣口面积

（1）二尖瓣水平左心室短轴切面直接测量二尖瓣口面积：需将二尖瓣口局部放大后测量。

（2）PHT方法计算瓣口面积：心尖四心腔连续多普勒获取二尖瓣口血流频谱，测量压力减半时间（PHT），计算瓣口面积。面积＝220/PHT。

（3）PISA方法计算瓣口面积：血流会聚法，亦称近端等速度表面面积法（PISA）方法。较为复杂，必要时用。

3.二尖瓣瓣环径　左心室长轴切面和四心腔切面测量。

4.二尖瓣口血流速度和压差　心尖四心腔连续多普勒获取二尖瓣口血流频谱，测量峰值幅度和压差、平均速度和压差，评估狭窄程度。

◆ 主要文字描述

1.描述二维超声心动图观察到的瓣叶形态，包括瓣体的长度、厚度、回声、运动幅度、瓣体的柔韧性及舒张期二尖瓣开放时瓣体的形态。

2.描述二维超声心动图观察到的二尖瓣瓣下腱索的形态，包括腱索的长度，是否增粗、融合、挛缩、是否断裂。

3.描述M型超声二尖瓣运动曲线的特点，包括二尖瓣前、后叶是否呈同向运动，EF斜率减低甚至消失。

4.描述多普勒技术测量二尖瓣口的血流动力学数据，包括二尖瓣口舒张期血流速度，瓣口最大压差、平均压差和压力减半时间。

5.记录并描述超声测量的二尖瓣瓣环径的大小及房室腔的大小。描述心腔内是否有明确血栓或可疑血栓回声。

6.描述彩色多普勒超声技术观察的瓣口血流信号，判断瓣口是否合并关闭不全。

7.综合二维超声、M型超声及多普勒超声观察的指标和内容，判断二尖瓣狭窄的程度，并初步诊断引起瓣膜狭窄的病因。

◆ 超声心动图报告提示

1.风湿性心脏病。

2.二尖瓣狭窄（注明程度）。

3.肺动脉高压（注明程度）。

第二节 二尖瓣关闭不全

【定义、病因和分类】

1.二尖瓣关闭不全是指由于原发性或继发性原因导致收缩期二尖瓣前后叶对合不良，收缩期部分左心室的血液经过二尖瓣口反流入左心房。

2.二尖瓣装置（二尖瓣瓣环、瓣叶、腱索、乳头肌）的任何部分形态和功能发生变化，都会引起二尖瓣的病变，导致心脏血流动力学的改变。

3.常见病因为风湿性、退行性变、缺血性心脏病和先天性。

（1）风湿性心脏病引起二尖瓣关闭不全，多合并二尖瓣狭窄或主动脉瓣病变。

（2）先天性的，如二尖瓣裂缺、双孔二尖瓣、拱顶型二尖瓣。

（3）感染性心内膜炎。

（4）二尖瓣脱垂。

（5）腱索断裂或腱索乳头肌过长。

（6）缺血性心脏病引起的乳头肌功能不全。

（7）瓣膜退行性病变。

（8）结缔组织疾病：如系统性红斑狼疮、类风湿关节炎。

（9）医源性：如二尖瓣球囊扩张术所致瓣膜穿孔或撕裂。

【临床表现】

1.轻度关闭不全患者通常没有明显的症状，或仅有心悸、乏力等非特异性症状。

2.急性二尖瓣关闭不全的患者可出现阵发性呼吸困难，端坐呼吸、咳嗽、咳粉红色泡沫痰等急性左侧心力衰竭症状。

3.慢性二尖瓣关闭不全的患者可以在很长时间内没有症状，后期出现进行性加重的劳力性呼吸困难。

4.体格检查时心尖部闻及3/6级吹风样全收缩期杂音，向左腋下传导，可闻及第二心音分裂。

【适应证】

1.二尖瓣关闭不全的诊断并定量评估反流程度。

2.评估左心室功能、大小和血流动力学。

3.分析二尖瓣关闭不全的病因和机制。

4.对无症状重度反流的患者，每一年或半年检测左心室功能。

5.已知二尖瓣关闭不全患者症状和体征改变时的再评估。

6.症状和体征都很稳定的轻度-中度二尖瓣关闭不全患者的复查。

7.二尖瓣成形术前评价反流瓣膜的解剖结构,定位病变累及的部位和范围,以指导瓣膜成形手术方案的制订。

8.二尖瓣置换或修复术后确定心脏的基础状态。

9.经胸超声心动图(TTE)对二尖瓣病变不明确或可疑时,可采用经食管超声心动图(TEE)评估。

10.TEE监测二尖瓣成形术。

【超声心动图表现】

◆ 二维和M型超声心动图

1.风湿性病变

(1)主要特点是瓣膜增厚、僵硬,以瓣尖为著,瓣叶挛缩。

(2)关闭时前后叶间见裂隙。

(3)由于交界和腱索的融合,舒张期瓣下腱索与瓣叶成90°"曲棍球杆"形态。

(4)如合并二尖瓣狭窄时舒张期瓣口开放幅度较小。

2.退行性变

(1)二尖瓣环钙化(MAC)是退行性改变的特征。

(2)MAC表现为近后叶瓣根处回声明显增强,在左心室后壁的前方呈平行运动。

(3)MAC可以延伸至二尖瓣叶基部,尤其是二尖瓣后叶。

(4)MAC可以侵犯局部瓣环或改变整个后叶瓣环呈U形。

3.感染性心内膜炎引起二尖瓣关闭不全(图27-2-1)

(1)赘生物是感染性心内膜炎的特征性表现。

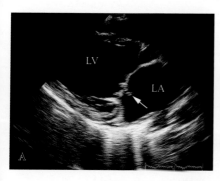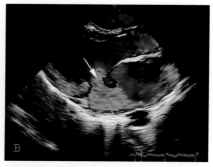

图27-2-1 二尖瓣前叶赘生物形成并关闭不全

A.左心室长轴切面二尖瓣见赘生物回声(箭头所示);B.左心室长轴切面彩色多普勒血流显示二尖瓣左心房侧见大量反流信号(箭头所示)

（2）赘生物常分布在瓣尖，位于瓣叶对合点的心房面，外形不规则，多数有蒂，也可没有。

（3）受累及的瓣叶通常在结构或形态上存在潜在的异常，如黏液样变、风湿性病变等。

（4）部分感染性心内膜炎患者可出现二尖瓣穿孔或瘤样改变。

4.缺血性二尖瓣关闭不全

（1）二尖瓣叶本身没有原发病变，反流发生在心肌梗死（MI）后。

（2）通常观察到节段性的室壁运动异常，以下壁多见。

5.腱索断裂和脱垂导致二尖瓣关闭不全　详见下一节。

6.M型超声　显示不同病因引起的二尖瓣关闭不全的共同特点是收缩期二尖瓣前后瓣叶间可见大小不等的关闭裂隙。

7.TTE观察切面

（1）左心长轴切面、四心腔切面和三心腔切面

①观察二尖瓣厚度、回声、运动幅度。

②心腔大小、左心室壁厚度。

③二尖瓣病变部位及程度。

（2）二尖瓣短轴切面：瓣叶形态、厚度、回声和开口大小。

8.TEE观察切面

（1）胃底二尖瓣短轴切面：瓣叶形态、厚度、运动和开口大小，病变部位。

（2）食管中段切面：0°～40°时为四心腔切面，60°～90°为二心腔切面，重点观察二尖瓣瓣叶形态、厚度、回声及运动幅度。

（3）食管中段切面：主动脉根部短轴及双房心耳切面，观察心腔内有无血栓。

◆ 多普勒超声心动图

1.彩色多普勒超声显示二尖瓣心房侧明亮的五彩镶嵌的血流信号（图27-2-2，有视频）。

2.反流方向多样，可为中心性或偏心性。

3.测量反流束的长度、宽度及面积和左心房面积等指标判断二尖瓣关闭不全的程度。

4.脉冲多普勒显示收缩期肺静脉内血流发生反转时，诊断重度二尖瓣反流特异性比较高。

5.连续多普勒于二尖瓣左心房侧探及高速反流频谱。

6.观察切面

（1）主要从左心长轴切面及心尖四心腔、二心腔和三心腔等切面观察。

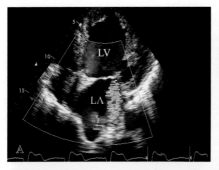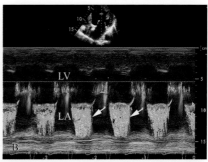

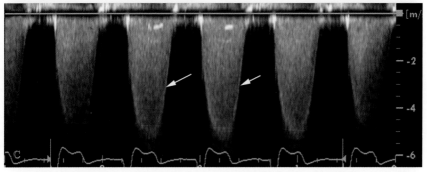

图27-2-2　二尖瓣关闭不全的彩色多普勒表现（有视频）

A.心尖四心腔切面二尖瓣左心房侧见反流信号；B.M型彩色多普勒二尖瓣左心房侧见反流信号（箭头所示）；C.连续多普勒于二尖瓣左心房侧探及高速反流频谱

（2）胸骨左缘二尖瓣短轴切面可作为补充。

【诊断要点】

1.二尖瓣装置形态和功能的异常，出现收缩期瓣叶对合不良，可见关闭裂隙。

2.左心扩大。

3.彩色多普勒血流显像显示二尖瓣口左心房侧反流信号。

4.根据反流束长度、宽度、面积、反流束面积与左心房面积的比例、反流分数等判断瓣膜关闭不全的程度（表27-2-1）。

5.二尖瓣反流的定量分析

（1）反流束的长度、反流束最小截面宽度（指反流束最狭窄部分的宽度）、反流束面积、反流束面积/左心房面积比。

（2）二尖瓣反流分数的计算

①反流分数=反流量/舒张期二尖瓣流量。

②反流量＝舒张期二尖瓣流量－主动脉瓣流量。

表27-2-1　超声心动图对二尖瓣反流程度的评估

评估指标	轻度	中度	重度
反流束长度/左心房长度	＜1/3	1/3～2/3	＞2/3
反流束最小截面宽度	＜3mm	3～7mm	＞7mm
反流束面积	＜4cm²	4～8cm²	＞8cm²
反流束面积/左心房面积	＜20%	20%～40%	＞40%
反流分数	20%～40%	40%～60%	＞60%

【鉴别诊断】

1.导致二尖瓣反流病因的鉴别　风湿性、退行性、脱垂、感染性、缺血性和先天性等。

2.生理性二尖瓣反流　信号微弱，范围局限，占时短暂。

3.舒张期二尖瓣反流　较少见，通常见于房室分离的患者（高度房室传导阻滞或房性心动过速或心房扑动的患者），相应的连续多普勒显示持续短暂、峰值流速较低的舒张期反流。

【预后的判断】

1.术前左心室收缩末期内径＞50mm、左心室舒张末期内径＞70mm，预示术后左心室功能障碍和心力衰竭。

2.心房颤动和肺动脉高压是无症状、左心室射血分数正常的重度二尖瓣反流患者不良预后指标。在心房颤动发病初的6个月内进行手术，其转为正常窦性心律的可能性极大。

【术中应用】

1.瓣膜置换术

（1）测量二尖瓣环径用于选择瓣膜的大小。

（2）评估其他瓣膜损坏情况。

（3）评价左心室收缩功能。

（4）瓣膜置换术后应仔细探查有无瓣周漏及其程度。

（5）识别心内气泡，并及时告知手术和麻醉人员。

2.瓣膜成形术

（1）术中超声心动图评价二尖瓣瓣膜的形态、确定二尖瓣反流的机制、病变部位、范围，帮助术者确定手术方案。

（2）术后即刻评估以下几个方面：瓣叶运动幅度、对合面高度；残留的二尖瓣反流程度；是否存在流入道梗阻；是否存在二尖瓣狭窄。

【随访】

1.轻度二尖瓣反流，左心室大小和EF正常，每5年随访。

2.中度二尖瓣反流，左心室大小和EF正常，每1～2年随访。

3.中度二尖瓣反流，ESD＞40mm或EF＜65%，每年随访。

4.重度二尖瓣反流，ESD＞40mm或EF＜65%，每6个月随访。

5.对无症状重度反流的患者，每1年或半年检测左心室功能（包括左心室射血分数和收缩末期内径）。

6.二尖瓣修补术后1～3个月常规进行TTE，以后根据临床指征进行随访。

7.临床上功能正常的生物瓣，术后1～2个月常规进行TTE。第1个5年后，应每2年行超声心动图检查，10年后，每1年行超声心动图检查。

8.临床上功能正常的机械瓣，术后1～2个月、6个月常规进行TTE。5年内每年行超声心动图检查。10年后，每2年行超声心动图检查，直到15年之后，再每年行超声心动图检查。

【报告书写要点】

◆ 重点测量数据

1.左心房、左心室大小　左心室长轴切面M型测量左心房和左心室前后径；必要时二维四心腔切面测量横径和长径。

2.二尖瓣口反流面积　彩色多普勒多切面观察二尖瓣反流情况，测量最大的反流面积和同一切面的左心房面积，计算二者比值。评估反流程度。

3.PISA方法计算反流口面积　PISA方法评估反流程度，必要时用。

◆ 主要文字描述

1.描述二维超声心动图观察到的瓣叶形态。包括瓣体厚度、回声、运动幅度、瓣体的柔韧性及收缩期二尖瓣关闭时瓣体的形态，有无脱垂或连枷样运动。如果有脱垂，请描述脱垂的具体部位在瓣膜的分区（Carpentier分区）。

2.描述二维超声心动图观察到瓣体有无异常回声附着，如果有，需要描述异常回声具体的附着部位、大小、形态、活动度、回声。

3.描述二维超声心动图观察到的二尖瓣瓣下腱索的形态，包括腱索的长度，是否断裂。

4.描述M型超声二尖瓣运动曲线的特点，包括二尖瓣前、后叶是否呈同向运动，有无吊床样改变。

5.描述多普勒技术测量二尖瓣口的血流动力学数据，包括二尖瓣口舒张期血流速度。

6.记录并描述超声测量的二尖瓣瓣环径的大小及房室腔的大小。

7.描述彩色多普勒超声技术观察的瓣口反流信号，包括反流束的走向，测量反流束的面积、反流束面积与左心房面积比例、反流束缩流颈宽度。

8.综合二维超声、M型超声及多普勒超声观察的指标和内容，判断二尖瓣关闭不全的程度，并初步诊断引起瓣膜关闭不全的病因。

◆ 超声心动图报告提示

1.风湿性心脏病。

2.二尖瓣狭窄并关闭不全：注明二尖瓣狭窄和反流程度。

3.左心扩大。

第三节　二尖瓣脱垂

【定义、病因和分类】

1.二尖瓣脱垂是瓣膜黏液样变性的特征表现，常累及瓣膜和腱索。

2.据脱垂部位不同分为前叶、后叶及混合型脱垂。

【临床表现】

1.轻度脱垂或不合并关闭不全的患者通常没有明显的症状。

2.当脱垂合并较明显的二尖瓣反流时，症状同二尖瓣关闭不全（见本章第二节）。

3.听诊心尖区收缩中晚期喀喇音及收缩晚期杂音或喘鸣音单独存在。

4.心电图表现无明显特异性表现等。

【适应证】

1.诊断二尖瓣脱垂并定量评估引起反流的程度。

2.评价二尖瓣脱垂引起的反流的血流动力学改变，评估左心室大小和功能。

3.对于初步诊断脱垂但临床症状和表现不支持的患者，应用超声心动图评价。

4.分析脱垂二尖瓣叶的形态，详细定位病变的分区，以指导瓣膜修复手术方案的制定。

5.二尖瓣置换或修复术后评价瓣膜的形态及功能。

6.经胸超声心动图（TTE）对二尖瓣病变不明确或可疑时，可采用经食管能超声心动图（TEE）评估。

【超声心动图表现】

◆ 二维和M型超声心动图

1.左心室长轴及四腔切面观察，二尖瓣病变瓣叶增厚（＞5mm），腱索冗长，收缩期瓣叶呈波浪状向左心房内波动。

2.收缩中晚期或整个收缩期二尖瓣叶向左心房侧移位，左心室长轴切面超过瓣环水平＞2mm。

3.瓣叶脱垂与瓣叶完全脱入左心房或部分呈链枷样运动的病变程度不同。脱垂时瓣叶的瓣尖朝向左心室，两叶瓣缘相对，而"连枷样"运动时，瓣叶自由摆动，瓣尖朝向左心房侧，病变瓣叶的瓣缘搭在对侧瓣叶的房面。

4.二尖瓣水平短轴切面判断脱垂的部位，按照心外科Carpentier命名原则，靠近前外侧联合为前后叶1区，中部为2区，靠近后内侧联合为瓣膜3区。两个交界处分别为C1、C2两个区（图27-3-1，有视频）。

5.M型显示前叶脱垂时，DE速度增快；后叶脱垂时，CD段明显多重回声，

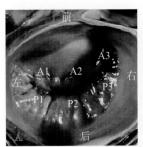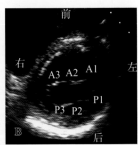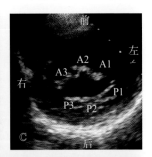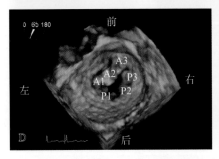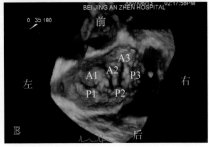

图27-3-1　二尖瓣的分区

二维和实时三维超声显示二尖瓣A.二尖瓣的解剖：Carpentier分区；B.二维短轴切面显示二尖瓣分区；C.二维短轴切面显示二尖瓣A2区脱垂；D.实时三维超声短轴切面显示二尖瓣分区；E.实时三维超声短轴切面显示二尖瓣分A1区脱垂（有视频）

收缩中晚期二尖瓣曲线CD段后移，呈"吊床样"改变。

6.TTE观察切面

（1）左心长轴切面、四心腔切面和三心腔切面

①观察二尖瓣厚度、回声、运动幅度。

②心腔大小、左心室壁厚度。

（2）二尖瓣短轴切面：瓣叶形态、厚度、病变部位及范围。

7.TEE观察切面，不同切面显示瓣膜不同分区，观察瓣叶形态、厚度、运动和开口大小，确定病变部位。

（1）胃底二尖瓣水平短轴切面显示瓣膜的六个分区及前外侧和后内侧联合。

（2）食管中段切面：晶片角度保持在0°，五腔心切面，显示A1、A2和P1区。同一水平，角度调整到40°左右，四腔心切面，显示A2和P2区。短四心腔切面显示A3、P3区。

（3）60°左心二心腔切面（显示左心耳），紧临左心耳依次观察P1、A2、P3区。

（4）90°二心腔切面显示A1和P3区。

（5）120°～150°左心室长轴切面显示A2和P2区。

◆ 多普勒超声心动图

1.合并二尖瓣关闭不全者左心房内可探及反流信号，由于瓣叶脱垂时前后叶对合线不在一个平面，反流束多呈偏心性，沿脱垂瓣叶的对侧走行。前后叶同时脱垂时反流束可以是中心性。

2.判断关闭不全的程度方法，但由于瓣膜脱垂引起的反流束呈偏心性，应用反流束最小截面宽度判断反流程度较准确。

3.脉冲多普勒显示收缩期肺静脉内血流发生反转时，诊断重度二尖瓣反流特异性比较高。

4.连续多普勒于二尖瓣左心房侧探及高速反流频谱。

5.观察切面

（1）主要从左心长轴切面及心尖四心腔、二心腔和三心腔等切面观察。

（2）胸骨左缘二尖瓣短轴切面可作为补充。

◆ 经食管实时三维超声心动图

1.常规经食管二维切面显示二尖瓣装置后，进行实时三维成像。

2.以术者的角度从左心房面观察瓣膜6个分区及2个交界，脱垂瓣膜区域向房侧隆起（图27-3-2）。

3.MVQ定量分析瓣膜隆起高度、容积，精确评估脱垂的部位和程度。

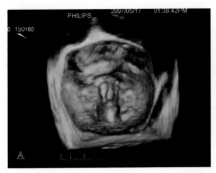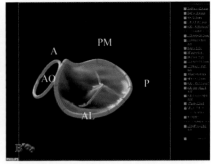

图27-3-2 二尖瓣脱垂的MVQ定量分析

A.经食管实时三维超声显示二尖瓣后叶P2区腱索断裂并瓣膜脱垂；B.QMV定量分析瓣膜隆起高度、容积

【诊断要点】

1.二维超声收缩期二尖瓣叶向左心房侧移位，超过瓣环水平>2mm。由于二尖瓣环的非平面特性，二维切面超声在判断瓣膜是否脱垂时一定要多切面探查。

2.合并二尖瓣关闭不全者，彩色多普勒血流显像显示左心房内可探及反流束信号，多为偏心性。

3.根据反流束长度、宽度、面积、反流束面积与左心房面积的比例、反流分数等判断瓣膜关闭不全的程度（参考超声心动图对二尖瓣反流程度的评估）。二尖瓣脱垂引起的反流束为明显偏心性时，反流面积和严重程度被低估，此时应结合心腔大小及反流束最小截面宽度综合考虑。

【鉴别诊断】

1.导致二尖瓣脱垂或链枷样运动病因的鉴别。

2.下壁心肌梗死后产生相对性前叶脱垂或假性脱垂，此时下壁运动消失或呈矛盾运动，后内侧乳头肌由于缺血或梗死而变薄、钙化和或纤维化，引起二尖瓣后叶运动减低，瓣叶对合点所在平面较正常降低，导致瓣叶对合不良产生相对性前叶脱垂或假性脱垂。

【预后的判断】

预后取决于二尖瓣脱垂引起瓣膜关闭不全收缩期反流的程度，请参考二尖瓣关闭不全章节。

【术中应用】

1.瓣膜成形术

（1）术中超声心动图评价二尖瓣瓣膜的形态、确定二尖瓣脱垂部位、范围，测量受累腱索长度，帮助术者确定手术方案。

（2）术后即刻观察瓣体的运动幅度，测量瓣叶对合高度，评估残留的二尖瓣反流程度；测量瓣口流速和压差，估测瓣口面积，判断是否存在二尖瓣狭窄；有无二尖瓣前叶收缩期前移，左心室流出道梗阻。

2. 瓣膜置换术

（1）测量二尖瓣环径用于选择瓣膜的大小。

（2）评估其他瓣膜损坏情况。

（3）评价左心室收缩功能。

（4）瓣膜置换术后应仔细探查有无瓣周漏及其程度。

（5）识别心内气泡，并及时告知手术和麻醉人员。

【随访】

请参考二尖瓣关闭不全章节。

【报告书写要点】

◆ 重点测量数据

1. 左心房、左心室大小。左心室长轴切面M型测量左心房和左心室前后径；必要时二维四心腔切面测量横径和长径。

2. 脱垂二尖瓣瓣叶与瓣环平面的距离。

3. 二尖瓣口反流面积。彩色多普勒多切面观察二尖瓣反流情况，测量最大的反流面积和同一切面的左心房面积，计算二者比值。评估反流程度。

4. PISA方法计算反流口面积。PISA方法评估反流程度，必要时用。

5. 二尖瓣瓣环径。左心室长轴切面和四心腔切面测量。

◆ 主要文字描述

1. 描述心腔大小，室壁厚度和运动，判断心功能。

2. 描述二尖瓣瓣体的长度、厚度变化情况，瓣体运动幅度，收缩期有无脱垂或槤枷样运动。

3. 详细描述瓣体脱垂的部位及脱垂累及的范围，脱垂高度。

4. 描述瓣下腱索回声，包括长度、粗细变化，有无断裂，断端是否随瓣体甩动。

5. 描述二尖瓣口血流信号，有无明显反流，并测量记录反流束面积、缩流颈宽度、反流束面积与左心房面积比，综合判断反流程度。

6. 综合瓣体和腱索的病理形态变化分析诊断引起瓣膜脱垂的病因。

◆ 超声心动图报告提示

1. 二尖瓣脱垂（注明脱垂部位）并关闭不全［注明二尖瓣反流程度，如二尖瓣前叶脱垂（A2）并关闭不全（中度）］。

2. 左心扩大。

第四节　主动脉瓣狭窄

【定义、病因和分类】

1.主动脉瓣疾病是常见的心脏瓣瓣膜病，是心血管发病和致死的一个重要原因。

2.常见病因为风湿性、退性行变（主动脉瓣硬化）和先天性。

3.先天性瓣叶畸形，如单叶、二叶（欧美较多）、三叶、四叶。

4.后天获得性，如风湿性（世界范围内较多）、退行性（欧美较多）、感染性等。

【临床表现】

1.活动后心悸、气短、胸痛、阵发性呼吸困难等症状，部分患者有右侧心力衰竭的表现。

2.胸骨右缘第2肋间可触及收缩期震颤，可闻及收缩期主动脉瓣喷射性杂音，多在Ⅲ级以上。

3.部分患者没有症状，仅在体格检查时发现心脏杂音。

【适应证】

1.主动脉瓣狭窄的诊断并评估狭窄程度。

2.评估左心室功能、大小和血流动力学。

3.已知主动脉瓣狭窄患者症状和体征改变时的再评估。

4.重度主动脉瓣狭窄而无症状患者的复查。

5.轻度-中度的主动脉瓣狭窄患者伴左心室功能失调或肥厚，但无临床症状者的复查。

6.症状和体征都很稳定的轻-中度主动脉瓣狭窄患者的复查。

7.无症状的中度主动脉瓣狭窄患者，其体征稳定且左心室大小及功能正常，对其进行常规的复查。

8.利用负荷超声心动图对轻-中度主动脉瓣狭窄患者血流动力学的评价。

9.评价主动脉瓣狭窄患者妊娠期间血流动力学变化程度及左心室功能变化。

10.TTE测量瓣口面积评估主动脉瓣狭窄程度不明确或可疑时，可采用TEE评估。

11.经导管主动脉瓣置入术（TAVI）术前及术中主动脉瓣狭窄情况评估。

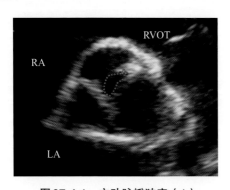

图27-4-1　主动脉瓣狭窄（1）

主动脉短轴切面显示主动脉三瓣叶增厚、交界粘连、开放受限

【超声心动图表现】

◆ 二维和M型超声心动图

1.主动脉瓣增厚、回声增强，开放幅度和开口减小。

2.风湿性病变（图27-4-1）

（1）主要为瓣尖增厚，局部瓣缘增厚，瓣叶挛缩。

（2）通常交界区受累，交界融合。

（3）钙化较常见，与退行性病变的鉴别很困难。

（4）常合并二尖瓣狭窄。

3.退行性变（图27-4-2，有视频）

（1）一个或多个瓣叶增厚（＞2mm），回声增强，活动僵硬，开口减小。

（2）纤维硬化结节沉积，钙化在瓣叶的基底部最严重。瓣环及瓣叶根部回声增强，瓣叶基底部可能固定不活动。

（3）严重者可累及瓣体与瓣尖部。

（4）交界处融合很少发生。

4.主动脉内径增宽，壁增厚，回声增强。

5.重度狭窄时室间隔和左心室壁增厚（图27-4-3）。

6.TTE观察切面

（1）左心长轴切面、五心腔切面和三心腔切面

①观察主动脉瓣厚度、回声、开放幅度。

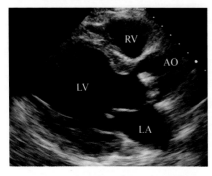

图27-4-2　主动脉瓣狭窄（2）（有视频）

左心长轴切面见主动脉瓣回声明显增强（钙化），开口减小

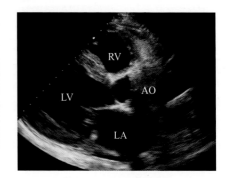

图27-4-3　主动脉瓣狭窄（3）

左心长轴切面见主动脉瓣回声明显增强（钙化），开口减小，左心室壁增厚

②主动脉宽度、厚度和活动幅度。

③室间隔和左心室壁厚度。

④二尖瓣病变情况。

（2）心底短轴切面：瓣叶数目、形态、厚度、回声和开口大小。

（3）四心腔切面：间隔和左心室壁厚度。

7.TEE观察切面

（1）胃底切面：120°时左心二心腔切面显示主动脉、主动脉瓣和左心室流出道。

（2）食管下段切面：130°～150°时左心室长轴切面显示前间隔、二尖瓣、左心室流出道、主动脉瓣和升主动脉。

（3）食管中段切面：30°～60°时为主动脉根部短轴切面，重点观察瓣叶数目、形态、厚度、回声，测量瓣口面积。110°～150°时升主动脉长轴切面显示主动脉根部、升主动脉近段。

◆ **多普勒超声心动图**

1.左心室流出道血流在主动脉瓣口近端加速形成五彩镶嵌的射流束。射流束的宽度与狭窄程度成反比，即狭窄程度越重，射流束越细。

2.射流束进入升主动脉后逐渐增宽，呈喷泉状。

3.连续多普勒于主动脉瓣口探及收缩期高速射流频谱，狭窄程度越重，流速越高（图27-4-4）。

4.观察切面

（1）主要从心尖五心腔切面观察。

（2）胸骨右缘升主动脉切面和胸骨上窝主动脉弓长轴切面可作为补充。

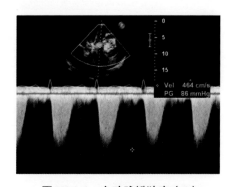

图27-4-4　主动脉瓣狭窄（4）

五心腔切面连续多普勒于主动脉瓣口探及收缩期高速血流

◆ **小剂量多巴酚丁胺负荷超声心动图**

1.最新ESC关于心脏瓣膜病指南中提出，小剂量多巴酚丁胺负荷超声心动图适用于无症状的重度主动脉瓣狭窄患者狭窄程度评估、治疗方案制订及患者预后情况预测；同时适用于低血流量、低跨瓣压差的重度主动脉瓣狭窄的瓣膜狭窄真假性的诊断（表27-4-1）及术前评估。

2.低血流量、低压差重度主动脉瓣狭窄表现为瓣口面积小（<1.0cm²）、

低跨瓣压力阶差［MPG＜40mmHg（ESC）或＜30mmHg（ACC/AHA）］、低射学分数（＜40%）和低心排血量［心指数＜3.0L/（min·m²）］。

3.对于低流量低跨瓣压差的重度主动脉瓣狭窄的患者，我们一般根据行小剂量负荷超声心动图后左心室射血分数增长程度的不同，将其分为存在左心室收缩储备及不存在左心室收缩储备两组。对于存在左心室收缩储备的患者，我们在关注其心功能改善的同时，可以根据负荷后主动脉跨瓣压差、有效瓣口面积等的变化鉴别真性及假性主动脉瓣狭窄，而对于不存在左心室收缩储备的患者，手术风险较高，预后一般较差。

4.最大负荷剂量下，若患者每搏输出量较基础状态下增加20%以上，则认为患者存在左心室收缩储备。对于存在收缩储备的患者，应用多巴酚丁胺后，可根据上述参数改变判别真假性主动脉瓣狭窄（表27-4-2）。

表27-4-1　真性、假性主动脉瓣狭窄鉴别

	真性重度主动脉瓣狭窄	假性重度主动脉瓣狭窄
病因	解剖学主动脉瓣狭窄	严重心肌收缩力下降
狭窄原因	左心室后负荷持续增加导致心肌代偿性增厚，进而出现供血不足、纤维化，后期失代偿期可表现为左心室收缩功能异常、心排血量降低，从而出现低血流量、低跨瓣压差的重度主动脉瓣狭窄	左心室射血分数和心搏出量下降，使得推动主动脉开放的幅度减小，出现相对的主动脉瓣重度狭窄

表27-4-2　小剂量多巴酚丁胺负荷超声心动图对真性、假性主动脉瓣狭窄鉴别

	真性重度主动脉瓣狭窄	假性重度主动脉瓣狭窄
MPG	明显增高（MPG＞40mmH）	升高不明显（30≤MPG＜40mmHg）
EOA增加	＜0.3cm²，在最大剂量药物作用下EOA≤1.2cm²	＞0.3cm²；在最大剂量药物作用下有效瓣口面积＞1.2cm²
EOAproj	＜1.0～1.2cm²	＞1.2cm²

　　MPG.跨瓣压差；EOA.有效瓣口面积；EOAproj.投射有效瓣口面积（血流速度在250ml/s时的标准化EOA）

【诊断要点】

1.主动脉瓣增厚，回声增强，活动受限，瓣口开放面积减小。

2.动脉瓣口收缩期血流速度加快，升主动脉可出现狭窄后扩张。

3.主动脉瓣口面积＜2.0cm²，瓣口的峰值流速及压差分别为＞2m/s及＞16mmHg。

4.主动脉瓣狭窄程度的判断，瓣口面积、瓣口最大和平均压差是评价主动脉瓣狭窄程度的综合指数（表27-4-3）。

表27-4-3　超声心动图对主动脉瓣狭窄程度的评估

狭窄程度	瓣膜形态	瓣口面积（cm²）	瓣口面积指数（cm²/m²）	最大压差（mmHg）	平均压差（mmHg）
轻度	瓣叶增厚，运动受限	＞1.0	0.9～1.1	16～50	＜25
中度	瓣叶增厚，运动减低	1.0～0.75	0.6～0.9	50～80	25～50
重度	瓣膜明显增厚且瓣叶固定不动	＜0.75	＜0.6	＞80	＞50

【鉴别诊断】

1.主动脉瓣狭窄病因的鉴别　风湿性、退行性变和先天性。

2.膜性主动脉瓣瓣下狭窄

（1）先天性畸形。

（2）主动脉瓣下有一纤维隔膜或瓣环下增厚的纤维环从室间隔伸向左心室流出道。主动脉瓣正常或轻度增厚（图27-4-5）。

（3）高速血流信号起自主动脉瓣下，主动脉瓣口血流也加快。

3.肥厚型梗阻性心肌病

（1）室间隔基底部局限性增厚和收缩期二尖瓣前叶的前向运动（SAM现象）为特征。

（2）主动脉瓣正常或仅轻度增厚，收缩期开放面积正常。

（3）高速血流信号起自主动脉瓣下，主动脉瓣口血流也加快。

4.主动脉瓣瓣上狭窄

（1）升主动脉的先天性发育异常。

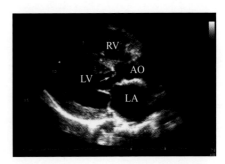

图27-4-5　主动脉瓣下狭窄

（2）左心室长轴切面显示主动脉瓣下可见一膜性结构突入左心室流出道。

（3）主动脉瓣开放正常，经食管超声检查可显示升主动脉的局限性狭窄。

（4）高速血流信号起自主动脉瓣上，主动脉瓣口血流正常。

【预后的判断】

1.混合性、结节性和弥漫的主动脉瓣硬化与冠心病有关。

2.主动脉瓣钙化合并主动脉射血速度每年快速增加≥0.3m/s而无症状的主动脉瓣狭窄患者具有很高心血管事件发生的危险性。

3.低压差主动脉瓣狭窄及注入多巴酚丁胺无收缩储备的患者手术病死率均很高。

【术中应用】

1.瓣膜置换术采用TEE监测

（1）测量主动脉瓣环径用于选择瓣膜的大小。

（2）主动脉根部修复或置换时测量主动脉根部及升主动脉内径。

（3）主动脉钙化的情况及动脉粥样硬化和钙化的情况，指导横行钳闭的操作及放置部位。

（4）评估其他瓣膜损坏情况。

（5）评价左心室壁厚度和左心室收缩功能。

2.瓣膜球囊成形术

（1）评价术前和术后瓣口面积及压差。

（2）评价主动脉瓣反流情况。

3.经导管主动脉瓣置入术（TAVI）

（1）TAVI主要适应证

①瓣口面积＜1cm^{2}的伴随症状的钙化性主动脉瓣狭窄（CAS）。

②欧洲心脏手术风险评分（Euro SCORE）≥20%或美国胸外科学会危险（STS）评分≥10%。

③解剖上适合TAVI（主要为主动脉瓣环内径、外周动脉内径在合适的范围内），也有研究证明TAVI在主动脉二叶式CAS患者中及外科生物瓣膜置换术失败后仍然是可行的。

（2）应用价值

①最初TAVI仅适宜获得性主动脉瓣狭窄，主要的瓣膜退行性病变。近来可用于先天性主动脉瓣狭窄。

②TTE明确各重要解剖结构的形态及位置，评价患者瓣膜狭窄程度、主动脉瓣瓣叶数目和钙化情况；测量主动脉瓣环的大小、左心室流出道内径、主动脉窦的高度、主动脉窦的宽度、主动脉窦管交界内径、升主动脉内径；评估患者心室大小及心功能，排除其他合并症。

③TEE分析瓣膜的各项参数，主动脉瓣环距冠脉开口的距离。瓣环距右冠状动脉开口的距离，距窦管交接处的距离等，明确手术可行性。

④在TAVI术监护中精确定位并全程实时监测瓣膜的置入。置入术后即刻测量跨瓣压差，观察有无瓣周瘘、瓣膜支架对左心室流出道的影响及对二尖瓣前叶有无影响等。

⑤TAVI术后疗效评估，观察置入的瓣膜情况及有无相关并发症。

【随访】

1.主动脉瓣重度狭窄

（1）首诊后6个月随访。

（2）左心室收缩功能及大小没有明显改变，应每年随访。

2.无症状的主动脉瓣狭窄

（1）轻度：每5年随访。

（2）中度：每2年随访。

（3）中-重度：每1～2年随访。

（4）重度：每年随访。

3.重度或更严重的主动脉瓣狭窄　患者出现临床症状时应增加随访频率。

【报告书写要点】

◆ 重点测量数据

1.左心室大小、室间隔和左心室壁厚度。

2.主动脉瓣口血流频谱，多采用心尖五心腔切面连续多普勒获得最大的瓣口流速的频谱。测量峰值射流速度和压差，平均血流速度和压差。

3.脉冲多普勒测量左心室流出道的血流速度，计算流出道速度与瓣口流速的比值。

4.连续方程计算的瓣口面积

（1）测量主动脉瓣口速度-时间积分（VTI_{AV}）：主动脉瓣口血流频谱获得。

（2）左心室流出道直径：左心室长轴切面测量左心室流出道直径，按圆形面积公式计算流出道面积CSA_{LVOT}。

（3）左心室流出道速度-时间积分（VTI_{LVOT}）：流出道血流频谱获得。

（4）计算的主动脉瓣口面积（AVA）：$AVA = CSA_{LVOT} \times VTI_{LVOT}/VTI_{AV}$。

5.简化的连续方程测量的瓣口面积，用峰值血流速度取代上述公式的速度-时间积分（简便，欠准确，为二级推荐）。

6.主动脉瓣口面积的直接测量，为二级推荐。

（1）TTE主动脉短轴切面测量瓣口面积。

（2）TEE测量较为准确。

7.主动脉瓣瓣环径，左心室长轴切面测量。

◆ **主要文字描述**

1.描述二维超声心动图观察到的瓣叶形态，包括主动脉瓣及主动脉窦的数量、瓣叶厚度、回声，瓣叶交界是否粘连，瓣叶运动程度，收缩期瓣叶开放程度及舒张期瓣叶闭合情况。并观察升主动脉内径、胸骨上窝切面观察降主动脉情况，判断是否存在主动脉弓部缩窄。

2.描述二维超声心动图冠状动脉开口位置及内径。

3.描述M型超声主动脉瓣运动曲线的特点，包括瓣叶开放程度、运动方向。

4.描述多普勒超声心动图测量主动脉瓣口的血流动力学数据：包括收缩期主动脉瓣上最大血流速度、主动脉瓣最大跨瓣压差、平均压差等。

5.描述彩色多普勒超声观察瓣口血流信号，判断是否合并存在瓣膜关闭不全。

6.记录并描述超声记录的主动脉瓣瓣环径大小、房室腔的大小及左心室厚度及运动情况。

7.综合二维超声、M型超声及多普勒超声观察的指标及内容，判断主动脉瓣狭窄的程度，并初步诊断引起狭窄的原因。

◆ **超声心动图报告提示**

1.风湿性心脏病。

2.主动脉瓣狭窄（注明程度）。

3.左心室壁增厚（如增厚则提示）。

第五节　主动脉瓣关闭不全

【**定义、病因和分类**】

1.病因　主动脉瓣关闭不全的病因为获得性和先天性。

2.瓣膜疾病　常见病因包括风湿性心脏病、瓣膜退行性变、感染性心内膜炎、先天性主动脉瓣畸形、主动脉瓣脱垂等。

3.主动脉根部疾病　主动脉瘤和主动脉夹层、马方综合征等。

【**临床表现**】

1.劳力性呼吸困难最早出现，随着病情的进展，可出现端坐呼吸和夜间阵发性呼吸困难。

2.胸骨右缘第2肋间舒张期杂音，心尖搏动向左下移位，范围较广，且可见有力的抬举性搏动，心浊音界向左下扩大。

3.主动脉瓣区可触到收缩期震颤，并向颈部传导；胸骨左下缘可触到舒张期震颤。颈动脉搏动明显增强，并呈双重搏动。

4.当出现肺动脉高压和右侧心力衰竭时，可见颈静脉怒张、下肢水肿。

【适应证】

1.确定急性主动脉瓣关闭不全（AR）的表现及严重程度。

2.判断AR的病因。

3.半定量估测AR的严重程度。

4.可疑体征患者慢性AR的诊断。

5.评估左心室肥厚程度、左心室容积及其收缩功能。

6.预评估有新症状或有症状改变的轻、中、重度的AR。

7.再评估重度无症状AR患者的左心室大小及功能。

8.再评估无症状轻、中、重度AR及主动脉根部扩张的程度。

9.经食管超声心动图（TEE）适用于诊断由主动脉夹层、主动脉瘤或感染性心内膜炎所致AR并确定是否需行手术及手术方式。

【超声心动图表现】

◆ 二维和M型超声心动图

1.主动脉增宽，搏动增强，主动脉瓣开放幅度增大，舒张期主动脉瓣关闭时瓣膜闭合处可见一裂隙（图27-5-1）。

2.当主动脉瓣反流束朝向二尖瓣前叶时，二尖瓣前叶受反流束的后推而呈倒置的"圆屋顶"状。

3.当主动脉瓣反流束朝向二尖瓣前叶时，二尖瓣前叶产生快速扑动。

4.风湿性病变，有瓣膜粘连、瓣尖增厚及瓣叶挛缩。通常，所有的瓣膜交界部都会受到影响。

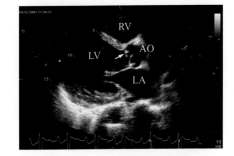

图27-5-1 主动脉瓣关闭不全

左心室长轴切面舒张期主动脉瓣可见关闭裂隙

5.退行性病变，瓣缘和基底部一个或多个瓣叶硬化，同时伴瓣叶活动减低。硬化可以是局限的、结节状的或者是弥散的，但以混合型最为常见。

6.感染性心内膜炎，以瓣叶赘生物、瓣膜穿孔和（或）瓣膜脱垂，瓣叶、瓣环或主动脉根部脓肿及瓣叶或主动脉根部动脉瘤或假性动脉瘤形成为特点。

7.TTE观察切面

（1）左心长轴切面、五心腔切面和三心腔切面

①观察主动脉瓣厚度、回声、开放幅度。

②升主动脉宽度和活动幅度。

③室间隔和左心室壁厚度。

④二尖瓣病变情况。

（2）主动脉短轴切面：瓣叶数目、形态、厚度、回声、开口大小及是否存在瓣叶交界粘连。

8.TEE观察切面

（1）胃底切面：120°时左心二心腔切面显示主动脉、主动脉瓣和左心室流出道。

（2）食管下段切面：130°～150°时左心室长轴切面显示前间隔、二尖瓣、左心室流出道、主动脉瓣和升主动脉。

（3）食管中段切面：30°～60°时为主动脉根部短轴切面，重点观察瓣叶数目、形态、厚度、回声、瓣叶开放。110°～150°时升主动脉长轴切面显示主动脉根部、升主动脉近段。

◆ 多普勒超声心动图

1.左心室流出道内出现起自主动脉瓣的舒张期反流信号，向左心室流出道内延伸。

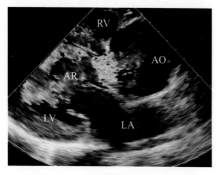

图27-5-2　主动脉瓣反流（有视频）

左心室长轴切面显示左心室流出道内出现起自主动脉瓣的舒张期反流信号

2.轻度主动脉瓣反流束仅局限于主动脉瓣下；中度反流束可达二尖瓣前叶瓣尖水平；重度反流束可充填整个左心室流出道，长度可达心尖部（图27-5-2，有视频）。

3.频谱多普勒可记录到左心室流出道内舒张期高速血流信号。

4.观察切面

（1）主要从心尖五心腔、心尖三心腔切面和左心室长轴切面观察。

（2）胸骨右缘升主动脉切面和胸骨上窝主动脉弓长轴切面可作为补充。

【诊断要点】

1.主动脉瓣活动度，通过TTE和TEE主观评估。尚无特定的参数用于评价瓣叶运动减低的严重程度。

2.主动脉瓣增厚，回声增强，瓣叶对合处存在缝隙。

3.主动脉壁活动曲线上升与下降速度增快，主波增高，重搏波变低，舒缩末期内径差增大。

4.左心室内径增大。

5.二尖瓣前叶舒张期可出现快速扑动波。

6.彩色多普勒显示舒张期左心室腔内起自主动脉瓣的反流束,频谱多普勒可探及舒张期反流频谱。

7.主动脉瓣反流程度的判断,见表27-5-1。

表27-5-1 主动脉瓣反流程度的定量分析

反流程度	反流束宽度 （mm）	反流束宽度/ 流出道宽度	反流束面积 （mm²）	反流束面积/ 流出道面积	反流频谱PHT （ms）
轻度	3	< 1/3		< 1/3	> 600
中度	3 ~ 6	1/3 ~ 2/3	< 7.5	1/3 ~ 2/3	300 ~ 600
重度	> 6	> 2/3	> 7.5	> 2/3	< 300

（1）反流束宽度、反流束面积和反流束占左心室流出道的比例（图27-5-3）。

（2）反流频谱的压力减半时间（图27-5-4）。

（3）反流分数:反流分数=（主动脉瓣每搏量-二尖瓣每搏量）/主动脉瓣每搏量。

（4）PISA:计算反流口面积。

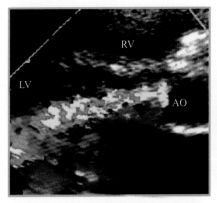

图27-5-3 主动脉瓣的彩色多普勒

反流束宽度评估反流程度

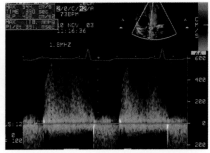

图27-5-4 主动脉瓣反流频谱

压力减半时间评估反流程度

【鉴别诊断】

1. 主动脉瓣关闭不全病因的鉴别 风湿性、退行性变和先天性。

2. 生理性主动脉瓣反流

（1）反流束通常局限于主动脉瓣下。

（2）反流束通常显示为单纯的色彩，通常只占据舒张早期，反流持续时间≤80ms。

（3）主动脉瓣的形态结构正常，心腔无扩大。

3. 二尖瓣狭窄

（1）二尖瓣狭窄时，左心室内舒张期高速湍流信号方向与主动脉瓣反流的方向相似。

（2）血流束的起源不同，二尖瓣狭窄异常血流束起源于二尖瓣口；主动脉瓣反流异常血流束起源于主动脉瓣口。

（3）二尖瓣狭窄异常血流在二尖瓣开放之后，频谱多为双峰；主动脉瓣反流发生在等容舒张期，在二尖瓣开放之前。

（4）二尖瓣狭窄的最大流速一般不超过3m/s，而主动脉瓣反流的最大流速一般＞4m/s。

【预后的判断】

1. 无症状的患者

（1）无症状慢性重度AR患者每年有1.3%～3.5%的概率发展到有症状或无症状左心室收缩功能障碍及需要瓣膜置换治疗。

（2）左心室收缩末径＞50mm或＞55mm的患者在3年或4年内分别有65%或80%的瓣膜置换率，而左心室收缩末径＜50mm或＜55mm的患者分别有0或20%的瓣膜置换率。

2. 有症状的患者 射血分数＜50%的患者瓣膜置换术后3～5年生存率为54%～64%。射血分数≥50%的患者3～5年生存率为87%～91%。

【术中应用】

1. 瓣膜置换术采用TEE监测

（1）测量主动脉瓣环径用于选择人工瓣膜的大小。

（2）主动脉根部修复或置换时测量主动脉根部及升主动脉内径。

（3）TEE检测出15%～50%的轻微到轻度的生物瓣反流及5%～15%的机械瓣瓣周或生物瓣瓣周反流。95%以上此类反流损害会消退或持久存在，小于5%的患者会加重。

（4）在近段主动脉夹层患者，TEE能确定升主动脉置换及主动脉瓣悬吊术、复合带瓣人工血管置换术、主动脉瓣分离及升主动脉置换术、主动脉根部或主动脉瓣修复术或主动脉瓣及主动脉根部修复术的成功与否。

（5）评估其他瓣膜损坏情况。

（6）评价左心室壁厚度和左心室收缩功能。

2.瓣膜成形术采用TEE监测　TEE可以确定瓣膜成形术的成功与否，如风湿性、感染性或瓣膜置换术后AR利用心包对主动脉瓣游离缘进行修复；主动脉根部扩张的主动脉瓣成形术；主动脉窦破裂的直接线缝或补片修补术。

【随访】

1.机械瓣功能正常的患者应在5年、10年、12年及15年进行随访。15年后，患者应每年随访。

2.生物瓣功能正常的患者应分别于置换术后2～3年和5年，置换术5年后每2年和置换10年后每1年接受超声心动图检查。

3.初次检查持久性左心室扩张患者应在第6个月和第12个月接受超声心动图检查以评估左心室大小及功能。

【报告书写要点】

◆ 重点测量数据

1.左心室大小、室间隔和左心室壁厚度。

2.彩色多普勒测量反流束的长度、宽度等。

3.主动脉瓣口反流频谱，多采用心尖五心腔切面连续多普勒获得瓣口反流的频谱。测量压力减半时间。

4.主动脉瓣瓣环径，左心室长轴切面测量。

◆ 主要文字描述

1.描述二维超声心动图观察到的瓣叶形态，包括主动脉瓣及主动脉窦的数量、瓣叶厚度、回声、瓣叶运动程度、舒张期瓣叶闭合情况及是否存在脱垂。

2.描述二维超声心动图冠状动脉开口位置及内径。

3.描述M型超声主动脉瓣运动曲线的特点，包括瓣叶开放程度，运动方向及二尖瓣前叶开放情况。

4.描述彩色多普勒超声观察反流束宽度、反流束面积及反流束长度。

5.描述多普勒超声心动图记录主动脉瓣口的血流动力学数据，包括舒张期反流频谱、收缩期主动脉瓣上最大血流速度、主动脉瓣最大跨瓣压差、平均压差等，判断是否合并瓣膜狭窄。

6.记录并描述超声测量的主动脉瓣瓣环径大小、房室腔的大小及左心室厚度及运动情况。

7.综合二维超声、M型超声、彩色超声及多普勒超声观察的指标及内容，判断主动脉瓣反流的程度，并初步诊断引起反流的原因。

◆ 超声心动图报告提示

1.风湿性心脏病。

2.主动脉瓣关闭不全（注明程度）。

3.左心室扩大。

第六节　主动脉瓣脱垂

【定义、病因和分类】

1.主动脉瓣脱垂（aortic valve prolapse，AVP）是指一个或多个主动脉瓣叶在舒张期脱入左心室流出道，伴或不伴有主动脉瓣关闭不全。

2.瓣叶与支撑结构的病变均可导致主动脉瓣脱垂。

【临床表现】

临床表现类同于主动脉瓣关闭不全。

【适应证】

1.判断AVP的程度及病因。

2.判断脱垂的瓣叶。

3.确定脱垂引起AR的表现及严重程度，半定量估测AR的严重程度。

4.评估左心室肥厚的程度、左心室容积及其收缩功能。

5.经食管超声心动图（TEE）适用于诊断由主动脉夹层、主动脉瘤或感染性心内膜炎所致主动脉瓣脱垂并确定是否需行手术及手术方式。

【超声心动图表现】

◆ 二维和M型超声心动图

1.心底波群上主动脉明显增宽，主波增高，主动脉瓣活动幅度增大。

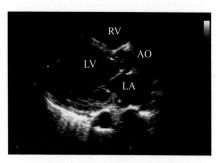

图27-6-1　主动脉瓣脱垂

2.二尖瓣波群上左心室扩大，室间隔活动增强伴有主动脉瓣关闭不全时，二尖瓣前叶可出现舒张期扑动波。

3.主动脉瓣在舒张期脱入左心室流出道，超过了主动脉瓣根部附着点的连线以下，同时关闭线往往偏心（图27-6-1）。

4.主动脉瓣受损严重时，脱垂的主动脉瓣可呈连枷样运动，活动幅度大。

5.主动脉瓣反流时，左心室扩大，左心室流出道增宽，室间隔活动增强。

6.TTE观察切面

（1）左心长轴切面、心尖五腔切面和三腔切面

①观察脱垂的主动脉瓣，瓣叶有无赘生物。

②观察瓣叶脱垂的程度，超过瓣环连线水平的范围。

③室间隔和左心室壁厚度。

（2）左心室长轴切面：显示主动脉瓣右冠瓣脱入左心室流出道。

（3）二尖瓣病变情况：升主动脉宽度和活动幅度。

（4）主动脉短轴切面：瓣叶数目、形态、回声及是否存在瓣叶交界粘连。

7.TEE观察切面

（1）胃底切面：120°时左心二心腔切面显示主动脉、主动脉瓣和左心室流出道。

（2）食管下段切面：130°～150°时左心室长轴切面显示前间隔、二尖瓣、左心室流出道、主动脉瓣和升主动脉。

重点观察哪个瓣叶脱垂及脱垂的范围，瓣叶回声情况及是否有赘生物。观察升主动脉有无扩张。

（3）食管中段切面：30°～60°时为主动脉根部短轴切面，重点观察瓣叶数目、形态、厚度、回声、瓣叶开放。

◆ 多普勒超声心动图

当伴有主动脉瓣反流时，彩色多普勒显示与频谱多普勒探查类同于主动脉瓣关闭不全。

【诊断要点】

1.主动脉瓣的舒张期关闭裂隙。

2.在左心室长轴切面或心尖三心腔切面观察到脱垂的主动脉瓣叶，脱垂的瓣叶超过了主动脉瓣根部附着点的连线以下。

3.彩色多普勒观察到起自关闭裂隙的舒张期反流信号。

4.主动脉瓣反流时，左心室扩大，左心室流出道增宽，室间隔活动增强。

【鉴别诊断】

1.主动脉瓣形态结构完整，但由于瓣叶内膜脆弱，损伤或先天性二叶主动脉瓣，因瓣叶过长易于在舒张期脱垂。

2.瓣膜破裂，可由自发性瓣膜破裂或感染性心内膜炎引起，撕裂的瓣叶于舒张期脱垂向左心室流出道。

3.主动脉瓣根部与主动脉壁结合处支持组织丧失，如马方综合征、夹层动脉瘤和高位室间隔缺损等。

4.主动脉瓣粗大、冗长、松软、有皱褶，组织学检查可见左心室及主动脉瓣边缘有许多弹力纤维浸润，瓣膜结构疏松和纤维化，黏多糖增多和黏液样变性。

【预后的判断】

主要根据主动脉瓣反流的程度对预后作出判断。

1. 无症状的患者

（1）无症状慢性重度 AR 患者每年有 1.3%～3.5% 的概率发展到有症状或无症状左心室收缩功能障碍及需要瓣膜置换治疗。

（2）左心室收缩末径＞50mm 或＞55mm 的患者在 3 年或 4 年内分别有 65% 或 80% 的瓣膜置换率，而左心室收缩末径＜50mm 或＜55mm 的患者分别有 0 或 20% 的瓣膜置换率。

2. 有症状的患者　射血分数＜50% 的患者瓣膜置换术后 3～5 年生存率为 54%～64%。射血分数≥50% 的患者 3～5 年生存率为 87%～91%。

【术中应用】

1. 瓣膜置换术采用 TEE 监测

（1）测量主动脉瓣环径用于选择瓣膜的大小。

（2）主动脉根部修复或置换时测量主动脉根部及升主动脉内径。

（3）TEE 检测出 15%～50% 的轻微到轻度的生物瓣反流及 5%～15% 的机械瓣瓣周或生物瓣瓣周反流。95% 以上此类反流损害会消退或持久存在，＜5% 的患者会加重。

（4）在近段主动脉夹层患者，TEE 能确定升主动脉置换及主动脉瓣悬吊术、复合带瓣人工血管置换术、主动脉瓣分离及升主动脉置换术；主动脉根部或主动脉瓣修复术或主动脉瓣及主动脉根部修复术的成功与否。

（5）评估其他瓣膜损坏情况。

（6）评价左心室壁厚度和左心室收缩功能。

2. 瓣膜成形术采用 TEE 监测主要在术中观察主动脉瓣成形后的反流情况。

3. 瓣膜成形术采用心外膜 TTE 监测主动脉瓣成形术后用心外膜 TTE 在左心室长轴切面观察主动脉瓣反流情况。

【随访】

主动脉瓣脱垂患者主要根据主动脉瓣反流情况决定换瓣。术后主要根据主动脉瓣反流情况决定随访期限。

1. 机械瓣功能正常的患者应在 5 年、10 年、12 年及 15 年进行随访。15 年后，患者应每年随访。

2. 生物瓣功能正常的患者应分别于置换术后 2～3 年和 5 年，置换术 5 年后每 2 年和置换术 10 年后每年接受超声心动图检查。

3. 初次检查持久性左心室扩张患者应在第 6 个月和第 12 个月接受超声心动图检查以评估左心室大小及功能。

【报告书写要点】

◆ 重点测量数据

1. 左心室大小、室间隔和左心室壁厚度。

2.彩色多普勒测量反流束的长度、宽度等。

3.主动脉瓣口反流频谱，多采用心尖五心腔切面连续多普勒获得瓣口反流的频谱。测量压力减半时间。

4.主动脉瓣瓣环径，左心室长轴切面测量。

◆ 主要文字描述

1.描述二维超声心动图观察到的瓣叶形态，包括主动脉瓣及主动脉窦的数量、瓣叶厚度、回声，瓣叶运动程度，舒张期存在脱垂的瓣叶、累及范围及超过瓣环连线高度。

2.描述二维超声心动图冠状动脉开口位置及内径。

3.描述M型超声主动脉瓣运动曲线的特点，包括瓣叶开放程度，运动方向及二尖瓣前叶开放情况。

4.描述彩色多普勒超声观察反流束是否偏心及偏向方向、反流束宽度、反流束面积及反流束长度。

5.描述多普勒超声心动图记录主动脉瓣口的血流动力学数据，包括舒张期反流频谱、收缩期主动脉瓣上最大血流速度、主动脉瓣最大跨瓣压差、平均压差等，判断是否合并瓣膜狭窄。

6.记录并描述超声记录的主动脉瓣瓣环径大小、房室腔的大小及左心室厚度及运动情况。

7.综合二维超声、M型超声、彩超及多普勒超声观察的指标及内容，判断主动脉瓣脱垂情况及反流的程度，并初步诊断引起脱垂的原因。

◆ 超声心动图报告提示

1.主动脉瓣脱垂并主动脉瓣关闭不全（注明程度）。

2.左心室扩大。

第七节　三尖瓣狭窄

【定义、病因和分类】

1.三尖瓣狭窄多为器质性，以风湿性多见。

2.其他罕见病因有右心房黏液瘤、类癌、系统性红斑狼疮等。

【临床表现】

1.三尖瓣狭窄病变程度较轻时，患者可无临床症状，随着病变程度的加重逐渐出现心悸、胸闷气短、活动耐量下降，进而出现呼吸困难。

2.在我国瓣膜病变以风湿性为主，多数有以大关节为土的游走性疼痛，少数患者可出现皮肤环形红斑和皮下无痛性结节等特殊体征。

3.三尖瓣狭窄导致外周体循环淤血出现颈静脉怒张、颈静脉搏动和肝、脾大，甚至产生腹水和水肿。

4.听诊时在三尖瓣区可闻及舒张期杂音，杂音呈低调隆隆样，深吸气末增强。

5.临床上单纯三尖瓣狭窄很少见，多同时合并二尖瓣和主动脉瓣病变，有二尖瓣和主动脉瓣病变的临床表现和体征。

【适应证】

1.通过临床和实验室检查不能明确是心源性或非心源性引起的呼吸困难。

2.临床中因中心静脉压力升高出现水肿症状，可疑有潜在心脏病病因或不能准确地估测中心静脉压力，临床高度疑似有心脏病者。

3.诊断和评估三尖瓣狭窄导致的血流动力学改变的严重程度。

4.评估三尖瓣狭窄患者的左右心室大小功能和血流动力学改变。

5.评估已知三尖瓣狭窄患者在怀孕期间血流动力学的变化的严重程度和心室代偿的情况。

6.对于无症状的严重狭窄患者的再评估。

7.经食管超声心动图（TEE）对于诊断患有疑似右心心内膜炎或胸部创伤患者是非常有价值的。

【超声心动图表现】

◆ 二维和M型超声心动图

1.瓣叶增厚，回声增强，瓣尖为甚，开放受限，间距＜2cm。

2.右心房增大。

3.前叶活动曲线斜率减慢，类似城墙样改变；关闭不全时，若前叶冗长时活动幅度可增大，关闭延迟。

4.TTE观察切面，主要从心尖四腔心切面，右心室流入道切面及大动脉短轴切面观察。

（1）观察三尖瓣厚度、回声、开放幅度。

（2）室间隔厚度和右心大小。

（3）二尖瓣病变情况。

◆ 多普勒超声心动图

1.三尖瓣狭窄时于四心腔、右心二心腔切面彩色多普勒表现为三尖瓣口出现舒张期高速射流信号（图27-7-1）。

2.舒张期瓣口以红色为主的五彩镶嵌射流信号进入右心室，中心

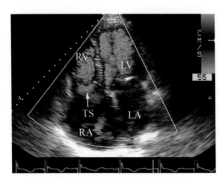

图27-7-1　三尖瓣狭窄

心尖四腔切面三尖瓣口可见花彩射流信号

处常呈黄色或蓝色的斑点，在三尖瓣口的右心房侧可出现血流汇聚区。

3.三尖瓣狭窄的彩色多普勒血流图像与二尖瓣狭窄者极为相似，但其射流显色的亮度受呼吸影响，吸气时显色亮度增加。合并关闭不全时可见收缩期起源于瓣口的蓝色反流信号。

4.三尖瓣狭窄时，脉冲取样容积置于瓣口可记录到舒张期高速湍流频谱，频谱增宽，内部实填，类似二尖瓣狭窄频谱，多数的三尖瓣

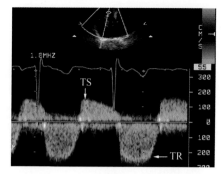

图27-7-2 三尖瓣狭窄并关闭不全
心尖四腔切面三尖瓣口连续多普勒频谱

狭窄患者其瓣口舒张期血流流速较二尖瓣狭窄者低（图27-7-2）。

【诊断要点】

1.二维超声表现为三尖瓣瓣膜增厚，回声增强，瓣膜开口减小。

2.彩色多普勒血流显像于三尖瓣口出现舒张期射流束。

3.频谱多普勒探测三尖瓣口流速加快。

4.定量诊断

（1）正常的三尖瓣口面积为$6 \sim 8cm^2$。一般以三尖瓣口舒张期平均压差＞2mmHg诊断为有血流动力学意义的三尖瓣狭窄。当三尖瓣口舒张期平均压差＞5mmHg，或瓣口面积＜$2.0cm^2$时被认为有外科手术治疗的指征。

（2）三尖瓣口舒张期峰值流速和压差：一般以≥1.0m/s代表轻度的三尖瓣狭窄；$1.3 \sim 1.7$m/s为中度三尖瓣狭窄；＞1.7m/s时为重度的三尖瓣狭窄。也可通过峰值跨瓣压差，进行分析。轻度狭窄时为$2 \sim 6$mmHg，中度时为$7 \sim 12$mmHg，重度时＞12mmHg。

（3）平均压差：该指标反映整个舒张期三尖瓣口两侧的压力变化。

（4）压力半降时间法（PTH）：借用二尖瓣狭窄瓣口面积的计算公式，瓣口面积＝220/PHT。

（5）连续方程法测算三尖瓣口面积：二维超声测得的主-肺动脉内径，求得其横截面积，乘以由多普勒测得的该部位的流速部分，再除以三尖瓣口舒张期的流速积分，即可求出三尖瓣口面积。

（6）PISA方法计算瓣口面积：血流会聚法，亦称近端等速度表面面积法（PISA）方法。

【鉴别诊断】

1.右心室流入系统梗阻的病因鉴别 右心室流入系统梗阻多为风湿性三

尖瓣狭窄，诊断时应注意区分导致右心室流入系统梗阻的疾病，如右心房黏液瘤、类癌综合征、心内膜弹力纤维增生症和心内膜纤维化、系统性红斑狼疮、心包或心外肿瘤等。

2.三尖瓣口血流速度加快原因的鉴别　三尖瓣狭窄可使三尖瓣口血流速度加快，诊断时应注意与三尖瓣口流量增大的一些疾病，如房间隔缺损、肺静脉异位引流入右心房及三尖瓣明显反流等相鉴别。这些疾病三尖瓣的形态无变化，整个右心室流入道流速均增高，彩色血流流速相对较低，流束宽大，频谱多普勒的E波下降斜率无明显减慢。

【预后的判断】

1.由于长期未进行治疗三尖瓣狭窄的患者会出现慢性的右心室压力或容量负荷过重，或二者都有。

2.右心室逐渐扩大和收缩功能不良都意味着预后不佳。

3.一旦发展到了右侧心力衰竭，即使用药物控制和手术矫正病变的瓣膜，通常情况下也不能恢复。

【术中应用】

术中超声心动图在三尖瓣置换术、成形术患者中的应用价值与主动脉瓣置换或修复所描述的应用价值类似。

【随访】

1.在常规的超声心动图检查中发现有明显的三尖瓣损害的患者应当进行定期随访观察，即使是没有症状的患者也应如此。

2.术后患者通常是在手术出院后3～4周复诊时进行基础的超声心动图检查。

3.生物瓣膜，通常在5～8年后开始出现退化的征兆，因此，密切的临床随访非常重要。

4.对于所有进行人工瓣膜置换的患者推荐每年进行一次临床复诊；任何功能的减低或新的杂音都提示应进行超声心动图检查。

【报告书写要点】

◆ 重点测量数据

1.右心房、右心室大小　四心腔切面测量横径和长径。

2.三尖瓣环径　四心腔切面和右心室流入道切面测量。

3.三尖瓣口血流

（1）三尖瓣口舒张期峰值流速和压差、平均速度和压差。

（2）PHT方法计算瓣口面积：心尖四心腔连续多普勒获取二尖瓣口血流频谱，测量压力减半时间（PHT），计算瓣口面积。面积＝220/PHT。

（3）PISA方法计算瓣口面积：血流会聚法，亦称近端等速度表面面积法

（PISA）方法。较为复杂，必要时用。

◆ **主要文字描述**

1.描述心腔大小、心室壁运动，评价左心室收缩功能。

2.描述心内各瓣膜形态、运动情况及瓣口有无反流。

3.记录三尖瓣口血流速度、压差，判断三尖瓣狭窄程度。

4.描述三尖瓣环径大小，记录测量的三尖瓣环收缩期运动位移及运动速度。

5.描述下腔静脉内径及内径的呼吸变化率。

6.最后结合超声表现的心脏血流动力学参数，提示三尖瓣狭窄程度、左心及右心功能，并初步诊断三尖瓣狭窄的病因。

◆ **超声心动图报告提示**

1.风湿性心脏病。

2.三尖瓣狭窄（注明程度）。

第八节　三尖瓣关闭不全

【**定义、病因和分类**】

1.三尖瓣关闭不全多为功能性，也可继发于腱索断裂、感染性心内膜炎、瓣环扩张、肺动脉高压等。

2.风湿性改变常合并狭窄。

3.其他还有先天性的瓣膜畸形等。

【**临床表现**】

1.单纯三尖瓣关闭不全病变程度较轻时患者可无临床症状。

2.合并三尖瓣狭窄时症状可较为明显，逐渐出现心悸、胸闷气短、活动耐量下降，进而出现呼吸困难。

3.风湿性瓣膜病患者多数有以大关节为主的游走性疼痛，少数患者可出现皮肤环形红斑和皮下无痛性结节等特殊体征。

4.多数风湿性三尖瓣关闭不全都在二尖瓣狭窄的基础上发生，患者有二尖瓣狭窄的一系列临床症状，初为劳力性呼吸困难，随着病情的发展，出现休息时呼吸困难、端坐呼吸、阵发性夜间呼吸困难，甚至发生肺水肿。

5.听诊时在三尖瓣区可闻及收缩期杂音，杂音多较为吹风样、柔和，吸气时增强，强度在3/6级以下。二尖瓣反流较重时，杂音较响，且粗糙。

【**适应证**】

1.初步诊断三尖瓣反流的病因，初步判断是原发或是继发性反流。

2.评估三尖瓣反流患者的左右心室大小、功能和三尖瓣反流导致的血流动力学改变。

3.随访已知三尖瓣反流患者在怀孕期间血流动力学变化的严重程度和心室代偿的情况。

4.评估药物治疗严重三尖瓣反流的疗效和心室代偿和功能状况。

5.对于无症状的严重三尖瓣反流患者的再评估，进一步分析引起三尖瓣反流的病因。

6.对有症状轻微到中度三尖瓣反流患者的再评估，评估三尖瓣环径是否扩大。

7.无临床症状伴有心室扩大的轻到中度三尖瓣瓣膜反流患者的再评估。

8.评估严重三尖瓣反流和心室代偿功能的药物治疗效果。

9.左心瓣膜重度病变患者术前再评估是否合并三尖瓣继发性反流。

【超声心动图表现】

◆ 二维和M型超声心动图

1.风湿性瓣膜改变与狭窄类似，瓣叶有增厚、瓣体僵硬、回声增强。

2.感染性心内膜炎时可见瓣膜有团块状、息肉状或绒毛状赘生物附着，腱索和乳头肌可断裂，此时瓣叶活动呈连枷样运动。

3.瓣膜发育不良时，可见瓣膜短小。

4.先天性三尖瓣下移畸形时隔瓣和后瓣附着位置下移，与二尖瓣前叶距离＞1.5cm。

5.四心腔切面测量三尖瓣瓣环左右内径＞40mm或＞21mm/m^{2}时诊断瓣环扩大，明显时收缩期可见瓣膜闭合间隙。

6.右心房、右心室增大。

7.TTE观察切面

（1）心尖四腔心切面，右心室流入道切面及大动脉短轴切面

①观察三尖瓣厚度、回声、开放幅度，测量三尖瓣瓣环径。

②三尖瓣的形态、活动情况、附着位置及右心房、右心室的大小。

③二尖瓣病变情况。

（2）下腔静脉矢状切面：观察下腔静脉宽度及内径随呼吸塌陷率。

8.TEE观察切面。中食管四腔心切面和右心室流入道切面。

（1）观察三尖瓣三个瓣叶的附着点，观察三尖瓣厚度、回声、开放幅度，测量三尖瓣瓣环径。

（2）显示右心室流出道。

◆ 多普勒超声心动图

1.右心房内出现收缩期以蓝色为主的五彩镶嵌的反流束，该反流束起源于

三尖瓣口，延伸入右心房腔（图27-8-1，有视频）。

2.反流信号可沿房间隔，也可朝右心房中央或侧壁方向流向右心房。由反流束的范围可了解反流的严重程度。轻度时，反流束达右心房的1/2，中度时可达右心房顶部，重度时倒流入腔静脉，反流面积占据大部分右心房。

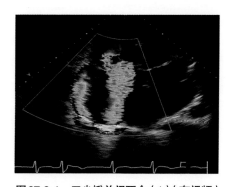

图27-8-1 三尖瓣关闭不全（1）（有视频）
收缩期血液由右心室反入右心房并在右房内折返

3.三尖瓣关闭不全时取样容积置于瓣口右心房侧可检测到收缩期负向高速射流频谱，由于反流速度多较快，脉冲多普勒可出现频谱倒错，难以完整地显示频谱的形态。

4.三尖瓣关闭不全主要采用连续多普勒记录血流频谱，表现为频谱增宽，呈单峰，内部实填，上升支和下降支均陡直，顶峰圆钝；速度常＞2m/s或更快，速度的快慢与右心室和右心房间的压力差有关（图27-8-2）。

5.由于三尖瓣关闭不全收缩期血液由右心室反入右心房，舒张期通过三尖瓣口的血流量增加，血流速度可加快。

【诊断要点】

1.继发性三尖瓣关闭不全瓣膜形态可无变化，可有瓣环扩大。

2.风湿性瓣叶有增厚、回声增强，收缩期瓣叶对合不良或有缝隙。

3.感染性心内膜炎时可见瓣膜有团块状、息肉状或绒毛状赘生物附着等。

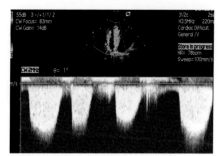

图27-8-2 三尖瓣关闭不全（2）
收缩期血液由右心室反入右心房的连续多普勒频谱

4.腱索断裂时看见瓣体呈"梿枷样"运动，断裂腱索随瓣体甩动呈"挥鞭样"。

5.彩色多普勒血流显像于三尖瓣右心房侧出现收缩期反流信号。

6.频谱多普勒三尖瓣右心房侧探及收缩期反流频谱。

7.定量诊断

（1）轻度关闭不全反流束只分布于右心房的一部分，不超过右心房的近三尖瓣侧的1/3，反流束面积与右心房面积之比＜20%。

（2）中度关闭不全反流束达右心房中部或后壁，反流束面积与右心房面积之比＞20%而＜40%。

（3）重度关闭不全反流束远达右心房顶部或进入腔静脉，反流束面积与右心房面积之比＞40%。

【鉴别诊断】

1.鉴别导致三尖瓣关闭不全的病因，是继发性、风湿性、感染性还是先天性等。

2.与产生右心房内异常血流的先天性心脏病相鉴别，如三尖瓣裂、左心室-右心房通道、Valsalva窦瘤破入右心房、冠状动脉-右心房瘘等。

【预后的判断】

1.由于长期未进行治疗，三尖瓣反流患者会出现慢性的右心室压力或容量负荷过重。

2.右心室逐渐扩大和收缩功能不良都意味着预后不佳。

3.发展成右侧心力衰竭，即使用药物控制和手术矫正病变的瓣膜，通常情况下也不能恢复。

【术中应用】

TEE在进行三尖瓣修补术或置换术前或术后具有非常大的价值。

1.术中超声心动图对三尖瓣的评价对判定瓣膜的病理学、三尖瓣反流的机制非常重要，同时能更好地确定手术方案。

2.术中超声心动图不应被用来评价三尖瓣的反流程度，因为在麻醉过程中前负荷特别是后负荷的减低，将导致低估三尖瓣反流的程度。

3.进行术后即刻TEE时，在瓣膜修补后需要评估以下参数。

（1）残留的三尖瓣反流程度。

（2）是否存在流入道梗阻或三尖瓣狭窄。

4.在三尖瓣修补术过程中保护瓣下结构非常重要，以防止发生右心室扩张和功能不全。

5.瓣膜置换术后应仔细探查瓣周漏的有无及其程度。

【随访】

1.在常规超声心动图检查中发现有明显的右心瓣膜损害的患者应当进行定期随访观察，即使是没有症状的患者也应如此。

2.未经治疗的严重三尖瓣反流可能导致右心室进一步的扩张，瓣环扩张，反流增加。

3.有明显三尖瓣反流的无症状患者，每年应进行一次超声心动图检查。

4.检查中症状的发展提示应尽早检查和处理。

【报告书写要点】

◆ 重点测量数据

1.右心大小　四心腔切面测量横径和长径。

2.三尖瓣环径　四心腔切面和右心室流入道切面测量。

3.三尖瓣尖瓣口反流　彩色多普勒多切面观察三尖瓣反流情况，测量最大的反流面积和同一切面的右心房面积，计算二者比值。评估反流程度。

4.PISA方法计算反流口面积　PISA方法评估反流程度，必要时用。

◆ 主要文字描述

1.描述心腔大小、心室壁运动，评价左心室收缩功能。

2.描述心内各瓣膜形态、运动情况及瓣口反流束面积、右心房面积等。

3.记录三尖瓣口反流速度、压差，判断右心室及肺动脉收缩压。

4.描述三尖瓣环径大小，记录测量的三尖瓣环收缩期运动位移及运动速度。

5.描述下腔静脉内径及内径的呼吸变化率。

6.描述心内其他瓣膜的形态运动及功能。

7.最后结合超声表现的心脏血流动力学参数，提示三尖瓣反流程度、左心及右心功能，并初步诊断三尖瓣反流的病因。

◆ 超声心动图报告提示

1.风湿性心脏病。

2.二尖瓣狭窄（注明狭窄程度）。

3.三尖瓣关闭不全（注明反流程度）。

4.左心房扩大。

5.右心扩大。

第28章

冠 心 病

【定义、病因和分类】

1.冠心病全称为冠状动脉粥样硬化性心脏病，指冠状动脉粥样硬化导致冠状动脉狭窄或闭塞，产生心肌缺血或心肌梗死的病变。

2.是中老年人群中最常见的一类心脏病，是西方国家心血管疾病死亡的主要原因。近年来在我国发病率逐年升高，并呈年轻化趋势。

3.冠状动脉痉挛。冠状动脉硬化更容易合并发生动脉的痉挛，尤其在心肌做功增加、耗氧量上升的情况下，此时供需平衡被打破，心肌发生缺血或梗死。

4.冠状动脉狭窄：冠状动脉内皮功能损伤，局部脂质沉积，巨噬细胞积聚形成大量泡沫细胞，结缔组织和平滑肌细胞增生，在内中膜形成粥样斑块，导致冠状动脉管腔狭窄。狭窄低于50%时一般不会产生血供的明显减少；狭窄超过90%时静息状态下可以发生心肌缺血甚至梗死。

5.冠状动脉闭塞。粥样硬化斑块破溃、出血，表面血栓形成可完全阻塞冠状动脉，血管闭塞可使局部心肌组织因为严重持久的失血供而发生梗死，慢性梗死心肌逐渐纤维化而失去收缩功能，进而形成室壁瘤，甚至心脏破裂。发生在乳头肌或室间隔的梗死可能导致乳头肌断裂和功能不良等严重并发症。

【临床表现】

1.心肌缺血常出现心绞痛，多在心脏负荷增加时发生，休息或用硝酸盐类药物可缓解。不稳定型心绞痛的心绞痛程度加重，持续时间长，并在休息状态发生。心电图可见ST-T改变。

2.急性心肌梗死

（1）为持续剧烈的胸前区疼痛、呼吸困难、心力衰竭、濒死感甚至晕厥、猝死。

（2）心电图特征性的动态改变过程：ST-T抬高呈单项曲线，逐渐回至基线，T波倒置，继而坏死型Q波出现。

（3）肌红蛋白及心肌酶谱等升高。

【适应证】

1.心肌缺血的评估。

2.心肌梗死及并发症的发现。

3.心脏功能的评价。

4.存活心肌的识别。

5.冠状动脉的形态及血流动力学。

6.血供重建术后的疗效判断。

【超声心动图表现】

◆ 二维和M型超声心动图

1.节段性室壁运动异常

（1）受累节段室壁变薄、运动减弱、无运动或反常运动，收缩期增厚率减低或消失（图28-0-1，有视频）。

（2）室壁厚度和回声：急性心肌梗死的梗死节段室壁厚度和回声无明显变化；陈旧性心肌梗死的梗死节段室壁变薄、回声增强。

（3）未受累节段室壁代偿性运动增强。

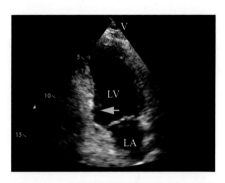

图28-0-1　节段性室壁运动异常（有视频）

左心室下壁运动减弱，基底段呈矛盾运动（箭头所示）

2.心腔扩大梗死心腔有不同程度的扩大。

3.心功能异常早期表现为舒张功能减低，严重时收缩功能也减低。

4.左心室节段的划分心肌分段的目的是，对心肌缺血或梗死的定位及受累范围的判断。根据受累部位推断病变冠状动脉。

5.TTE观察切面

（1）左心长轴、心尖四腔及心尖二腔切面。

（2）左心室基底段、中间段及心尖段短轴切面。

（3）剑突下二腔、四腔及剑突下乳头肌短轴切面。

6.观察是否存在心包积液、心脏破裂、室壁瘤形成、室间隔穿孔、乳头肌断裂和功能不良等并发症。

◆ 多普勒超声心动图

1.二尖瓣或三尖瓣收缩期因乳头肌缺血可出现不同程度反流。

2.左、右心室收缩功能减弱时，主动脉瓣口、肺动脉瓣口流速及流速时间积分可能减低。

3.二尖瓣口舒张期血流充盈模式可出现舒张功能减低的不同模式。

◆ 超声造影

1.右心超声造影意义不大。

2.左心腔超声造影能清晰显示左心室心内膜，有利于心功能的评价、室壁瘤和血栓的判断。但费用较高，临床应用少。

3.心肌超声造影通过心肌的回声强度及密度判断心肌血流灌注的正常或缺血，以明确心肌缺血或梗死。

【心肌节段的划分】

1.左心室16节段分段法　见图28-0-2。

（1）长轴切面左心长轴、心尖四腔及心尖二腔切面等将长轴分为三段，从二尖瓣瓣环水平至乳头肌尖端为基底段、从乳头肌尖端至乳头肌根部为中间段、乳头肌根部以下为心尖段。

（2）短轴切面左心室基底段及中间段分为前壁、前侧壁（侧壁）、后侧壁（后壁）、下壁、前室间隔及后室间隔共12段。

（3）左心室短轴心尖段分为前壁、侧壁、间隔、下壁4段，总数是16段。

2.左心室17节段法　在16节段的基础上增加心尖节段。

3.右心室节段的划分　剑突下两腔图、四腔图分为近段、中段及心尖段及剑突下乳头肌短轴切面分为游离壁及下壁（膈面）。

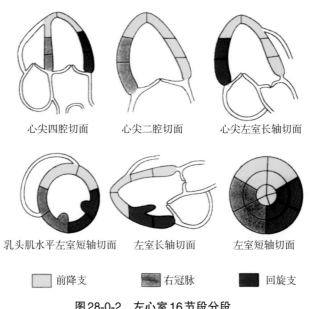

心尖四腔切面　　　心尖二腔切面　　　心尖左室长轴切面

乳头肌水平左室短轴切面　　左室长轴切面　　　左室短轴切面

　前降支　　　　右冠脉　　　　回旋支

图28-0-2　左心室16节段分段

【室壁运动异常的判断】

1.室壁运动评分

（1）1分：运动正常，心内膜运动幅度＞5mm，收缩期室壁增厚率＞25%。

（2）2分：运动减低，心内膜运动幅度2～5mm，室壁增厚率＜25%。

（3）3分：运动消失（无运动），心内膜运动＜2mm，室壁增厚率消失。

（4）4分：反常运动（矛盾运动）。

（5）5分：室壁瘤形成，室壁变薄，向外膨出，矛盾运动，并有明显的转折点。

2.室壁运动计分指数（WMSI） WMSI＝各节段评分总和/参与评分的节段数。1分者为正常，≥2分为显著异常。

【心肌梗死并发症】

1.缺血性二尖瓣关闭不全

（1）乳头肌断裂或乳头肌功能不全、继发于左心室功能不良的二尖瓣瓣环扩张等可导致二尖瓣关闭不全。

（2）二维图像可见断裂的乳头肌和二尖瓣脱垂。

（3）彩色多普勒可见二尖瓣反流信号。

2.室壁瘤形成（真性室壁瘤）

（1）10%～20%的透壁心肌梗死患者有左心室室壁瘤形成。约在心肌梗死5d后出现，并会持续数周。

（2）在收缩期和舒张期都会膨出，瘤颈较宽。

（3）室壁瘤常见于左心室心尖，但其他任何节段均可出现。室壁瘤组织心肌变薄，并有瘢痕形成（图28-0-3，有视频）。

3.血栓形成

（1）左心室血栓常见于梗死部位，尤其是室壁瘤、左心室心尖处。

（2）血栓可为有一定活动度的蒂状血栓，也可为与室壁广泛附着的层状血栓。

（3）血栓边界与心内膜之间分界清晰。

4.室间隔破裂（穿孔） 见图28-0-4（有视频）。

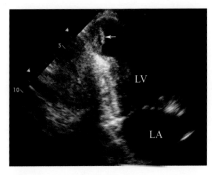

图28-0-3 心肌梗死并发症（1）（有视频）

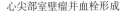

心尖部室壁瘤并血栓形成

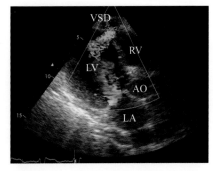

图28-0-4 心肌梗死并发症（2）（有视频）

室间隔破裂（穿孔）

（1）室间隔破裂位置较低，伴发于下壁及下侧壁心肌梗死的室间隔穿孔多位于低位后室间隔；伴发于前间壁及前侧壁者穿孔都靠近心尖。

（2）室间隔连续中断，多为单个，少数为多孔。右心室容量负荷过重。彩色多普勒可见收缩期的分流信号。

5.左心室游离壁破裂

（1）左心室游离壁破裂通常导致患者的立即死亡。

（2）少数患者可因心包的包裹形成假性室壁瘤而得以存活。

（3）如左心室壁部分破裂，心外膜阻止了破裂形成心外膜下室壁瘤。该瘤壁易破裂，形成假性室壁瘤。

（4）如瘤体收缩期向外膨出，舒张期没有膨出，称为功能性室壁瘤。

6.左心室假性室壁瘤

（1）左心室假性室壁瘤继发于左心室壁破裂，并有局限性心包积血。

（2）室壁连续中断，心腔外见囊状无回声区，瘤壁由心包和（或）血栓等组织构成。

（3）瘤颈较窄，瘤颈与最大囊腔径比值多＜0.5（真性室壁瘤此比值多为0.5～1.0）。下壁基底部的真性室壁瘤偶尔可出现类似于假性室壁瘤的窄瘤颈征。

（4）收缩期左心室腔缩小而假性室壁瘤扩张。

（5）彩色多普勒可见血流在破口处往返于心室腔与瘤腔之间，舒张晚期和收缩早中期血流进入假性室壁瘤，收缩晚期开始回流，停止于舒张早中期。

（6）假腔内常见血栓形成。

（7）左心室憩室是一种先天性缺损，如憩室较大，与假性室壁瘤类似。多普勒显示收缩期血流由憩室流向左心室，舒张期由左心室流向憩室。

7.梗死后心包积液

（1）常发生于透壁性梗死后3～7d，积液量少，提示梗死面积较大。

（2）Dressler综合征：心肌梗死后自身性免疫反应所致，多发生于急性心肌梗死后的2～14周，也可早至第3天到第1周内，或迟到2年以后。典型表现为发热、胸痛、心包积液或伴有心包摩擦音等。可有大量心包积液，甚至发生心脏压塞。

【诊断要点】

1.节段性室壁运动异常。

2.心腔扩大。

3.瓣膜反流。

4.心功能异常。

5.心肌梗死并发症，如缺血性二尖瓣关闭不全、真性和假性室壁瘤形成、血栓形成、室间隔穿孔、左心室游离壁破裂、梗死后心包积液等。

【鉴别诊断】

1.室壁运动异常

（1）室壁"牵累"现象：正常心肌节段受邻近反常运动节段的牵拉向外运动造成缺血的假象。

（2）右心室容量负荷过重：室间隔为矛盾运动，但收缩期增厚率正常。

（3）心脏手术后室间隔运动异常：表现为运动减低，甚至为矛盾运动，但室间隔收缩期增厚率正常。

（4）完全性左束支传导阻滞：室间隔收缩延迟或为矛盾运动，但室间隔收缩期增厚率正常。

（5）预激症候群：室间隔异常或左心室后壁运动异常，室间隔增厚率正常，心电图有特征性改变。

2.扩张型心肌病

（1）左心室扩大，严重的心功能不全。

（2）室壁运动弥漫性减弱，有时也可出现节段性收缩异常，与缺血性心脏病很难鉴别，须进行冠状动脉造影。

【随访】

1.对有室壁运动异常的患者内科非手术治疗后，观察室壁运动有无改善。

2.对经内科介入干预治疗及外科冠状动脉搭桥行冠脉血供重建术的患者，观察室壁运动及心功能改善情况。

【注意事项】

1.从各个切面观察有无节段性室壁运动异常，主要表现为运动减低或运动消失，很少出现矛盾运动。

2.部分患者基础状态不出现心肌缺血，室壁运动正常。

3.只有当心肌需氧量增加时才产生心肌缺血，出现节段性室壁运动异常，需通过负荷试验观察。

【新技术应用】

1.多普勒组织成像（Doppler tissue imaging，DTI） DTI通过测量室壁收缩及舒张速度判断心肌是否缺血及其存活性，理论上优于传统超声心动图定性（节段性室壁运动异常）及半定量（室壁运动评分）的评价方法。缺点在于多普勒原理的角度依赖性图（图28-0-5）。

2.心肌超声造影（myocardial contrast echocardiography，MCE） MCE利用声学造影剂经静脉注射后，增强含血心肌的回声强度及密度，从而判断心肌

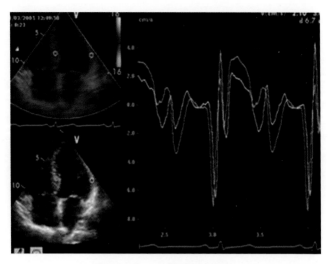

图28-0-5　定量组织多普勒

血流灌注的正常或缺血。

　　3.冠脉内超声（intracoronary ultrasound，ICUS）及其三维显像　冠状动脉粥样硬化的诊断传统上以冠脉造影为金标准，但是冠脉造影观察的是血管腔的投影，不能提供血管壁粥样硬化的严重程度及范围。ICUS可观察管腔及管壁的变化，而其三维显像则立体地显示了病变的全貌及斑块的形态、性质及其与血管壁的关系（图28-0-6）。

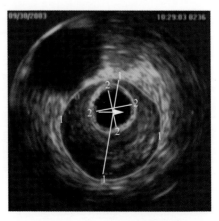

图28-0-6　冠脉内血管超声

4.冠状动脉血流成像 测量冠状动脉的血流和血流储备，评价冠状动脉血流动力学（图28-0-7）。

5.二维及三维斑点追踪显像（2D and 3D speckle tracking imaging，STI）在连续帧中追踪每个斑点并计算出运动轨迹，从而显示组织的应变、旋转及位移，客观、定量评价心肌的运动，并且无角度依赖性（图28-0-8，图28-0-9，有视频）。

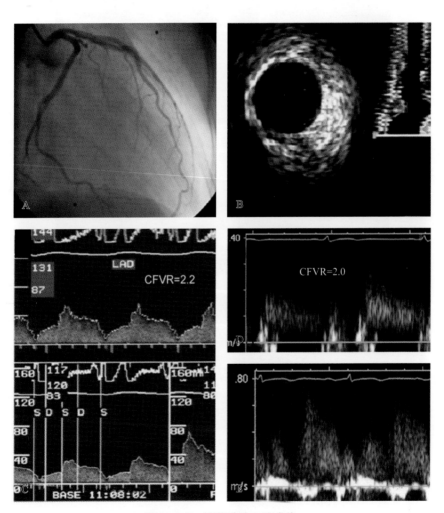

图28-0-7 冠状动脉血流成像

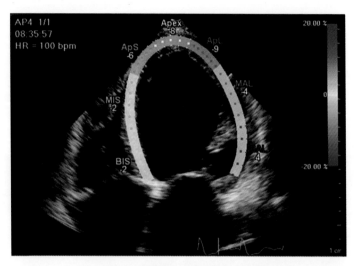

图28-0-8　二维斑点追踪显像（有视频）

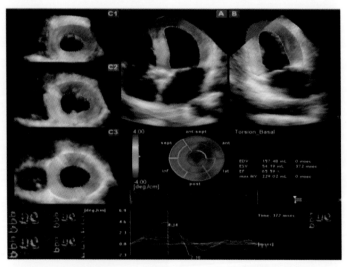

图28-0-9　三维斑点追踪显像（有视频）

【报告书写要点】

◆ 重点测量数据

1.左心房、左心室大小　左心室长轴切面M型测量左心房和左心室前后径；必要时二维四心腔切面测量横径和长径。

2.室壁运动幅度　M型和解剖M型测量各室壁的运动。

3.二尖瓣口反流面积　彩色多普勒多切面观察二尖瓣反流情况，测量最大的反流面积和同一切面的左心房面积，计算二者比值。评估反流程度。

4.并发症的相关测量　室壁瘤的大小、血栓大小等。

5.心功能　收缩和舒张功能参数（详见心功能章节）。

（1）左心室舒张功能的测量：二尖瓣口血流频谱E峰、A峰，E/A比值；肺静脉口血流频谱S波、D波、a波；二尖瓣环组织多普勒e′、a′等。

（2）左心室收缩功能的测量：EF、FS、CO等。

◆ **主要文字描述**

1.二维和M型超声心动图评价有无节段性室壁运动异常并指出受累节段。

2.评价有无心腔扩大，评价心功能是否存在异常。

3.多普勒超声心动图观察二、三尖瓣反流情况。

4.观察是否存在心肌梗死后的机械并发症，如乳头肌断裂、室壁瘤形成、血栓形成、室间隔穿孔、左心室游离壁破裂、心包积液等。

◆ **超声心动图报告提示**

1.节段性室壁运动异常（有并发症请说明：如心尖部室壁瘤并血栓形成等）。

2.左心扩大。

3.伴发畸形（如室壁穿孔、室壁瘤等）。

第29章

心 肌 病

第一节 概　　述

【心肌病的传统定义和分类】

1.心肌病的传统定义是指除外冠心病、高血压心脏病、瓣膜性心脏病、肺心病、先天性心脏病和心包疾病等，而以心肌病变为主要表现的一组心脏病。

2.分类

（1）原发性（特发性）心肌病：没有冠状动脉和瓣膜异常，没有高血压和心内外分流；但有心脏扩大、心内膜增厚、附壁血栓、心肌纤维化或其他损伤。

（2）继发性心肌病：对已知原因的或与其他已知疾病有关联的心肌病称为继发性心肌病。

【心肌病的新定义和分类】

1.美国心脏病学会

（1）美国心脏病学会在2006年推出了最新的心肌病定义和分类方法。

（2）新的心肌病定义是：心肌病是各种原因（主要是遗传）引起的一组非均质的心肌病变，包括心脏机械和电活动的异常，常表现为心室不适当的增厚和扩张。根据疾病累及器官的不同分为原发性心肌病和继发性心肌病。

（3）原发性心肌病

①遗传性：肥厚型心肌病，致心律失常型右心室心肌病，心肌致密化不全。

②混合性：扩张型心肌病，限制型心肌病。

③获得性：炎症性心肌病，围生期心肌病，酒精性心肌病。

（4）继发性心肌病包括浸润、免疫、内分泌、炎症等。

2.中华医学会

（1）2007年中华医学会心血管病学分会在《心肌病诊断与治疗建议》中，建议从临床实用出发，注意到国外分类动向和致病基因研究的现状对心肌病进行了分类和命名。

（2）原发性心肌病：分为扩张型心肌病（DCM）、肥厚型心肌病（HCM）、致心律失常型右心室心肌病（ARVC）、限制型心肌病（RCM）和未定型心肌病五类。

（3）病毒性心肌炎演变为扩张型心肌病属继发性。

（4）左心室心肌致密化不全纳入未定型心肌病。

（5）有心电紊乱和重构尚无明显心脏结构和形态改变，如遗传背景明显的 WPW 综合征，长 QT 综合征、短 QT 综合征、Brugada 综合征等离子通道病暂不列入原发性心肌病分类。

第二节 扩张型心肌病

【定义、病因和分类】

1.扩张型心肌病（DCM）表现为左心室或双侧心室舒张及收缩功能一致性减低同时伴有收缩期和舒张期容量增加。

2.扩张型心肌病是原发性心肌病最常见的类型，特点是心肌收缩无力，心排血量减少，心贮血量增多，全心扩大。

3.收缩功能损害，出现进行性加重的顽固性充血型心力衰竭和各种心律失常，又称充血型心肌病。

4.病因

（1）感染。

（2）营养缺乏、酒精中毒、代谢性缺陷。

（3）高血压、小血管病变、大动脉炎与充血型心肌病有关。

（4）妊娠、遗传、自身免疫等因素。

5.病理解剖

（1）两心室均明显扩大。左心室呈球形扩张，前后径增大，左心室壁不厚，心尖变薄、圆钝。

（2）乳头肌扁平，肉柱呈网眼状，肉柱隐窝间常有附壁血栓，以左心室和两侧心耳为多。

（3）心脏重量增加。

（4）左心室内膜弥漫性轻增厚。瓣环扩张，乳头肌和瓣叶空间位置改变导致二尖瓣关闭不全。

6.血流动力学改变

（1）心肌收缩力减弱，心搏量减低。

（2）心腔扩大，瓣环扩张，导致二、三尖瓣反流。

（3）由于心室舒张末期压力增高，瓣膜的大量反流，导致心房压增高，体、肺循环淤血，晚期可导致肺动脉高压。

【临床表现】

1.早期无不适或症状轻微。

2.随后劳累时有气急，继之轻微活动后甚至休息状态时气急，出现左侧心力衰竭、胸痛、阵发性夜间呼吸困难。

3.晚期出现右侧心力衰竭的症状和体征。

【超声心动图表现】

◆ 二维和M型超声心动图

1.全心扩大，收缩期及舒张期房室容积增加，以左心室扩大为明显。左心室短轴径较长轴径增加更为明显，呈"球形"改变（图29-2-1，有视频）。

2.室壁活动幅度普遍性减低，双侧心室收缩功能减低，射血分数、每搏量、心排血量均减低。

3.瓣膜开放幅度减低，运动幅度减低的二尖瓣与明显扩大的左心室腔形成"大心腔、小开口"的改变。

4.左心室乳头肌肥大，向心尖移位伴与二尖瓣连接处亦向心尖移位。

5.心腔内可有血栓形成。

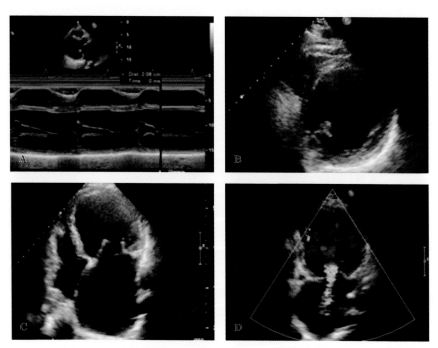

图29-2-1　扩张型心肌病（有视频）

A.M型超声心动图显示室壁活动幅度普遍性减低，二尖瓣开放幅度减低，EPSS增大；B.左心室短轴径较长轴径增加更为明显，呈"球形"改变；C.左心室明显扩大，收缩期及舒张期房室容积增加；D.彩色多普勒显示二尖瓣口中度功能性反流

6.心包腔可有微量至少量的积液。

7.M型超声心动图

（1）全心扩大，室壁活动幅度普遍性减低。

（2）二尖瓣开放幅度减低，E峰与室间隔距离（EPSS）增大。

（3）室壁厚度一般正常（可升高或是降低），心脏重量增加。

（4）主动脉振幅减低，主动脉瓣开放小，关闭速度减慢。

8.TTE 观察切面

（1）左心室长轴、二尖瓣、乳头肌、心尖水平左心室短轴切面观察各室壁运动情况。

（2）心尖四腔心切面、两腔心切面、左心室长轴切面观察各室壁运动情况，测量心功能，并观察心腔内有无血栓形成。

◆ 多普勒超声心动图

1.彩色多普勒显示心腔内血流信号暗淡。

2.功能性二尖瓣反流，其他各瓣口也有不同程度反流信号。

3.收缩功能减低，通过主动脉流量公式计算每搏量、心排血量等参数。

4.舒张功能减低，通过二尖瓣充盈频谱、肺静脉瓣血流频谱并结合组织多普勒进行综合判断。

5.右心压力增加，通过三尖瓣和肺动脉瓣反流频谱估测肺动脉压。

【诊断要点】

1.全心扩大，左心室扩大为著，EPSS增大，呈"大心腔，小开口"改变。

2.室壁运动弥漫性减低，心功能减低。

3.多瓣口反流。

4.无特异性心肌病的病因。

【鉴别诊断】

1.缺血性左心室功能异常

（1）节段性室壁运动异常是鉴别的关键。

（2）三支病变或缺血性心肌病也可以表现为弥漫性的室壁运动减低，二者很难鉴别。如果某些区域有正常的室壁运动而其他区域是无运动或反常运动，其病因往往是缺血性的。

（3）缺血性的心肌病右心室常不受累（正常大小），特发性的心肌病常扩张，但二者之间有重叠。

（4）必要时应进行冠状动脉造影。

2.慢性容量负荷过重

（1）瓣膜异常（主动脉瓣反流、二尖瓣反流）或先天性心脏病（PDA、VSD、ASD）也可导致心脏扩大，很像扩张型心肌病，应该寻找原发性的结构异常（瓣膜形态异常）或异常多普勒血流（如明显的主动脉瓣反流）。

（2）鉴别原发性二尖瓣关闭不全和晚期伴有二尖瓣反流的扩张型心肌病很困难，也应该寻找二尖瓣的结构异常（腱索断裂、瓣叶穿孔）。

3. 肺源性心脏病

（1）右心房、右心室扩张与右心扩张型心肌病相鉴别。

（2）右心室压力负荷过重，右心室壁肥厚，运动增强，肺动脉压力明显升高。

4. 急性重症心肌炎

（1）较严重的心肌炎可以表现为左心为主的心脏扩大，但不如扩张型心肌病明显。

（2）心肌炎表现为心肌增厚。

（3）心肌回声的改变。

【随访】

1. 扩张型心肌病以收缩功能减低为明显，左心室舒张功能有不同程度的损伤，从Ⅰ级至Ⅳ级均可发生。当二尖瓣口血流 E/A 比值正常时应考虑是否为假性充盈"正常"，随访时主要观察心功能变化。

2. 心功能的判断对内科治疗的评价有重要价值，当心功能为不可逆转的损伤时应考虑心脏移植。

3. 预后的评估

（1）可以用二维超声心动图及多普勒超声的参数来评估患者的预后。

（2）LVEF 和 DT（二尖瓣 E 峰减速时间）与 2 年生存率的关系。

① LVEF < 25% 且 DT < 130ms，2 年生存率为 35%。

② LVEF < 25% 且 DT > 130ms，2 年生存率为 72%。

③ LVEF > 25%，2 年生存率为 95%。

（3）不管在病程的任何阶段，当出现右心室功能障碍时，扩张性心肌病患者的病死率增加。

【新技术应用】

1. 组织多普勒　定量分析心肌组织的运动，包括速度、位移、应变、应变率等参数。多普勒频移原理，有角度依赖性，所需帧频较高。

2. 斑点追踪技术　亦是定量分析心肌运动，无角度依赖，帧频要求不如组织多普勒。

3. 造影　主要用心腔的造影，对于精确计算图像质量不满意的患者的心功能及诊断附壁血栓有价值。

【报告书写要点】

◆ 重点测量数据

1. 各心腔大小　左心室长轴切面 M 型测量左心房和左心室前后径；四心腔

切面测量横径和长径。

2.室壁运动幅度　M型和解剖M型测量各室壁的运动。

3.EPSS　M型超声二尖瓣E峰至室间隔的距离。

4.二尖瓣口反流面积　彩色多普勒多切面观察二尖瓣反流情况，测量最大的反流面积和同一切面的左心房面积，计算二者比值。评估反流程度。

5.并发症的相关测量　血栓大小等。

6.心功能　收缩和舒张功能参数（详见心功能章节）。

◆ **主要文字描述**

1.描述二维超声心动图下心腔大小，EPSS的大小。

2.描述心室壁厚度及运动情况，判断有无节段性室壁运动异常。

3.描述彩色多普勒下瓣膜反流情况。

4.描述心腔内有无血栓。

5.测量左心功能。

◆ **超声心动图报告提示**

1.全心扩大，以左心扩大为主。

2.左心室壁运动普遍减低。

3.二尖瓣反流（注明程度，其他瓣膜反流的情况）。

4.心脏功能减低（结合临床考虑为扩张型心肌病）。

第三节　肥厚型心肌病

【定义、病因和分类】

1.肥厚型心肌病（HCM）是一种原发性疾病，表现为左心室的非扩张性肥厚，常伴有心肌纤维排列紊乱。病变以心肌肥厚为主要特征。

2.多数认为是常染色体显性遗传，机体内分泌儿茶酚胺增多，或心脏对儿茶酚胺过度敏感，使发育中的心肌细胞排列异常，收缩、舒张活动异常，心肌进行性肥大和纤维化，致心脏功能和形状逐渐发生变化。

3.根据肥厚部位分型

（1）非对称性室间隔肥厚（ASH）

①室间隔：占90%，IVS的厚度多≥15mm，且IVS/LVPW≥1.3，肥厚的形式多样，肥厚越广泛，对功能的影响越严重，肥厚常常不累及左心室后壁基底段（也有例外存在）。

②室壁中部：占1%，左心室中部节段心肌肥厚，心腔缩小。

③心尖部：占3%，左心室心尖部肥厚，心腔缩小甚至闭塞。

④后间隔及左心室后壁：占5%。

（2）对称性（向心性）肥厚。

（3）右心室：孤立性或是与左心肥厚相伴。

4.根据血流动力学分型

（1）非梗阻性肥厚型心肌病

（2）隐匿性梗阻性肥厚型心肌病：隐匿性肥厚型梗阻性心肌病是指在静息状态下左心室流出道无明显梗阻，但运动激发试验阳性，运动激发试验后左心室流出道流速明显增快，压力阶差明显增高。

（3）梗阻性肥厚型心肌病：包括LVOT梗阻、左心室中部梗阻、左心室腔闭塞。

【临床表现】

1.肥厚型心肌病为慢性进展的疾病，起病缓慢，发现多无心脏扩大，多无症状或轻微不适。

2.晚期出现左侧心力衰竭和右侧心力衰竭的症状和体征。

3.可有严重心律失常、快速心动过速、心室颤动。

【超声心动图表现】

◆ 二维和M型超声心动图

1.左心室壁肥厚

（1）非对称性肥厚（ASH）

①主要为室间隔和左心室前壁肥厚，心腔正常或缩小。

②室间隔厚度＞1.3cm或室间隔与左心室后壁厚度的比值＞1.3～1.5，见图29-3-1（有视频）至图29-3-4。

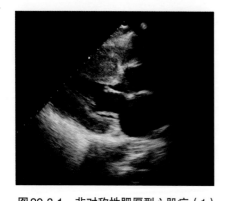

图29-3-1 非对称性肥厚型心肌病（1）

左心室长轴切面显示明显增厚的室间隔（有视频）

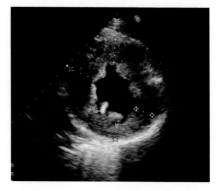

图29-3-2 非对称性肥厚型心肌病（2）

左心室短轴切面显示室间隔和前壁明显增厚

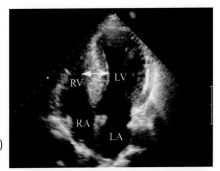

图 29-3-3 非对称性肥厚型心肌病（3）
四心腔切面显示室间隔明显增厚

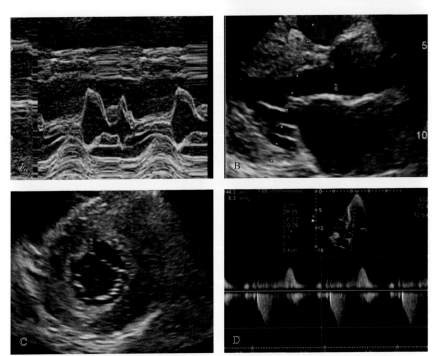

图 29-3-4 肥厚型非梗阻性心肌病超声图像
A.M 型超声显示收缩期二尖瓣前叶无明显前移，SAM 征（－）；B、C.左心室长轴及短轴切面显示左心室壁及室间隔基底段无明显增厚；D.脉冲多普勒测量左心室流出道流速无明显增快

（2）对称性室壁肥厚：左心室壁均增厚，心腔多变小。

（3）心尖肥厚：仅心尖部室壁肥厚，收缩期左心室腔酷似"黑桃心"。

（4）其他部位室壁肥厚：左心室壁不规则肥厚，可为某一节段和几个节段的室壁肥厚（图 29-3-5，有视频）。

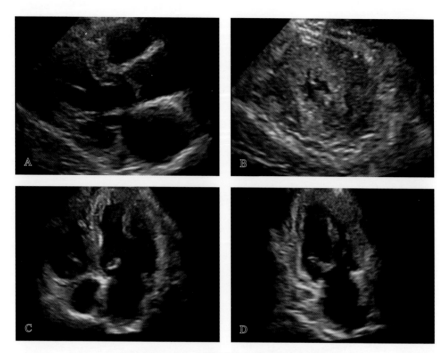

图 29-3-5 心尖肥厚型心肌病（有视频）

A.胸骨旁左心室长轴基底段未见明显增厚；B.左心室心尖短轴切面显示室壁明显增厚；
C.心尖四心腔切面显示左心室腔类似"桃心形"；D.心尖二心腔切面显示左心室心尖增厚

2.心肌回声

（1）室间隔的回声分成3个带，中央为明显的粗糙的颗粒状、点状强回声构成的亮带，室间隔越厚中央的强回声带越宽。

（2）心肌呈斑点样回声增强。

3.梗阻性心肌病伴左心室流出道狭窄

（1）LVOT 直径＜20mm。

（2）SAM 征：收缩期二尖瓣叶或腱索向左心室流出道运动。

4.左心房增大　略。

5.心包积液和左心室血栓　少数病例。

6.M型超声心动图

（1）左心室壁肥厚，左心室腔正常或缩小。

（2）收缩期室间隔增厚率减低。

（3）二尖瓣前叶收缩期向前运动（SAM）：收缩期CD段凸向左心室流出道，甚至与室间隔相碰撞。

（4）主动脉瓣收缩中期提前关闭，出现收缩期半关闭切迹。

（5）收缩功能多正常。

7.TTE 观察切面

（1）左心室长轴及左心室短轴系列切面观察室壁厚度情况及肥厚部位。

（2）心尖五腔心切面及左心室长轴切面观察二尖瓣有无"SAM"征、二尖瓣反流情况、左心室流出道情况及梗阻部位、探测梗阻程度、压力阶差。

8.TEE 观察切面　左心室长轴切面及胃底流出道切面观察二尖瓣有无"SAM"征、二尖瓣反流情况、左心室流出道情况及梗阻部位、探测梗阻程度、压力阶差。

◆ 多普勒超声心动图

1.梗阻性心肌病左心室流出道高速血流。

（1）彩色多普勒于收缩期左心室流出道出现五彩镶嵌的花色血流信号。

（2）连续多普勒左心室流出道收缩期血流速度加快，＞274cm/s，压差＞30mmHg，峰值后移，呈"反匕首状"改变（图29-3-6）。

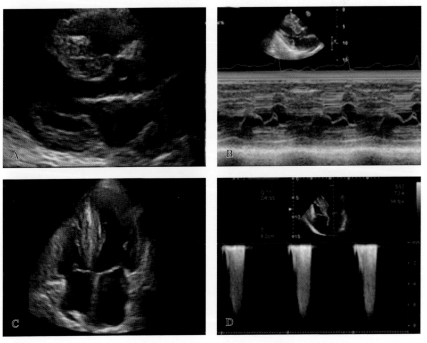

图29-3-6　肥厚型梗阻性心肌病

A.左心室长轴切面显示室间隔基底段增厚；B.收缩期二尖瓣前叶向左心室流出道运动，SAM 征（＋）；C.心尖四心腔切面显示左心室壁非对称性增厚，以室间隔为著；D.连续波多普勒测量二尖瓣口反流速度明显增快

（3）梗阻可出现在三种不同的水平：LVOT，左心室中部，室腔闭塞。

2.二尖瓣反流。

3.激发试验（Valsalva 试验、亚硝酸异戊酯吸入、输入异丙肾上腺素及多巴酚丁胺等）可以加重左心室流出道梗阻，同时也加重二尖瓣反流。激发试验左心室流出道的压力梯度 ≥ 50mmHg 时考虑有明显的梗阻。

4.舒张功能异常，左心舒张功能有不同程度降低。

【诊断要点】

1.左心室壁肥厚，多以室间隔增厚为主，其他室壁也可肥厚。

2.心肌呈斑点样回声增强。

3.左心室腔正常或缩小，左心房增大。

4.左心室流出道梗阻。LVOT 直径＜20mm，有 SAM 征象，左心室流出道收缩期血流速度加快，峰值后移。

5.左心室舒张功能减低。

【鉴别诊断】

1.高血压性心脏病

（1）有高血压病史，肥厚多为对称性，肥厚程度多较肥厚型心肌病轻，增厚的心肌回声均匀。

（2）右心室肥厚在 HCM 常见，高血压的患者右心室壁厚度常正常。

（3）高血压多无左心室流出道梗阻或程度较轻。

（4）高血压左心房内径增大，左心室内径多正常，肥厚型心肌病左心室内径多偏小。

（5）高血压治疗有效，室壁厚度可减轻。

2.运动员的心脏

（1）室壁厚度均匀，很少超过 16mm。

（2）左心室腔可以扩大（左心室舒张末期内径 ≥ 55mm）。

（3）左心房大小正常。

（4）心功能正常。

【术中应用】

1.外科行左心室流出道疏通时，超声心动图可术中定位切除肥厚间隔的部位，并术后可即刻观察左心室流出道疏通情况。

2.经冠状动脉间隔肥厚心肌消融术（transcoronary ablation of septum hypertrophy，TASH），在常规经皮冠状动脉造影技术基础上将 96% 的乙醇注入左冠状动脉前降支位于室间隔的最近侧分支，人为地造成局部的心肌梗死，以减轻左心室流出道梗阻为目的的一种介入治疗方法。

3.内科行介入治疗室间隔心肌化学消融术时，超声心动图可术中寻找梗阻相关心肌，指导乙醇的注入部位，术后观测梗阻心肌范围，左心室流出道压差变化情况。

4.TASH适应证

（1）超声心动图证实符合HOCM的诊断标准，梗阻位于主动脉瓣下而非心室中部或其他部位，室间隔厚度≥15mm。

（2）经积极药物治疗后患者仍有明显临床症状（例如劳力性气短、心绞痛、晕厥等）、NYHA心功能Ⅲ级或Ⅳ级。

（3）超声多普勒测定静息状态下左心室流出道压力阶差（1eft ventricular outflow tract pressure gradient，LVOTPG）≥30mmHg（1mmHg＝0.133 kPa）或激发试验LVOTPG≥50mmHg。

（4）冠状动脉解剖适于行TASH。

【随访】

1.对内科非手术治疗的患者随访观察左心室流出道压力阶差情况及二尖瓣反流情况。

2.对外科行左心室流出道疏通及内科室间隔心肌化学消融术的患者随访观察左心室流出道是否通畅，压力阶差是否有术后反弹。

【新技术应用】

1.组织多普勒　定量分析心肌组织的运动，包括速度、位移、应变、应变率等参数。多普勒频移原理，有角度依赖性，所需帧频较高。

2.斑点追踪技术　亦是定量分析心肌运动，无角度依赖，帧频要求不如组织多普勒。

3.造影　心腔造影对于心肌肥厚型的诊断有价值，心肌造影可以帮助确定冠状动脉的栓塞治疗。

【报告书写要点】

◆ 重点测量数据

1.左心室壁厚度　左心室长轴切面测量室间隔和后壁的厚度；左心室各短轴切面测量各节段的室壁厚度（必要时）。

2.各心腔大小　左心室长轴切面M型测量左心房和左心室前后径；四心腔切面测量横径和长径。

3.室壁运动幅度　M型和解剖M型测量各室壁的运动。

4.左心室流出道血流　心尖五心腔切面脉冲和连续多普勒测量左心室流出道的峰值、平均速度和压差。如左心室其他部位梗阻则用多普勒测量梗阻部位的血流参数。

5.二尖瓣口反流面积　彩色多普勒多切面观察二尖瓣反流情况，测量最大的反流面积和同一切面的左心房面积，计算二者比值。评估反流程度。

6.心功能　收缩和舒张功能参数（详见心功能章节）。

◆ **主要文字描述**

1.描述心室壁厚度及运动情况。

2.描述M型超声心动图下二尖瓣前叶运动情况，有无SAM征。

3.测量左心室流出道宽度，血流速度及压力阶差，判断左心室流出道有无梗阻。

4.描述心肌回声情况。

5.描述彩色多普勒瓣膜的反流情况。

6.测量左心功能。

◆ **超声心动图报告提示**

1.肥厚型心肌病（说明是否对称、是否梗阻等）。

2.二尖瓣反流（注明程度，其他瓣膜反流的情况）。

3.心脏功能减低（如非对称性肥厚型梗阻性心肌病）。

第四节　限制型心肌病

【**定义、病因和分类**】

1.限制型心肌病是一种心室充盈受限的疾病，结果导致充盈压的升高，收缩功能正常或轻度减低，心室壁增厚，可能伴增生的间质纤维化。

2.病因不明，可能与心内膜病毒或寄生虫感染引起炎症有关。主要是指心内膜纤维化导致心腔闭塞性改变。

3.病理解剖

（1）以心内膜和心内膜下心肌纤维化并增厚为主。

（2）受累的心腔缩小，常被血栓覆盖，心尖闭塞，外观呈凹窝状。

4.根据累及的心室分型

（1）双心室型：多数累及两侧心室（约60%）。

（2）左心室型：累及左心室（约20%），纤维结缔组织将腱索和乳头肌完全埋没，二尖瓣后叶与左心室壁粘连不能活动，发生二尖瓣反流。

（3）右心室型：累及右心室（约20%）。

【**临床表现**】

1.初期乏力，食欲缺乏，不规则发热可持续数周。以后逐渐出现心悸、头晕及心脏压塞等症状。

2.左侧心力衰竭：气急、端坐呼吸、发作性夜间呼吸困难等症状。

3.右侧心力衰竭：静脉压力升高，颈静脉怒张、肝大、腹水。

【超声心动图表现】

◆ 二维和M型超声心动图

1.心内膜增厚，回声致密较强，以心尖尤为明显。室壁活动僵硬，幅度低下（图29-4-1）。

2.心室腔明显缩小，甚至闭塞。

3.心房扩大，左右心房明显扩大。

4.心室腔内附壁血栓，腱索缩短增粗，乳头肌回声增强。

5.下腔静脉和肝静脉增宽。

6.射血分数及短轴缩短率明显减小。

◆ 多普勒超声心动图

1.双房内血流色彩暗淡。

2.二尖瓣、三尖瓣关闭不全。

3.限制性充盈障碍的表现。

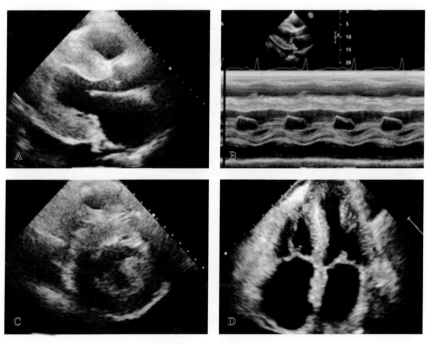

图29-4-1 限制型心肌病

A.胸骨旁左心室长轴，心内膜增厚，回声增强；B.左心室长轴M型，心室腔明显缩小，室壁活动僵硬，幅度低下；C.左心室乳头肌水平短轴切面，心内膜增厚，回声增强；D.四腔心切面，双侧心房扩大，心室腔明显缩小

（1）E峰高尖，E/A＞1.5（严重者E/A＞2.0）。

（2）DT缩短，＜160ms。

（3）IVRT缩短，≤70ms。

（4）组织多普勒：室间隔二尖瓣环处e′＜7cm/s；侧壁二尖瓣环处e′高于室间隔二尖瓣环处e′。

（5）心肌应变：室间隔心肌应变减低。

【诊断要点】

1.心内膜增厚，回声增强，室壁活动僵硬。

2.双房增大，双室缩小。

3.限制性充盈障碍。

4.二尖瓣、三尖瓣关闭不全。

【鉴别诊断】

限制型心肌病与缩窄性心包炎的鉴别诊断（表29-4-1，表29-4-2）。

表29-4-1　限制型心肌病与缩窄性心包炎的鉴别

	限制型心肌病	缩窄性心包炎
病变部位	心内膜	心包
肺动脉收缩压	中度（≥60mmHg）	轻度（35～40mmHg）
二尖瓣血流呼吸变异	无	吸气E峰下降
IVRT呼吸变异	无	吸气IVRT延长
肺静脉	S明显＜D（S/D=0.4） 没有呼吸变异	S≤D（S/D=0.9） 呼气S峰和D峰升高 吸气S峰和D峰降低
DT缩短	有（晚期）	可能有
三尖瓣呼吸变异	无	吸气E峰升高，呼气E峰下降
肝静脉	S明显＜D 呼气D峰减低 吸气D峰升高 吸气AR明显增加	S≤D 呼气D峰减低 吸气D峰升高 呼气AR轻微增加

表29-4-2　2015美国ASE指南限制型心肌病与缩窄性心包炎的鉴别

	限制型心肌病	缩窄性心包炎
室间隔运动	正常	呼吸移位
二尖瓣血流E/A比值	＞1.5	＞1.5

续表

	限制型心肌病	缩窄性心包炎
二尖瓣血流呼吸变化	无	通常存在
肝静脉多普勒	吸气相舒张期血流反向	呼气相舒张期血流反向
室间隔二尖瓣环处e′	＜7cm/s	＞7cm/s
侧壁二尖瓣环处e′	高于室间隔二尖瓣环处e′	低于室间隔二尖瓣环处e′
室间隔心肌应变	减低	正常

【报告书写要点】

◆ 重点测量数据

1.左心室壁厚度　左心室长轴切面测量室间隔和后壁的厚度；左心室各短轴切面测量各节段的室壁厚度（必要时）。

2.各心腔大小　左心室长轴切面M型测量左心房和左心室前后径；四心腔切面测量横径和长径。

3.室壁运动幅度　M型和解剖M型测量各室壁的运动。

4.二尖瓣口反流面积　彩色多普勒多切面观察二尖瓣反流情况，测量最大的反流面积和同一切面的左心房面积，计算二者比值。评估反流程度。

5.限制性充盈障碍的评估　测量二尖瓣口舒张期血流E峰、E/A比值、DT、IVRT；室间隔二尖瓣环处e′、侧壁二尖瓣环处e′；心肌应变等参数。

6.心功能　其他收缩和舒张功能参数（详见心功能章节）。

◆ 主要文字描述

1.描述二维超声心动图下心脏形态及心腔大小。

2.描述心室壁厚度、回声和运动情况。

3.心内膜的厚度、回声。

4.描述彩色多普勒下瓣膜反流情况。

5.描述心腔内有无血栓。

6.描述心室舒张功能。

7.描述心包情况。

◆ 超声心动图报告提示

1.限制型心肌病。

2.二尖瓣反流（注明程度，其他瓣膜反流的情况）。

3.心脏功能减低。

第五节　致心律失常型右心室心肌病

【定义、病因和分类】

1.致心律失常型右心室心肌病/发育不良（arrhythmogenic right ventricular cardiomyopathy/dysplasia，ARVC/D）是一种右心室心肌组织逐渐被纤维脂肪组织所替代的心肌疾病，有时左心室亦可受累，间隔受累相对少见。

2.病因。病因目前所知甚少，可能与下列因素有关。

（1）遗传因素：常染色体显性遗传病。

（2）个体发育异常学说：认为右心室病变系右心室先天性发育不良所致。

（3）退变或变性学说：认为右心室心肌病变是由于某种代谢或超微结构缺陷引起的进行性心肌细胞变性坏死的结果。

（4）炎症学说认为心肌被脂肪组织代替是慢性心肌炎引起的后天性损伤（炎症、坏死）和修复过程演进的结果。

3.病理解剖

（1）右心室心肌被脂肪和纤维组织所替代。

（2）右心室扩张，右心室壁菲薄，又称"羊皮纸心"。

（3）三尖瓣关闭不全。

4.主要表现为心律失常和心力衰竭。

【临床表现】

临床上常见右心室起源的室性心律失常、心力衰竭或猝死。

【超声心动图表现】

◆ 二维和M型超声心动图

1.右心室显著扩大，右心室室壁局限或广泛变薄，受累右心室壁无运动。

2.右心室收缩功能明显减低（图29-5-1）。

3.右心房扩大，左心室可正常或轻度异常。

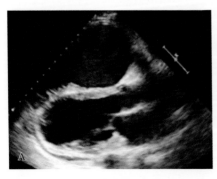
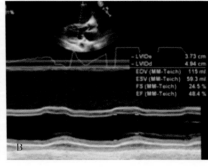

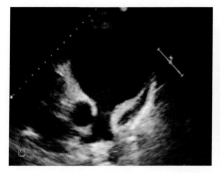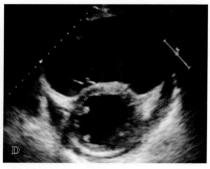

图29-5-1　致心律失常型右心室心肌病

A.胸骨旁左心室长轴切面，右心室心腔明显扩大；B.左心室M型，右心室壁变薄，活动明显减低，右心室收缩功能减低；C.右心室流出道切面显示右心室流出道明显扩张；D.心室短轴，右心室显著扩大，右心室室壁局限或广泛变薄，受累右心室壁运动明显减低

4.下腔静脉和肝静脉增宽。

5.右心室面积变化分数FAC＜35%。

6.M型三尖瓣瓣环收缩期的下移幅度减低。

◆ 多普勒超声心动图

三尖瓣关闭不全，三尖瓣反流峰值速度可显著减低。

【诊断要点】

1.右心室显著扩大，室壁变薄。

2.右心室壁活动明显减低，右心室收缩功能减低。

3.右心房扩大。

4.三尖瓣关闭不全。

【鉴别诊断】

在诊断右心室心肌病时一定要与导致右心扩大的疾病相鉴别。

1.分流性疾病

（1）房间隔缺损。

（2）主动脉窦瘤破入右心房。

（3）冠状动脉－右心房瘘。

2.导致肺动脉高压的疾病

（1）肺源性心脏病。

（2）肺栓塞。

【报告书写要点】

◆ 重点测量数据

1.右心室壁厚度　左心室长轴切面、四心腔和剑突下四心腔切面测量右心室壁厚度。

2.各心腔大小　左心室长轴切面M型测量左心房和左心室前后径；四心腔切面测量横径和长径。

3.室壁运动幅度　M型和解剖M型测量各室壁的运动。

4.右心室面积变化分数（FAC）　FAC＝（右心室舒张末期面积－右心室收缩末期面积)/右心室舒张末期面积×100。FAC＜35%提示右心室收缩功能减低。

5.M型　三尖瓣瓣环收缩期的下移幅度。

6.三尖瓣口反流面积　彩色多普勒多切面观察二尖瓣反流情况，测量最大的反流面积和同一切面的右心房面积，计算二者比值。评估反流程度。

7.心功能　右心室收缩和舒张功能参数（详见心功能章节）。

◆ **主要文字描述**

1.描述右心腔大小。

2.描述右心室壁厚度及运动情况。

3.描述彩色多普勒下三尖瓣反流情况。

4.判断右心功能情况。

◆ **超声心动图报告提示**

1.右心室明显扩大。

2.右心室壁变薄。

3.三尖瓣反流（注明程度，其他瓣膜反流的情况）。

4.右心室功能减低（结合临床考虑为型致心律失常型右心室心肌病）。

第六节　心内膜弹力纤维增生症

【定义、病因和分类】

1.心内膜弹力纤维增生症是指心内膜弥漫性的弹力纤维增生性疾病，也称为硬化性心内膜炎。

2.可伴有心肌退行性变。多见于婴幼儿。

3.病因不十分清楚，与宫内感染导致胎儿心内膜炎、缺氧、遗传缺陷、先天性心脏病、代谢缺陷有关。目前认为最可能的致病途径是心内膜下血流不足和（或）出生前、出生后炎症或感染。

4.根据心室的形态分型

（1）扩张型：约95%，心室扩张。

（2）缩窄型：心室缩小，主要见于新生儿。

【临床表现】

兼有限制型心肌病与扩张型心肌病的表现。

【超声心动图表现】

1.心内膜明显增厚，回声增强，以左心室后壁为著，室壁活动明显减低。

2.左心室呈球形扩张，左心房扩大，扩大的心腔内可见血栓回声。

3.心脏收缩功能减低。

4.二尖瓣、三尖瓣关闭不全。

5.二尖瓣口血流呈限制性充盈障碍的表现。

【诊断要点】

1.心内膜增厚，回声增强，室壁活动僵硬。

2.左心增大。

3.限制性心室充盈障碍。

4.二尖瓣、三尖瓣关闭不全。

5.确诊依赖于病理检查。

【报告书写要点】

◆ **重点测量数据**

1.各心腔大小　左心室长轴切面M型测量左心房和左心室前后径；四心腔切面测量横径和长径。

2.室壁运动幅度　M型和解剖M型测量各室壁的运动。

3.EPSS　M型超声二尖瓣E峰至室间隔的距离。

4.限制性充盈障碍的评估　测量二尖瓣口舒张期血流E峰、E/A比值、DT、IVRT；室间隔二尖瓣环处e′、侧壁二尖瓣环处e′；心肌应变等参数。

5.二尖瓣口反流面积　彩色多普勒多切面观察二尖瓣反流情况，测量最大的反流面积和同一切面的左心房面积，计算二者比值。评估反流程度。

6.并发症的相关测量　血栓大小等。

7.心功能　收缩和舒张功能参数（详见心功能章节）。

◆ **主要文字描述**

1.描述左心腔大小。

2.描述左心室壁厚度及运动情况。

3.描述心内膜厚度及回声情况。

4.描述彩色多普勒下瓣膜反流情况。

5.判断心室舒张功能情况。

◆ **超声心动图报告提示**

1.左心扩大。

2.心内膜增厚，回声增强。

3.限制性心室充盈障碍。

4.二尖瓣、三尖瓣关闭不全：结合临床考虑为型心内膜弹力纤维增生症。

第七节　心肌淀粉样变性

【定义、病因和分类】

1.淀粉样变性（amyloidosis）是由于淀粉样纤维原沉着于全身各器官，如肾脏、心脏、神经系统、皮肤和关节等，导致器官功能障碍的疾病。

2.心脏淀粉样变性为继发性心肌病，主要为限制型心肌病的表现。

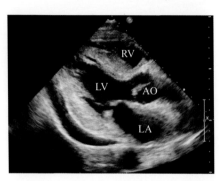

图29-7-1　心肌淀粉样变性超声图像（有视频）

【临床表现】

主要为限制型心肌病的表现。

【超声心动图表现】

◆ 二维和M型超声心动图

1.左、右心室室壁明显增厚，整个心肌呈斑点样回声增强（图29-7-1，有视频）。

2.心脏的瓣膜、乳头肌和房间隔增厚。

3.心室大小正常，双房显著增大。

4.收缩功能减低。

5.浆膜腔积液：少量-中量心包积液；胸膜腔积液。

◆ 多普勒超声心动图

1.舒张功能减低。

（1）舒张期充盈类型不同预示心肌受累的数量不同。

（2）主动弛张功能障碍：舒张功能减低早期，室壁厚度12～15mm。

（3）假性正常化。

（4）限制型充盈障碍：舒张功能减低晚期，室壁厚度＞15mm。

2.不同阶段的舒张功能障碍与预后和病死率相关。

【诊断要点】

1.左、右心室室壁明显增厚，整个心肌呈斑点样回声增强。

2.心室大小正常，双房显著增大。

3.舒张功能和收缩功能均减低。

4.浆膜腔积液。

5.确诊有赖于心肌活检，其他组织如皮肤、舌肌的病理检查也有助于本病的诊断。

【鉴别诊断】

心肌淀粉样变性主要应与肥厚型心肌病相鉴别。

1.HCM 一般是非对称性的,与心肌淀粉样变相反。

2.淀粉样变时,心肌呈弥漫性"斑点状"(并非特异),而且可以看到右心室游离壁增厚。在 HCM,超声心动图发现结构改变常位于室间隔。

3.淀粉样时(晚期),出现收缩功能的异常,但是一般没有心室的扩张;而 HCM 或高血压时,收缩功能异常的进展与心室扩张相关。

【报告书写要点】

◆ 重点测量数据

1.左心室壁厚度 左心室长轴切面测量室间隔和后壁的厚度;左心室各短轴切面测量各节段的室壁厚度(必要时)。

2.各心腔大小 左心室长轴切面M型测量左心房和左心室前后径;四心腔切面测量横径和长径。

3.室壁运动幅度 M型和解剖M型测量各室壁的运动。

4.二尖瓣口反流面积 彩色多普勒多切面观察二尖瓣反流情况,测量最大的反流面积和同一切面的左心房面积,计算二者比值。评估反流程度。

5.限制性充盈障碍的评估 测量二尖瓣口舒张期血流E峰、E/A比值、DT、IVRT;室间隔二尖瓣环处e'、侧壁二尖瓣环处e';心肌应变等参数。

6.心功能 其他收缩和舒张功能参数(详见心功能章节)。

◆ 主要文字描述

1.描述二维超声心动图下心脏形态及心腔大小。

2.描述心室壁的厚度及运动情况。

3.描述心肌回声情况。

4.描述心腔大小。

5.判断心室收缩及舒张功能。

6.描述心包有无积液。

◆ 超声心动图报告提示

1.左心室壁增厚,回声增强。

2.双心房扩大。

3.二尖瓣反流(注明程度,其他瓣膜反流的情况)。

4.心脏限制型充盈障碍(结合临床考虑为心脏淀粉样变性)。

第八节　心肌致密化不全

【定义、病因和分类】

1.心肌致密化不全（noncompaction of ventricular myocardium，NVM）为胚胎期心肌致密化过程失败，导致心肌病变及出生后心脏的解剖特征和一系列的心脏病理生理变化。

2.原归类于未定型心肌病，现已明确为遗传性心肌病。

【临床表现】

1.尽管NVM是先天的发育异常，但症状的首发年龄差别很大。

2.多数患者早期无症状，于中年发病，以渐进性的心功能障碍、系统性栓塞、心律失常为临床表现。

【超声心动图表现】

◆二维和M型超声心动图

1.病变区域内层非致密化心肌疏松增厚，肌小梁组织丰富，呈"海绵状"或"蜂窝状"改变（图29-8-1，有视频）。

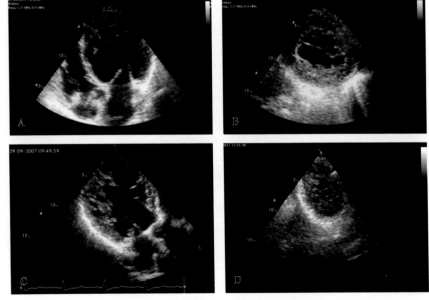

图29-8-1　心肌致密化不全（有视频）

A.心腔扩大，室壁运动减弱，心功能减低；B、C、D.多切面显示左心室壁非致密化心肌疏松增厚，肌小梁组织丰富，呈"海绵状"或"蜂窝状"改变

2.病变区域外层的致密心肌明显变薄呈中低回声。

3.晚期受累心腔扩大，室壁运动减弱，心功能减低。

4.心腔和隐窝间隙内可有血栓形成。

◆ 多普勒超声心动图

1.彩色多普勒可测及隐窝间隙之间有低速血流与心腔相通。

2.舒张功能减低。

3.二尖瓣、三尖瓣关闭不全。

【诊断要点】

1.非致密化心肌疏松增厚，呈"海绵状"或"蜂窝状"改变。

2.病变部位致密心肌变薄。

3.收缩期非致密化心肌与致密化心肌的比例＞2∶1，心尖段肌小梁的长度和宽度之比＞4∶1，中间段肌小梁的长度和宽度之比＞2∶1。

4.病变部位室壁运动减低。

5.彩色多普勒显示隐窝内低速血流与心腔相通。

【鉴别诊断】

病变范围比较小的NVM需要与扩张型心肌病（DCM）、肥厚型心肌病、心室负荷增高的心脏疾病、缺血性心肌病进行鉴别。

1.扩张型心肌病主要超声表现为心室腔扩大、室壁多均匀变薄、心内膜光滑。但有时扩张型心肌病在心尖部下壁也有轻度增粗的肌小梁，是否存在介于NVM和扩张型心肌病之间的过渡性病变，有待进一步研究。

2.肥厚型心肌病可以有粗大的肌小梁，但缺乏深陷的隐窝，不难与NVM相鉴别。

3.与心室负荷增高引起的心脏病的鉴别在于病变区域致密心肌的厚度，心脏负荷增加会引起肌小梁增粗同时室壁致密心肌增厚，但NVM为非致密心肌取代致密心肌的心肌病变，病变区域的致密心肌是变薄的。

4.与缺血性心肌病鉴别，除NVM特征性超声表现外，冠状动脉造影NVM多显示正常。必要时结合磁共振、铊201心肌显像、冠状动脉造影等辅助检查可帮助鉴别诊断。

【报告书写要点】

◆ 重点测量数据

1.各心腔大小。左心室长轴切面M型测量左心房和左心室前后径；四心腔切面测量横径和长径。

2.室壁运动幅度。M型和解剖M型测量各室壁的运动。

3.收缩期非致密心肌与致密心肌的厚度。

4.肌小梁的长度和宽度的比值。

5.EPSS，M型超声二尖瓣E峰至室间隔的距离。

6.二尖瓣口反流面积。彩色多普勒多切面观察二尖瓣反流情况，测量最大的反流面积和同一切面的左心房面积，计算二者比值。评估反流程度。

7.并发症的相关测量，如血栓大小等。

8.心功能，收缩和舒张功能参数（详见心功能章节）。

◆ **主要文字描述**

1.描述病变部位致密心肌与非致密心肌的厚度及比例情况。

2.描述病变部位致密心肌运动情况。

3.描述病变部位非致密心肌形态及回声情况。

4.描述彩色多普勒下心肌隐窝内血流情况。

5.测量左心功能。

◆ **超声心动图报告提示**

1.全心扩大，以左心扩大为主。

2.左心室心肌呈"海绵状"改变（注明部位）。

3.左心室壁运动普遍减低。

4.二尖瓣反流（注明程度，其他瓣膜反流的情况）。

5.心脏功能减低：考虑为心肌致密化不全。

第30章

主动脉病变

第一节 主 动 脉 瘤

【定义、病因和分类】

1.真性主动脉瘤

（1）定义：由于主动脉壁结构薄弱所引起的主动脉管径局限性显著扩张或膨胀。其内膜、中膜和外膜都完整存在。

（2）真性主动脉瘤可发生于主动脉的任何部位。

（3）管径大于正常部位管径1.5倍以上。

（4）病因：由于主动脉中层平滑肌和弹力纤维发育不良所致，主动脉壁进行性变薄，受累部位扩大，局部管壁张力增加，逐渐形成动脉瘤，甚至破裂。

2.假性主动脉瘤

（1）定义：动脉壁某部分出现细小中断，血液溢出血管壁外，在其周围形成一个由血肿和纤维包裹的腔室，腔室内可见云雾状声影和附壁血栓。

（2）病因：原因多为外伤，或因肿瘤、感染、主动脉炎和穿透性粥样硬化性溃疡，心血管介入性检查及治疗等。

3.按动脉瘤的结构分类

（1）真性动脉瘤。

（2）假性动脉瘤。

4.按动脉瘤的形态分类

（1）梭形或纺锤形主动脉瘤。

（2）囊状主动脉瘤。

（3）混合性动脉瘤：兼有梭形和囊状两种形态的病变。

5.动脉瘤的部位分类

（1）升主动脉瘤。

（2）弓部主动脉瘤。

（3）胸主动脉瘤。

（4）腹主动脉瘤。

【临床表现】

1.主动脉瘤瘤体较小时可无明显临床表现，瘤体较大时常出现胸痛、腹痛、声音嘶哑、呼吸困难、吞咽困难等周围组织压迫症状。

2.主动脉瘤破裂时可出现剧烈胸部疼痛、休克、心脏压塞进而死亡。其他可有咯血、呕血、便血或心慌、气短、不能平卧等心功能不全等表现。

【适应证】

1.了解动脉瘤形成的病因及发病机制。

2.提供主动脉瘤出现的位置、大小。

3.确定主动脉瘤的分型。

4.测量主动脉瘤的数量、内径和长度、假性动脉瘤血肿、周围组织纤维包绕厚度及破口大小和数目。

5.确定手术方式、确定手术时机。

6.术中监测、术后复查及随访。

【超声心动图表现】

◆ 二维和M型超声心动图

1.真性主动脉瘤（图30-1-1，有视频）。

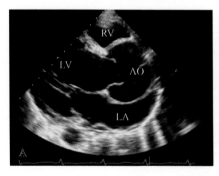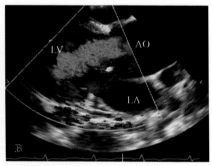

图30-1-1 真性主动脉瘤（有视频）

A.左心室长轴切面见主动脉根部呈囊状扩张；B.彩色多普勒见主动脉瓣明显反流

（1）主动脉呈局限性扩张，内径≥正常值的1.5倍。

（2）瘤体边缘与主动脉壁延续，瘤壁内膜、中膜和外膜都完整存在，其厚度、反射特性和构成特征与主动脉壁基本一致。内膜、中膜和外膜都完整存在。

（3）升主动脉瘤常呈梭形，主动脉弓部动脉瘤常呈多囊形。

（4）主动脉根部瘤可扩张呈球形。

（5）瘤壁可呈同向或逆向运动，收缩期扩大，舒张期缩小。

（6）瘤体内可见云雾状影和血栓形成。

2.假性主动脉瘤

（1）主动脉壁出现连续中断，其外周有一液性暗区的腔室包绕。

（2）瘤壁由血栓和周围组织所构成，厚薄不一、回声不均，与主动脉壁不延续。

（3）瘤腔通过主动脉壁上的连续中断处与主动脉腔相通，瘤腔内可见云雾状影或血栓。

（4）假性动脉瘤的基底部（瘤壁破口）多较瘤腔的最大内径小得多，两者之比一般＜0.5。亦有瘤壁开口的最大直径几乎等于或实际上就是瘤体的最大内径。

（5）彩色血流显像可见收缩期主动脉血流通过破口进入瘤腔。

3.周围组织结构可受扩张的瘤体压迫而变形。

4.可出现主动脉瓣关闭不全、左心扩大、心包和胸腔积液等。

5.M 型超声心动图表现

（1）主动脉扩张，常大于正常内径的1.5倍。

（2）动脉瘤壁有搏动现象，前后壁活动方向相同。

（3）较大的动脉瘤壁薄且可呈逆向运动。

◆ **多普勒超声心动图**

1.彩色多普勒显示瘤体内血流缓慢，色彩暗淡并可出现漩流现象。

2.假性动脉瘤时收缩期动脉腔内血流进入瘤腔，舒张期瘤腔内血流进入主动脉，彩色血流显像两者色彩相反。

3.巨大主动脉根部动脉瘤可见主动脉瓣反流。

4.频谱多普勒可在真性瘤体内记录到缓慢的漩流信号，假性动脉瘤在破口处可探及收缩期和舒张期不同方向的血流信号。

◆ **经食管超声心动图**

1.主动脉呈局限性扩张程度和位置。

2.显示瘤体边缘与主动脉壁结构是否完整，有无破口。

3.判断主动脉瘤形状。

4.主动脉根部主动脉瓣启闭情况。

5.观察瘤壁运动状况。

6.观察瘤体及瘤壁厚度和组成，腔内是否有云雾状影和血栓形成。

7.周围组织结构受压情况。

8.主动脉瓣关闭不全、左心扩大、心包和胸腔积液等。

【诊断要点】

1.真性主动脉瘤　主动脉呈局限性显著扩张，内径≥正常值的1.5倍；瘤壁为主动脉壁，内膜、中膜和外膜都完整存在。

2.假性主动脉瘤　主动脉壁中断，瘤壁由血栓和周围组织所构成，瘤腔与主动脉腔相通；瘤壁破口多小于瘤腔的最大内径。

【鉴别诊断】

1.真性动脉瘤与假性动脉瘤

（1）真性动脉瘤为单纯性动脉扩张。假性动脉瘤为主动脉壁破裂，破口比瘤腔小且与主动脉腔相通。

（2）真性动脉瘤瘤壁由主动脉壁构成，瘤壁回声与主动脉壁相同。假性动脉瘤瘤壁瘤壁厚且不均匀，由血肿和纤维包裹形成。

（3）彩色血流显像：扩大的真性动脉瘤内仅见暗淡的漩流信号。假性动脉瘤返于主动脉腔及假性动脉瘤腔的血流信号。

2.主动脉夹层

（1）扩张的主动脉腔内可见撕裂并随血流漂动的内膜回声。

（2）该内膜将主动脉腔分为真腔和假腔。

（3）内膜回声连续性中断出现破口。

【预后的判断】

1. 1.5年生存率，≤6cm的是61%，＞6cm的是38%。

2.胸降主动脉直径＞6cm，5年生存率为39%。

3.对于动脉粥样硬化性主动脉瘤，由于并发症，对外科手术的要求需个体化。

4.对于＞6cm的主动脉瘤有很高的破裂风险，手术死亡率在2%～21%。

5.外科手术适应证。有症状，随访期间瘤体扩大，外伤性假性动脉瘤，瘤体直径≥6cm，马方综合征患者为4.5～5cm。

【术中应用】

1.扩张瘤体的位置，内径及瘤壁厚度。

2.主动脉窦部、瓣环扩张程度及内径，提供人工瓣膜选择依据。

3.主动脉瓣反流评估以及心功能评价。

4.人工瓣膜置换术后即可评价功能及瓣周漏的检查。

5.移植冠状动脉及人工血管吻合口情况的评估。

【随访】

1.长期随访主动脉瘤大小及发展情况。

2.对假性动脉瘤进行保守的随访带来极高的病死率。

3.在随访中择期手术死亡率要减低。

4.提倡1年1次的随访程序。

【注意事项】

1.因主动脉瘤可发生于主动脉任何部位，故应尽量全面显示主动脉全程。

2.除对主动脉瘤本身的观察外，还应注意瘤体对周围组织的压迫、瓣膜反流、心包和胸腔积液等。

3.因经胸超声心动图显示胸主动脉十分困难，经食管超声心动图更为敏感，但因是半介入式检查，要结合患者一般状况和心功能情况，权衡利弊。

【报告书写要点】

◆ 重点测量数据

1.主动脉瘤的宽度，长度；邻近主动脉的宽度。

2.左心室大小、室间隔和左心室壁厚度。

3.彩色多普勒测量主动脉瓣反流束的长度、宽度等。

4.主动脉瓣口反流频谱，多采用心尖五心腔切面连续多普勒获得瓣口反流的频谱。测量压力减半时间。

5.主动脉瓣瓣环径，左心室长轴切面测量。

◆ 主要文字描述

1.提供主动脉瘤出现的位置、大小；瘤壁运动状况。

2.测量主动脉瘤的数量、内径和长度、假性动脉瘤血肿、周围组织纤维包绕厚度及破口大小和数目。

3.显示瘤体边缘与主动脉壁结构是否完整，有无破口。

4.瘤体及瘤壁厚度和组成，腔内是否有云雾状影和血栓形成。

5.周围组织结构受压情况。

6.判断主动脉瘤形状、部位，确定主动脉瘤的分型。

7.主动脉根部主动脉瓣启闭情况，是否合并主动脉瓣关闭不全。

8.左心扩大、心脏功能情况。

9.心包和胸腔积液等。

◆ 超声心动图报告提示

1.主动脉根部动脉瘤。

2.主动脉瓣关闭不全。

3.左心室扩大。

第二节　主动脉夹层

【定义、病因和分类】

1.主动脉夹层（aortic dissection）是主动脉内膜损伤、中层弹力纤维黏液性变及囊性坏死内膜撕裂后高压血流进入中层使主动脉壁形成夹层、血肿，致使主动脉壁从中层剥离并向一定范围延伸扩展。

2.中层滋养血管破裂产生血肿后压力高也可导致内膜撕裂。

3.内膜撕裂口好发在主动脉应力最强部位，可发生于主动脉的任一部位，最常见的部位为主动脉瓣上5cm处和左锁骨下动脉起源处的主动脉弓。

4.主动脉夹层的Debakey分型

（1）Ⅰ型：内膜破口位于升主动脉，夹层可累及升主动脉、主动脉弓和降主动脉。

（2）Ⅱ型：内膜破口位于升主动脉近端；夹层局限于升主动脉。

（3）Ⅲ型：内膜破口位于左锁骨下动脉远端；夹层常向下扩展至胸降主动脉或腹主动脉。如血肿向上逆行扩展到主动脉弓和升主动脉，则称逆行性夹层。

①Ⅲa型：夹层累及胸降主动脉（膈肌以上）。

②Ⅲb型：夹层累及腹主动脉（膈肌以下），甚至髂动脉。

5.主动脉夹层的Stanford分型

（1）A型：近端夹层，所有累及升主动脉的夹层。

（2）B型：远端夹层，所有未累及升主动脉的夹层。

6.主动脉夹层的改良分型。孙氏分型，主动脉夹层Stanford分型基础上的细化分型方法。

（1）Stanford A型主动脉夹层

①根据主动脉根部病变情况，分为A1、A2、A3型。

A1型：主动脉窦部正常型，窦管交界和其近端正常或仅有一个主动脉瓣交界撕脱，无明显主动脉瓣关闭不全。

A2型：主动脉窦部轻度受累型，主动脉窦部直径＜3.5cm，夹层累及右冠状动脉导致其开口处内膜部分剥离或全部撕脱，有1个或2个主动脉瓣交界撕脱导致轻−中度主动脉瓣关闭不全。

A3型：主动脉窦部重度受累型，窦部直径＞5.0cm，或3.5～5.0cm但窦管交界结构因内膜撕裂而破坏，有严重主动脉瓣关闭不全。

②根据主动脉弓部病变情况，分为C型、S型。

C型：复杂型（complex type），符合下列任意一项者。

a.原发内膜破口在弓部或其远端，夹层逆行剥离至升主动脉或近端主动脉弓部。

b.弓部或其远端有动脉瘤形成（直径＞5.0cm）。

c.头臂干有夹层剥离。

d.病因为马方综合征。

S型：单纯型（simple type），原发内膜破口在升主动脉，不合并C型的任何病变。

（2）Stanford B型主动脉夹层

①根据主动脉扩张（≥4.0cm）的部位分为B1、B2、B3型。

B1型：降主动脉近端型，主动脉无扩张或仅有降主动脉近端扩张，中、远段直径接近正常。

B2型：全胸降主动脉型，整个胸降主动脉均扩张，腹主动脉直径接近正常。

B3型：全胸降主动脉、腹主动脉型，胸降主动脉和腹主动脉均扩张。

②根据主动脉弓部有无内膜撕裂累及，分为C型、S型。

C型：复杂型（complex type），内膜撕裂累及左锁骨下动脉及远端主动脉弓部。

S型：单纯型（simple type），远端主动脉弓部未受累，夹层位于左锁骨下动脉开口远端。

【临床表现】

1.主动脉夹层患者常有明显而严重的临床症状与体征。急性期常出现突发性的、难以忍受的剧烈胸背痛，并可进行性加重，严重者可出现休克。

2.当累及冠状动脉，可出现心绞痛。

3.累及主动脉分支血管时出现相应的缺血表现。

4.当累及主动脉瓣，出现左心功能不全所致心慌、气短等。

5.如瘤体继续扩大，可向动脉壁外破裂引起大出血而危及生命。

【适应证】

1.探查出现主动脉夹层出现的位置，识别非典型主动脉夹层。

2.确定主动脉夹层的分型。

3.协助病因的研究。

4.测量主动脉夹层的内径和长度及破口大小、数目，测量破口大小、位置。

5.测量夹层与主动脉瓣环、冠状动脉开口的距离。

6.冠状动脉发自真腔还是假腔。

7.确定头臂干和腹主动脉（腹腔干、肠系膜上动脉）有无受累。

8.头臂干和腹主动脉起自真腔抑或假腔。

9.术中监测、术后复查及随访。

【超声心动图表现】

◆二维和M型超声心动图

1.直接征象　见图30-2-1（有视频）至图30-2-4。

（1）受累主动脉节段常呈不同程度的增宽，累及升主动脉常出现明显

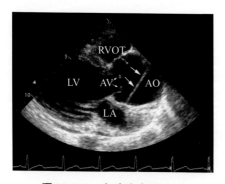

图30-2-1 主动脉夹层（1）

左心室长轴切面于升主动脉内见撕裂的
内膜回声（大箭头所示为撕裂的内膜，小箭
头为主动脉瓣）（有视频）

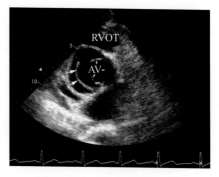

图30-2-2 主动脉夹层（2）

升主动脉短轴切面见撕裂的内膜将主动
脉腔分为真腔和假腔（大箭头所示为撕裂的
内膜，小箭头为主动脉瓣）

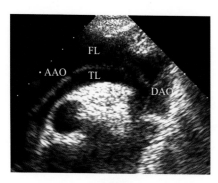

图30-2-3 主动脉夹层（3）

主动脉内撕裂的内膜回声从升主动脉延
续至主动脉弓和降主动脉，撕裂的内膜将主
动脉腔分为真腔（TL）和假腔（FL）

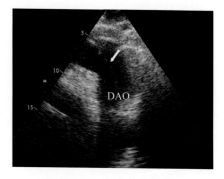

图30-2-4 主动脉夹层（4）

胸骨上窝切面，降主动脉内可见剥脱内
膜回声，将管腔分为真腔和假腔

扩张。

（2）可探及撕裂的主动脉内膜并将主动脉腔分为真腔和假腔，假腔内可见
云雾影和血栓形成。

（3）主动脉弓腔内可见剥脱血管内膜回声。

（4）剥脱内膜随心动周期运动。

（5）剥脱内膜上可见破口且断端呈飘带样运动。

（6）钙化内膜中心移位。

（7）头臂干可受累。

2.伴发征象

（1）主动脉瓣关闭不全和主动脉瓣脱垂。

（2）瘤样扩张的主动脉压迫左心房。

（3）心包积液。

（4）如病变累及冠状动脉可引起左心室壁运动异常。

3.M型超声心动图

（1）主动脉增宽：升主动脉内径＞42mm，主动脉弓和降主动脉内径＞40mm。

（2）主动脉前壁、后壁或前后壁增厚，厚度＞15mm。

（3）扩张的主动脉腔内出现与壁平行的第3条回声带，纤细而菲薄。

（4）剥脱内膜收缩期漂向假腔方向，舒张期漂回真腔方向。

（5）主动脉根部的活动曲线波幅增大。

◆ 多普勒超声心动图

1.扩张的主动脉内血流呈红蓝相间涡流信号。

2.可在升主动脉、甚至降主动脉内探及舒张期反向色彩的血流信号。

3.真腔：真腔内血流显色明亮，血流速度较快，速度与正常人基本相同，且为层流。

4.假腔：假腔内血流显色低暗或无血流显色；血流缓慢，假腔中时可记录到低于真腔中的血流速度，有时延迟出现，有时根本记录不到血流信号。

5.破口处血流：破口频谱为双向血流信号，收缩期自真腔→假腔，舒张期自假腔→真腔（图30-2-5，图30-2-6）。

6.入口处血流：由真腔→假腔的多普勒频谱。

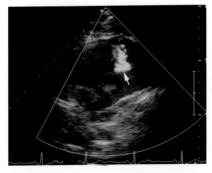

图30-2-5　升主动脉夹层（1）

瘤样扩张的升主动脉内见剥脱内膜回声，其上见破口。彩色多普勒见收缩期经破口进入假腔的血流信号

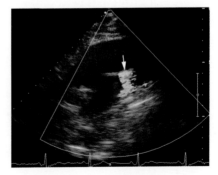

图30-2-6　升主动脉夹层（2）

瘤样扩张的升主动脉内见剥脱内膜回声，其上见破口；彩色多普勒见舒张期经破口回到真腔的血流信号

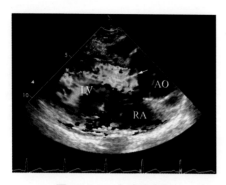

图30-2-7　主动脉夹层

左心室长轴切面于升主动脉长轴切面内见撕裂的内膜回声，舒张期见主动脉瓣反流信号（箭头所示）

7.再入口处血流：由假腔→真腔的多普勒频谱。

8.主动脉瓣反流：A型夹层如累及主动脉瓣可导致反流（图30-2-7）。

◆ **经食管超声心动图**

由于食管紧邻胸降主动脉，TEE可得到高质量的主动脉图像，对主动脉夹层的诊断、分型和指导治疗起很大的作用。

1.主动脉扩张，剥脱内膜分离主动脉为真假腔。

2.如果真假腔交通，收缩期和舒张期内膜的漂浮活动会更明显。

3.收缩期真腔会扩张，假腔可受压，舒张期可相反。

4.观察到假腔内的附壁血栓，部分患者能找到入口和再入口。

5.协助判断剥脱内膜是否累及冠状动脉。

6.判断主动脉弓是否受累。

【诊断要点】

1.主动脉腔内见主动脉内膜回声并将主动脉分为真腔和假腔。

2.收缩期真腔扩张，血流速度较快；假腔收缩期受压，血流速度较慢，可见逆向血流信号和（或）血栓形成。

3.内膜回声连续中断，近端破口一般为原发入口。

4.钙化内膜中心移位。

5.其他可有主动脉瓣脱垂、主动脉瓣反流、左心室扩大、左心房受压等征象。

【鉴别诊断】

1.升主动脉内的伪像

（1）此回声带为主动脉壁二次反射形成，较平直，有一定厚度，反射模糊，与主动脉走向完全一致，不似撕裂内膜般纤细、冗长，呈波浪状。

（2）彩色多普勒血流显像可见血流信号穿过此回声带，回声带两侧的色彩一致，而主动脉夹层彩色血流信号不能穿过真正的撕裂内膜。

2.主动脉瘤

（1）主动脉瘤为主动脉单纯瘤样扩张，其内无撕裂的内膜回声。

（2）如主动脉夹层假腔中充满血栓，并与撕裂的内膜融为一体时，其声像图与单纯主动脉瘤伴附壁血栓形成类似，应注意鉴别。

（3）主动脉瘤伴血栓形成时，钙化的内膜无中心移位，位于血栓的基底部。

3.主动脉壁间血肿

（1）主动脉壁内血肿定义为主动脉壁内局限性血肿。

（2）以主动脉内无撕裂内膜为特征。

（3）主动脉壁局限性增厚是主动脉壁间血肿的最特征性改变，典型的血管壁增厚分布呈新月形，少数也可呈不对称环形增厚。

（4）主动脉壁呈现不均匀的多层回声或分层现象。

4.主动脉夹层与假性动脉瘤鉴别

（1）假性动脉瘤原因多为外伤，或因肿瘤、感染、主动脉炎和穿透性粥样硬化溃疡、心血管介入性检查及治疗等。

（2）假性动脉瘤其主动脉壁全层出现连续中断，外周有一液性暗区的腔室包绕。

（3）瘤壁由血栓和周围组织所构成，厚薄不一、回声不均，与主动脉壁不延续。

（4）瘤腔通过主动脉壁上的连续中断处与主动脉腔相通，瘤腔内可见云雾状影或血栓。

（5）彩色血流显像可见收缩期主动脉血流通过破口进入瘤腔。

（6）假性动脉瘤病变范围较局限，主动脉夹层可累及整个主动脉。

【预后的判断】

1.Stanford分型A型夹层（Debakey分型Ⅰ和Ⅱ型）

（1）如未予治疗，A型夹层的病死率在发病6h内为10%～15%，发病24h内为30%～35%，发病72h内为60%，3周内为75%～80%。

（2）死亡原因是主动脉夹层或主动脉破裂（＞70%心包积血）。

（3）发生心包积液和主动脉瓣反流提示预后差。

（4）A型夹层（Debakey分型Ⅰ和Ⅱ型）需紧急外科手术治疗。

2.Stanford分型B型夹层（Debakey分型Ⅲ型）

（1）如无症状并给予药物治疗，B型夹层在21～36个月的病死率为15%～20%。

（2）以下情况时建议行外科治疗：患者有症状；主动脉＞6.0cm；或渗漏并发症存在，如纵隔的主动脉周的积液或血肿，或心包积液或胸腔积液。

（3）发病率约为每年0.3%，未经处理的早期病死率每小时递增1%。

【手术指征】

1.瘤体直径≥5.5cm。

2.瘤体已经部分破裂，不规则变形的瘤体局部瘤壁变薄者。

3.瘤体压迫气管造成呼吸困难者。

4.升主动脉夹层剥离后使冠状动脉开口部分梗阻造成心肌缺血或心肌梗死。

5.由于主动脉根部扩张导致主动脉瓣关闭不全或由于夹层剥离影响主动脉瓣功能。

6.其他重要的动脉分支受夹层剥离造成缺血。

【术中应用】

1.探查出现主动脉夹层范围，确定主动脉夹层的分型。

2.测量主动脉夹层的内径和长度及破口大小、数目，测量破口大小、位置。

3.测量夹层与主动脉瓣环、冠状动脉开口的距离。

4.冠状动脉发自真腔还是假腔。

5.术中监测、术后复查及随访。

【随访】

1.超声心动图为主动脉夹层术后随访一个较好的方法。

2.有助于发现血管移植吻合口处是否有漏或假性动脉瘤。

3.假腔持续存在是一常见表现。

4.患者在最初的3～6个月复诊，然后每6个月复查1次，共2年。

5.再往后根据患者的危险情况每6～12个月复查1次。

【注意事项】

1.主动脉夹层可发生于主动脉全程的任何部位，需将二维、M型、频谱及彩色多普勒、经食管超声心动图等技术相结合，才能作出正确诊断。

2.部分病例首先发现主动脉瓣反流，应注意寻找导致主动脉瓣关闭不全可能的原因并予以鉴别。

3.主动脉夹层属于心血管疾病的急重症，病死率高。因此可疑急性主动脉夹层超声检查过程中应高度注意患者病情与血流动力学变化。尤其在经食管超声检查时，偶然引发心动过缓、房室传导阻滞、高血压等严重不良反应，对主动脉夹层的病情进展可能出现不利影响。经食管超声检查时间以不超过20min为宜。

4.经胸超声心动图对于诊断升主动脉夹层有一定诊断价值，经食管超声心动图更为敏感，尤其是胸主动脉。

【报告书写要点】

◆ 重点测量数据

1.主动脉的宽度，夹层的范围。

2.真腔和假腔的直径。

3.破口的大小和破口处的血流。

4.左心室大小、室间隔和左心室壁厚度。

5.彩色多普勒测量主动脉瓣反流束的长度、宽度等。主动脉瓣口反流频谱：多采用心尖五心腔切面连续多普勒获得瓣口反流的频谱。测量压力减半时间。

6.主动脉瓣瓣环径，左心室长轴切面测量。

◆ 主要文字描述

1.出现主动脉夹层的位置，注意识别非典型主动脉夹层。

2.确定主动脉夹层的分型。

3.协助病因的诊断和分析。

4.明确主动脉夹层的内径和长度及破口、再入口大小、数目、位置。

5.明确主动脉夹层与主动脉瓣环、冠状动脉开口的距离；冠状动脉发自真腔还是假腔。

6.确定头臂干有无受累；头臂干和冠状动脉起自真腔抑或假腔。

7.主动脉瓣启闭情况，是否合并主动脉瓣关闭不全。

8.左心扩大、心脏功能情况。

9.心包和胸腔积液等。

◆ 超声心动图报告提示

1.主动脉夹层（A3、C型）。

2.主动脉瓣关闭不全（注明程度）。

3.左心室扩大。

第三节　主动脉窦瘤

【定义、病因和分类】

1.主动脉窦瘤（aneurysm of aortic sinus，又称Valsalva窦瘤 aneurysm of Valsalva sinus）为主动脉窦壁的肌肉和弹力纤维部分中断或柔软，在血流的长期冲刷下扩大而明显突出、变薄，形成囊袋状物。

2.主动脉窦瘤破裂（rupture of aneurysm of aortic sinus）为主动脉窦瘤局限性膨出的窦壁逐渐扩大，破入相邻的心腔。

3.占全部先天性心脏病患者的1.4%～3.56%，男性约占70%以上，东方人群较西方人群发病率约高5倍。

4.冠状动脉窦瘤有先天性与获得性两种。

（1）先天性原因为发育过程中主动脉窦的中层与瓣环分离，缺乏肌肉与弹力纤维组织，形成结构上的薄弱点，形成囊样物，最后壁薄破裂，出现由左向右分流。

（2）获得性者可由于梅毒、感染性心内膜炎、动脉硬化、主动脉夹层、创伤及医源性损害等原因破坏窦壁组织引起，其后果与先天性相似。

5.冠状动脉窦瘤病理分型有4型。

（1）Ⅰ型：窦瘤起源于右冠状动脉窦的左部，突入右心室流出道最上部即肺动脉左、右瓣之下，突出的瘤体可阻塞右心室流出道，造成漏斗部狭窄。合并室间隔缺损的主要为此型。

（2）Ⅱ型：窦瘤起源于右冠状动脉窦的中部，突入右心室室上嵴上。

（3）Ⅲ型：窦瘤起源于右冠状动脉窦的右部，突向室间隔膜部或右心房。

（4）Ⅳ型：窦瘤起源于无冠状动脉窦，突入右心房。

【临床表现】

1.小的及未破的主动脉窦瘤无明显临床表现。

2.瘤体较大者可引起完全性房室传导阻滞甚至心室纤颤等心律失常。

3.突入右心室流出道、三尖瓣口可引起梗阻。

4.窦瘤位于冠状动脉起源处则可导致心肌缺血表现。

5.发生在邻近主动脉瓣水平可引起主动脉瓣口狭窄或主动脉瓣反流。

6.窦瘤破裂50%以上有明显的诱发因素。

7.窦瘤破裂患者心前区常突然出现连续性杂音，或原有杂音性质改变与加重，伴有气促、心悸、胸痛及水肿等心力衰竭症状和体征。

8.窦瘤可合并感染性心内膜炎、血栓形成和外周血管栓塞等病变。

9.破入左心可出现左心室容量负荷加重的表现。

10.破入右心可出现右心增大及肺动脉高压的表现。

11.破入心包可因心脏压塞致死。

12.15%～20%的患者主动脉窦瘤破裂可无临床症状。

【适应证】

1.观察主动脉宽度、活动情况，主动脉瓣环上有无囊性物突入心室腔。

2.各房室腔大小，有无室间隔缺损和主动脉瓣反流。

3.探查主动脉窦瘤的位置。

4.探查出现主动脉窦瘤的内径及长度。

5.探查主动脉窦瘤破口大小及数目。

6.彩色血流显像辨别穿过瘤壁的分流束宽度和数量。

7.术中、术后复查及随访。

【超声心动图表现】

◆ 二维和M型超声心动图

1.直接征象（图30-3-1）

（1）主动脉窦呈瘤样向外局限性扩张，瘤体可呈手指头状、乳头状或囊袋状。

（2）右冠窦瘤占60%～90%，无冠窦瘤占10%～30%，左冠窦瘤极少见，占5%以下。

（3）瘤体根部位于主动脉瓣环水平以上。

（4）瘤壁多纤细、光滑，少数可增厚、钙化。

（5）舒张期瘤体变大，收缩期瘤体变小；瘤体内可形成血栓。

（6）窦瘤长度一般为4～40mm，多数为10～20mm，直径为5～20mm，顶部可见1个或数个破口，破口宽为0.3～0.6cm。

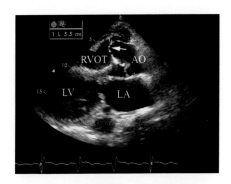

图30-3-1　右冠窦瘤破入右心室流出道（1）
主动脉右冠窦瘤样扩张，窦壁变薄，其上可见破口（箭头所示）

（7）窦瘤破裂后，一般在瘤壁上可见连续中断。

（8）在破口的边缘可见游离、残存的瘤壁组织呈活瓣样飘动，以舒张期更为明显。

（9）亦可破入室间隔形成室间隔夹层。

2.间接征象

（1）窦部增宽但升主动脉多不增宽。

（2）随窦瘤破入部位房、室腔可有不同程度扩大。

3.合并畸形及并发症

（1）室间隔缺损：多为干下型并可于舒张期被窦瘤阻挡。

（2）房间隔缺损。

（3）25%的患者有主动脉瓣脱垂并关闭不全。

（4）感染性心内膜炎表现。

4.M型超声心动图

（1）主动脉增宽，活动幅度增大，部分病例可见主动脉窦壁连续中断。

（2）主动脉瓣关闭线向窦瘤侧偏移，主动脉瓣在收缩期可嵌入中断处。

（3）窦瘤破入的相应房室腔扩大。

（4）冠状动脉窦瘤破入室间隔可见室间隔左、右心室面分开，其间有一液性暗区。

◆ **多普勒超声心动图**

1.窦瘤未破

（1）脉冲多普勒于瘤体内可探及以舒张期为主的宽带湍流频谱。

（2）彩色多普勒于瘤体内可见舒张期呈现五彩镶嵌血流信号，但壁完整，无穿壁的血流信号。

2. 窦瘤破裂

（1）彩色多普勒可见穿过瘤壁的多色镶嵌的湍流信号（图30-3-2）。

（2）多普勒可记录到特征性的连续性湍流，常以舒张期更明显（图30-3-3）。

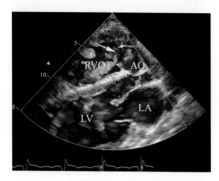 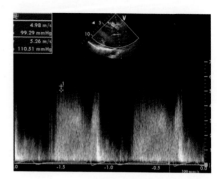

图30-3-2　右冠窦瘤破入右心室流出道（2）
彩色多普勒舒张期可见穿过主动脉窦壁破口的血流信号（箭头所示）

图30-3-3　右冠窦瘤破入右心室流出道（3）
主动脉窦瘤破口处为以舒张期为主的连续性高速分流信号

（3）脉冲和连续多普勒可探及高速湍流频谱，峰值速度多为3.5 ～ 4.75m/s。

（4）窦瘤破入左心室和室间隔者为舒张期分流，破入其他部位者为连续性分流。

（5）合并畸形者有相应的表现。

◆ **经食管超声心动图**

1. 可清晰全面观察窦瘤的部位、起源、突入方向、破口大小和数目，以及破入心腔部位。

2. 对于较小的、无破口的窦瘤检出率很高。

3. 鉴别主动脉窦瘤和窦瘤破裂。

4. 可用于窦瘤破裂与主动脉夹层的鉴别诊断。

5. 可检出小的、被突出的窦瘤遮挡的室间隔缺损。

6. 明确心腔各瓣膜尤其是主动脉瓣情况及是否合并感染性心内膜炎。

◆ **超声造影**

1. 窦瘤突向右心者，右心超声造影时可见窦瘤形成的囊性负性造影区。

2. 窦瘤破入右心者，右心超声造影时可见囊性负性造影区和分流形成的射流负性造影区。

3. 右心压力较高者可见造影剂经窦瘤破口进入左心室和（或）主动脉。

【诊断要点】

1. 主动脉瓣环上方窦部呈瘤样向外局限性膨隆扩张，破裂后可见瘤壁回声中断。

2.窦瘤破裂彩色多普勒可见穿过瘤壁的分流信号，在破口处或破口下游可探及高速湍流频谱，多为连续性。

3.右心超声造影时可见囊性负性造影区和（或）射流负性造影区。

【鉴别诊断】

1.室间隔膜部瘤或瘤样室间隔缺损

（1）在室间隔上端出现扩大的瘤样结构，但膜部瘤靠近三尖瓣隔瓣。

（2）分流多数为收缩期湍流。

（3）最关键的是瘤样结构位于主动脉瓣环水平下方。

2.室间隔缺损伴主动脉瓣脱垂

（1）右冠瓣体可经过室间隔缺损进入右心室流出道，反流的主动脉血流除进入左心室外，尚可经室间隔缺损进入右心室。此时在临床上于胸前区可闻及双期杂音，甚至呈连续性。

（2）在二维超声显像中也可见一瘤状结构突向或进入右心室。

（3）多普勒探测该处常既可记录到室间隔缺损所致的收缩期湍流，又可记录到主动脉瓣的舒张期反流，可被误诊为冠状动脉窦瘤破裂。

（4）瘤样结构位于主动脉瓣环水平下方，突出的瘤样结构为主动脉瓣体而非窦部。

（5）多普勒血流信号虽为双期但仔细辨认而非连续性。

3.室间隔缺损伴肺动脉瓣关闭不全

（1）较大的流出道部位室间隔缺损，如伴有肺动脉瓣反流时可记录到双期湍流而与窦瘤破入右心室流出道相混淆。

（2）其双期湍流并非连续性，彩色血流显像可清晰显示右心室流出道内收缩期湍流系源于流出道部位室间隔缺损，舒张期湍流系源于肺动脉瓣反流。

4.室间隔缺损合并主动脉瓣膨胀瘤穿孔

（1）主动脉瓣膨胀瘤可以经室间隔缺损进入右心室。

（2）在瓣环下膨出的为主动脉瓣瘤，在瓣环上突出的为主动脉窦瘤。

5.右冠状动脉瘘

（1）右冠状动脉瘘时右冠状动脉多扩张，表现为主动脉瓣环水平以上的异常扩张的结构，其内也有连续性湍流信号。

（2）扩张的冠状动脉为管状，而非囊状并可追踪显示扩张的冠状动脉直至瘘口。

6.Valsalva窦假性动脉瘤

（1）Valsalva窦假性动脉瘤为创伤性所致，有外伤史。

（2）Valsalva窦部位瘤样扩张，窦的形状仍正常，其壁上出现细小连续中断，瘤体围绕此中断向心外大血管结构突出，壁厚，且反射不均。

（3）假性动脉瘤内血流信号不丰富，不见其与心腔的交通。

（4）经食管超声在鉴别中有很大价值。

【预后的判断】

1.窦瘤破裂病情进展迅速，危害严重，会有明显的血流动力学变化及临床表现，未进行外科手术治疗的，平均存活时间不到4年，多数在1年内死亡。

2.窦瘤破裂年龄一般平均为29～31岁。

3.破入左心室加主动脉瓣反流将引起充血性心力衰竭。

4.破入心包可致心包压塞致死。

5.破入右心可引起肺动脉高压。

6.所有主动脉窦瘤破裂或无破裂但有临床症状的患者都有手术指征。

7.手术死亡率＜5%。

【术中应用】

◆ 术中经食管超声心动图

1.可全面显示主动脉窦瘤的大小、范围、有无破口及破口大小、数目。

2.清晰显示窦瘤破入的腔室方向，分流量的大小。

3.观察主动脉其他窦部的情况，瓣叶启闭情况，彩色血流显像显示反流量及方向。

4.对于破入室间隔及形成窦瘤-室间隔-左心室腔通路的诊断有重要的价值。

5.术中还可以评价窦瘤破裂修补及合并缺损修补，瓣叶成形效果。

【随访】

1.如能及时手术，主动脉窦破裂预后良好。

2.对有主动脉窦瘤存在，但无压迫、破裂及其他影响血流动力学改变的情况，要定期复查超声心动图。

3.对于术后患者也要定期复查，因为虽然一个窦瘤及破裂得到外科治疗，但是其他的主动脉窦也可以出现瘤样变化或破裂。

【注意事项】

1.Valsalva窦瘤常合并室间隔缺损，应注意判断。

2.经食管超声心动图更为敏感，尤其是窦瘤破入右心房及破入室间隔者。

3.三维超声心动图能更为直观地显示窦瘤的形态结构和血流变化。

【报告书写要点】

◆ 重点测量数据

1.主动脉窦瘤的宽度，长度；破口的大小。

2.左心室大小、室间隔和左心室壁厚度。

3.彩色多普勒测量主动脉瓣反流束的长度、宽度等。主动脉瓣口反流频谱：多采用心尖五心腔切面连续多普勒获得瓣口反流的频谱。测量压力减半时间。

4.主动脉瓣瓣环径，左心室长轴切面测量。

◆ **主要文字描述**

1.主动脉窦瘤出现的部位、大小；有无破口及大小。

2.窦瘤突向的部位，是否伴有相应部位的梗阻。

3.窦瘤破口处的血流状况。

4.主动脉根部主动脉瓣启闭情况，是否合并主动脉瓣脱垂、关闭不全。

5.左心扩大、心脏功能情况

◆ **超声心动图报告提示**

1.主动脉窦瘤（注明破入部位，如破入右心室流出道）。

2.主动脉瓣关闭不全。

3.左心室扩大。

第四节　马方综合征

【**定义、病因和分类**】

1.马方综合征（Marfan syndrome）为一种全身性结缔组织常染色体显性遗传疾病，个别为隐性遗传。

2.有家族聚集性，与性别无关，男女发病率相等。

3.主要累及含胶原成分高的主动脉、眼、骨骼、韧带、肌腱系统。其主要病变为主动脉中层囊性坏死，平滑肌破坏和胶原纤维增生。

4.心血管系统异常占40%～60%。

5.主要诊断标准

（1）升主动脉扩张，涉及主动脉窦，伴或不伴主动脉瓣反流。

（2）最初影响主动脉近端。

（3）儿童或≤45岁的成年人，主动脉扩张很少累及主动脉根部的远端。

（4）主动脉瓣反流的发生次于主动脉窦管部扩张。

（5）升主动脉内径≤4.0 cm时，主动脉反流很少发生。

（6）当升主动脉内径＞6.0cm时，多伴有主动脉瓣反流。

（7）升主动脉夹层。

（8）夹层起始于主动脉根部，经常发展至髂动脉。

（9）逆撕的夹层可累及冠状动脉，可破入心包。

6.次要诊断标准

（1）二尖瓣脱垂伴或不伴二尖瓣反流。

（2）＜40岁的年轻患者无肺动脉瓣或周围肺动脉的狭窄，发生主-肺动脉扩张。

（3）＜40岁的年轻患者出现二尖瓣瓣环钙化。或＜50岁的年轻患者胸降主动脉或腹主动脉的扩张或夹层。

（4）心血管系统被累及时，一个主要标准或仅有一个次要标准必须存在。

【临床表现】

1.马方综合征骨骼异常为最明显的特点

（1）身材瘦长、臂指间距超过身长。

（2）下部量超过上部量、蜘蛛样指（趾）、关节韧带松弛、脊柱畸形等。

2.心血管改变

（1）主动脉根部中度及重度增宽时可出现活动后呼吸困难、心绞痛等。

（2）体检：心界向左下扩大、主动脉瓣区舒张期吹风样杂音、脉压增宽、水冲脉、毛细血管搏动及枪击音。

（3）合并主动脉夹层患者常有明显而严重的临床症状与体征。急性期常出现突发性的、难以忍受的剧烈胸背痛，并可进行性加重；严重者可出现休克。

（4）合并二尖瓣脱垂可有胸痛、心悸及二尖瓣听诊区收缩期喀喇音。

（5）可伴有感染性心内膜炎。

3.眼部改变

（1）晶状体脱位及半脱位，占50%～80%。

（2）并发近视和视网膜剥离。

（3）角膜呈扁平形。

4.皮肤改变

（1）胸腹及臀部可见膨胀性萎缩纹。

（2）皮下脂肪稀少。

（3）肌营养不良。

5.肺部改变

（1）常有先天性肺部异常。

（2）易患脓胸、肺脓疡、气胸等。

6.诊断要求

（1）在Ⅰ级亲属中无肯定受累者，骨骼和最少2个其他系统受累，最少1个主要表现。

（2）在Ⅰ级亲属中最少1个受累者，最少2个系统受累，最少1个主要表现。

【适应证】

1.观察升主动脉的内径、扩张范围，有无剥脱内膜。

2.观察内膜剥脱范围并确定夹层动脉瘤的类型、真假腔位置关系和大小。

3.判断假腔内有无血栓形成、冠状动脉和头臂干等重要分支发自真腔抑或假腔。

4.测量真假腔的大小、位置关系和假腔内血栓的厚度、附壁范围。

5.如内膜可见破裂口，测量破口大小及其与主动脉瓣环、冠状动脉开口的距离。

6.明确动脉瘤是否破入心包、胸腔或其他部位。

7.观察主动脉瓣和二尖瓣有无脱垂和腱索断裂、赘生物形成、穿孔，有无关闭不全及程度。

8.观察各房室腔大小、室壁厚度和运动状态。

9.观察心功能。射血分数和缩短分数。

10.有无肺动脉高压，三尖瓣和肺动脉瓣反流、肺动脉和下腔静脉、肝静脉扩张。

11.有无心包积液和胸腔积液。

12.是否合并由马方综合征引起的其他少见心脏疾病。

【超声心动图表现】

◆ 二维和M型超声心动图

1.动脉瘤的表现

（1）主动脉根部自主动脉瓣环起至头臂干间的主动脉呈瘤样扩张，长轴呈"蒜头样"或"梨状"，管壁变薄（图30-4-1）。

（2）三个窦短轴呈"花瓣状"扩张（图30-4-2）。

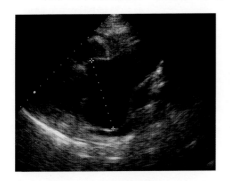

图30-4-1　马方综合征（1）

主动脉窦部呈"蒜头样"显著扩张

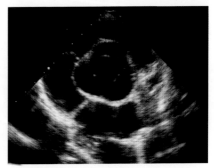

图30-4-2　马方综合征（2）

主动脉窦部短轴呈"花瓣状"扩张，主动脉瓣叶纤薄

（3）左心房受压变扁，前后径变小。

（4）冠状动脉可受累。

（5）右心室流出道和肺动脉圆锥位置前移。肺动脉可受累扩张。

（6）马方综合征的主动脉受累范围可至主动脉弓和胸、腹降主动脉。

（7）M型超声显示主动脉根部的活动曲线波幅增大，内径扩张，管壁变薄。

2.主动脉夹层的表现

（1）主动脉内见剥脱内膜回声，多起自主动脉瓣环上数厘米内，漂浮于腔内呈"飘带样"。

（2）剥脱内膜将主动脉分为真假两腔，剥脱的内膜片收缩期漂向假腔，舒张期则漂回向真腔。

（3）一般真腔内径较小，连通主动脉瓣口，假腔内径相对较大且常有腔内血栓形成。

（4）可探查到内膜破裂口。

（5）主动脉弓和胸腹降主动脉亦可有夹层形成。

（6）M型超声显示：收缩期剥脱内膜漂向假腔方向，舒张期则漂回向真腔。

3.松弛瓣膜综合征的表现（图30-4-3）

（1）主动脉瓣由于黏液变性而变得松软、脱垂、翻转或撕裂。

（2）合并亚急性感染性心内膜炎时可穿孔，导致关闭不全。

（3）二尖瓣呈透明样变、增厚、卷曲变形和脱垂，腱索薄弱、过长或断裂，导致关闭不全，瓣尖、瓣体收缩期脱入左心房，严重者可见

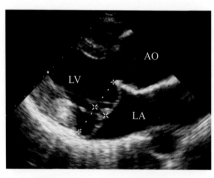

图30-4-3　马方综合征（3）

主动脉窦部扩张，二尖瓣前后叶均脱垂

明显关闭裂隙。

（4）M型超声二尖瓣关闭曲线呈"多线"征或"吊床样"。

（5）如果有瓣下腱索断裂，则呈"连枷样"改变。

（6）若合并心内膜炎，则可在瓣叶或腱索、甚至心内膜上探查到赘生物，随血流漂动。

（7）M型超声赘生物呈"蓬草样"改变。

4.继发的心脏改变

（1）代偿期改变

①由于主动脉瓣和二尖瓣关闭不全，引起左心室舒张期容量增大，左心室腔扩大，心肌收缩力增强，心肌肥厚。

②左心室射血分数和缩短分数正常或高于正常。

（2）失代偿期改变

①左心房增大，最后左心功能不全。

②肺淤血、肺水肿，肺动脉高压，导致右心功能不全，全心增大。

③左心室壁运动减低，左心室射血分数和缩短分数低于正常。

④可合并心包积液和胸腔积液。

◆ 多普勒超声心动图

1.动脉瘤的表现

（1）彩色多普勒显示在瘤样扩张的升主动脉内血流呈红蓝相间的涡流信号。

（2）伴有较重的主动脉瓣反流，在升主动脉、甚至弓降部主动脉内可见舒张期反向血流信号（图30-4-4）。

（3）主动脉瓣口的前向血流量增多，流速增快，在管壁附近，可测得收缩晚期逆向的血流频谱。

（4）若伴较重的主动脉瓣反流，在主动脉腔内探及舒张期逆向的血流频谱。

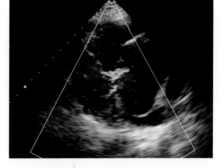

图30-4-4 马方综合征（4）

彩色多普勒见舒张期主动脉瓣反流信号

2.主动脉夹层的表现

（1）真腔内彩色多普勒血流信号明亮，假腔内血流显色低暗或无血流信号；频谱多普勒显示真腔内血流速度较快，假腔内血流速度缓慢、甚至因血栓充填而无血流信号。

（2）破口处，收缩期血流自真腔流向假腔，舒张期自假腔至真腔；多普勒频谱呈收缩期向假腔和舒张期向真腔的双向血流信号。

3.松弛瓣膜综合征的表现

（1）彩色多普勒显像：可见二尖瓣、主动脉瓣口的偏心反流信号。

（2）频谱多普勒显示：左心房内测得收缩期反流频谱，左心室流出道内测得舒张期反流频谱。

◆ 经食管超声心动图

1.对于主动脉夹层的诊断及分型有更高的敏感性和特异性。

2.对胸降主动脉夹层及动脉瘤的诊断更具有优势。

3.能更准确地分辨真假腔、破裂口的位置。

4.与经胸超声心动图相结合，更全面地了解马方综合征的主动脉病变情况。

5.更准确地判断主动脉瓣和二尖瓣及其他结构受累病变的情况。

6.进行术中监测及术后随访。

【诊断要点】

1.主动脉瘤　主动脉呈瘤样扩张，尤以窦部为著，呈"蒜头样"或"梨状"，管壁变薄。

2.主动脉夹层　主动脉内见剥脱内膜回声。

3.主动脉瓣脱垂　主动脉瓣脱入左心室流出道，彩色多普勒舒张期见反流信号。

4.二尖瓣脱垂　二尖瓣脱入左心房，彩色多普勒收缩期见偏心反流信号。

5.其他　冠状动脉受累、心包积液、纵隔血肿、室壁运动障碍。

6.典型表现　按Wilner等提出的四项诊断标准。

（1）心血管系统损害

①主动脉窦扩张、主动脉瘤、主动脉夹层。

②主动脉瓣脱垂。

③二尖瓣脱垂。

（2）骨骼系统损害。

（3）眼部异常。

（4）青壮年家族史。

（5）符合2项或2项以上者可确诊。

7.马方综合征的不全型或顿挫型　心血管、骨骼、眼部病变表现不典型或很轻，症状隐匿者。

【鉴别诊断】

1.高胱氨酸尿症　骨骼改变和晶状体脱位类似马方综合征，但其心血管改变少见，通过尿生化检查可以鉴别。

2.先天性主动脉窦瘤　常为主动脉窦的孤立性一窦局限性向外膨出，范围较小，主动脉瓣环、主动脉瓣和升主动脉内径均在正常范围内，不伴有马方综合征的特异性骨骼及眼部改变。

3.主动脉瓣狭窄后升主动脉扩张　主动脉瓣增厚、回声增强、开放受限，瓣上血流明显增快，无马方综合征的其他临床表现和体征。

4.其他导致主动脉扩张和瓣膜脱垂的病变　无马方综合征的临床表现和体征。

【预后的判断】

1.生存期望主要取决于心血管系统是否被影响，特别是主动脉。

2.β受体阻滞药对某些患者可减缓主动脉根部扩张的进展。

3.预防性的主动脉根部置换可改善预后。

4.主动脉<4cm时是低危。

5.主动脉>5cm时是高危。

6.患者常因主动脉瓣关闭不全引起的顽固性心力衰竭和主动脉夹层破裂而死亡,病死率高达80%～90%。

7.未治患者的平均寿命,男性约30岁,女性约40岁。

【术中应用】

1.测量主动脉瘤的内径、剥脱内膜范围,真假腔位置。

2.判断假腔内有无血栓形成、冠状动脉和头臂干等重要分支发自真腔抑或假腔。

3.破裂口位置,测量破口大小及其与主动脉瓣环、冠状动脉开口的距离。

4.主动脉瓣和二尖瓣有无脱垂和腱索断裂、赘生物形成、穿孔及关闭不全程度。

5.移植冠脉起始内径及位置。

6.升主动脉人工血管内径,血流情况及吻合口情况。

7.人工机械瓣或生物瓣功能情况,有无反流及瓣周漏。

8.左心室壁运动,左心室射血分数和缩短分数情况。

9.指导主动脉覆膜支架的放置及疗效评估。

【随访】

1.成年人,主动脉根部直径<4.5cm且近期无改变时,推荐每年进行一次经胸超声心动图来评估主动脉根部,主动脉瓣反流和二尖瓣反流。

2.当主动脉根部直径>4.5cm,推荐每年进行2次经胸超声心动图检查。

3.在妊娠期应进行更频繁的经胸超声心动图检查。

【注意事项】

1.马方综合征的诊断一定要结合临床表现和体征。

2.经胸超声心动图诊断主动脉夹层和瓣膜脱垂有较高的敏感性和特异性。必要时采用经食管超声心动图。

【报告书写要点】

◆ 重点测量数据

1.主动脉瘤的宽度,长度;邻近主动脉的宽度。

2.如有夹层测量主动脉的宽度,夹层的范围;真腔和假腔的直径;破口的大小和破口处的血流。

3.左心室大小、室间隔和左心室壁厚度。

4.彩色多普勒测量主动脉瓣、二尖瓣反流束的长度、宽度等。

5.主动脉瓣、二尖瓣瓣环径：左心室长轴切面测量。

◆ **主要文字描述**

1.主动脉瘤出现的位置、大小、数量、内径和长度；瘤壁运动状况；瘤体边缘与主动脉壁结构是否完整，有无破口；判断主动脉瘤形状、部位，确定主动脉瘤的分型。

2.明确主动脉夹层的内径和长度及破口、再入口大小、数目，位置；主动脉夹层与主动脉瓣环、冠状动脉开口的距离；冠状动脉发自真腔还是假腔；确定头臂干有无受累；头臂干和冠状动脉起自真腔抑或假腔。确定主动脉夹层的分型。

3.主动脉瓣和二尖瓣是否脱垂，是否合并主动脉瓣和二尖瓣关闭不全。

4.左心扩大、心脏功能情况。

5.心包和胸腔积液等。

◆ **超声心动图报告提示**

1.主动脉根部动脉瘤。

2.主动脉瓣脱垂并关闭不全。

3.左心室扩大。

4.结合临床考虑为马方综合征。

第31章

体循环高血压

【定义、病因和分类】

1.体循环高血压是以体循环动脉压力增高为主要表现的临床综合征。

2.目前一般采用1999年WHO/ISH高血压处理指南的标准诊断高血压，在未服用抗高血压药物的情况下，采用正确测定方法，非同日多次反复测量，收缩压≥140mmHg，和（或）舒张压≥90mmHg，可诊断为高血压。

3.临床上根据病因将高血压分为原发性和继发性两种。

4.原发性高血压是由遗传和环境因素综合造成，不能发现导致血压升高的确切病因，为一种某些先天性遗传基因与许多致病性增压因素和生理性减压因素相互作用而引起的多因素疾病。

5.继发性高血压是指由某些确定的疾病或病因引起的血压升高。若能及时发现并治愈或纠正原发病，血压可能亦随之恢复正常。

6.继发性高血压种类繁多，涉及面广，病变部位广泛：上至头颅（如颅脑损伤、颅脑肿瘤等），下至盆腔（如异位嗜铬细胞瘤等）；外自皮肤（如严重烧伤等），内自主要脏器（如肾源性、先天性心血管畸形等）。按系统划分继发高血压涉及系统有循环系统、泌尿系统、内分泌系统、神经系统、消化系统、生殖系统、血液系统。代谢综合征、睡眠呼吸暂停低通气综合征也可引起高血压。癌症患者也可引起高血压。继发性高血压还涉及医源性（如避孕药、雄性激素等药物）、外伤及职业病（如乙醇中毒、铅中毒等）。

7.体循环高血压是成年人左心室肥厚和充血性心力衰竭的最常见原因。

8.超声心动图是评价体循环高血压引起的高血压性心脏病的无创性检测方法。

【临床表现】

1.多数原发性高血压患者早期没有明显症状，有的患者可出现头晕、头痛、心悸等。

2.随着心脏受累程度加重可出现呼吸困难、夜尿增多等。

3.除血压升高外，原发性高血压患者一般无特殊体征，有的可出现心率增快、心尖搏动增强、出现第三或第四心音等。

4.继发性高血压和有并发症患者可出现相应体征，如水肿、心脏扩大等。

5.高血压引起的左心室肥厚（left ventricular hypertrophy，LVH）通常表

现为左心室壁厚度的增加，伴或不伴有左心室腔的扩大。循证医学研究已经证明，合并LVH的高血压患者易发生心脏缺血、心律失常或猝死，LVH是各类心血管事件的独立危险因素。

6.根据脑、心、肾等重要器官损害程度，高血压可分为三期。

（1）Ⅰ期高血压：高血压患者临床上无脑、心、肾等重要器官损害的表现。

（2）Ⅱ期高血压：高血压患者出现下列一项者——左心室肥厚或劳损，视网膜动脉出现狭窄，蛋白尿或血肌酐水平升高。

（3）Ⅲ期高血压：高血压患者出现下列一项者——左侧心力衰竭，肾衰竭，脑血管意外，视网膜出血、渗出、合并或不合并视神经盘水肿。

【适应证】

1.静息状态下评价左心室功能、室壁肥厚或向心性心室重构状况，对临床的决策有重要作用。

2.合并冠状动脉疾病（见冠状动脉疾病）时评价室壁运动和心功能（结合负荷试验）。

3.临床表现有变化或需要指导药物治疗时，对左心室功能失调患者进行随访，评价左心室大小和功能。

4.评价左心室舒张功能，并检测是否伴有收缩功能异常。

5.对心电图显示无左心室肥厚的临界高血压患者评价左心室壁厚度，从而指导治疗。

6.通过对左心室功能的评价进行预后的危险分层。

7.根据左心室肥厚逆转程度进行再评估，以指导进一步的抗高血压治疗。

8.对无症状患者的左心室功能进行重复评价。

【超声心动图表现】

◆ 二维和M型超声心动图

1.向心性肥厚时，左心室壁与室间隔呈向心均匀性增厚，心肌回声无改变，左心室腔变小（图31-0-1），心肌收缩活动较正常增强，M型超声显示室间隔收缩期增厚时间提前。

2.离心性肥大时，左心室壁可以对称性增厚或不增厚，左心室腔扩大，室壁运动可以减低，导致整体收缩功能下降。

3.主动脉内径轻度扩张，M型超声显示主动脉波群的重搏波消失，左心房内径增大。

4.观察切面

（1）左心室长轴、心尖四腔和心尖五腔切面

①重点观察室间隔厚度。

②观察其他左心室壁的厚度并评价室壁运动。

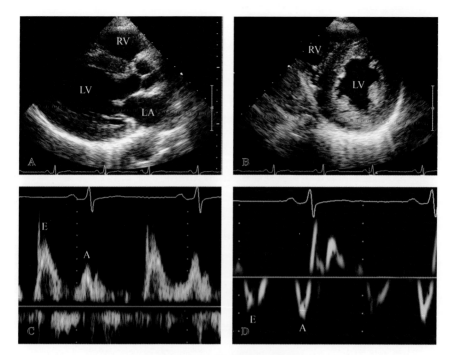

图31-0-1 高血压性心脏病
A.左心室长轴切面显示室间隔和左心室后壁明显肥厚；B.左心室短轴切面显示左心室心肌呈对称性肥厚；C.二尖瓣口血流频谱显示E/A＞1；D.二尖瓣环的组织多普勒频谱E/A＜1（假性充盈正常）

（2）左心室短轴切面

①从左心室基底段至心尖段逐一评价各室壁的厚度。

②评价各室壁的运动。

◆ 多普勒超声心动图

1.合并房室瓣或半月瓣关闭不全时，分别于房室瓣上或半月瓣下显示五彩反流信号。

2.室间隔肥厚可导致左心室流出道梗阻

（1）左心室流出道血流频谱表现为速度加快，峰值后移。

（2）静息状态有时表现不明显，需进行valsalva试验才能诱导出来（详见肥厚型心肌病）。

3.舒张功能异常出现较早，舒张期二尖瓣口血流频谱A峰高于E峰，E/A＜1，E峰加速时间延长。

4.通过探查二尖瓣口、肺静脉开口的血流频谱和二尖瓣环的组织多普勒频谱，可以评价高血压患者的左心室舒张功能和收缩功能。

5.观察切面

（1）左心室长轴切面：观察主动脉瓣和二尖瓣有无反流。

（2）心尖四腔切面

①观察二尖瓣有无反流。

②通过二尖瓣口舒张期血流频谱评价左心室舒张功能。

③通过二尖瓣环组织多普勒频谱评价左心室舒张功能。

（3）心尖五心腔切面

①观察主动脉瓣有无反流。

②分析左心室流出道血流频谱并判断有无梗阻。

【诊断要点】

1.明确的高血压病史。

2.左心室壁对称性增厚、心肌收缩增强（晚期运动减弱）、心肌回声正常；左心房可增大。

3.室壁肥厚的判断标准。

（1）左心室壁厚度增加，＞11mm。

（2）左心室质量指数（LVMI）增加：男性 $\geqslant 115g/m^2$，女性 $\geqslant 95g/m^2$。

4.左心室舒张功能异常，晚期收缩功能减低。

【鉴别诊断】

1.肥厚型心肌病。左心室壁肥厚更明显，多为非对称性，也可呈对称性，但其心肌回声紊乱，多呈颗粒状或磨玻璃样。高血压所致的左心室肥厚多为对称性，少数为非对称性，但其心肌回声多正常。

2.左心室流出道、主动脉瓣和主动脉狭窄（缩窄）均可导致左心室壁肥厚，超声检查时，应注意主动脉瓣、瓣上及降主动脉内径情况。

【注意事项】

1.高血压病患者左心室舒张功能异常可早于室壁肥厚，当室壁肥厚时多有舒张功能异常。

2.当舒张期二尖瓣口血流频谱正常时，应结合Valsalva试验、肺静脉血流频谱和组织多普勒进行判断是否存在假性正常化现象。

3.经胸超声心动图（TTE）能够对高血压患者的室壁厚度、左心室质量和心功能状态做出明确判断并评价预后。

4.室壁厚度和左心室质量的测量十分重要，应准确测量。

【报告书写要点】

◆ 重点测量数据

1.左心房、左心室大小。

2.左心室壁厚度：主要为室间隔和左心室后壁厚度，从M型其他室壁增厚时也需测量。

3.心肌质量：通过M型和二维超声和斑点追踪技术计算左心室心肌质量（mass）和左心室心肌质量指数（LVMI）。LVMI＝左心室心肌质量/体表面积。

（1）M型超声心动图：多采用Penn法，计算左心室重量的公式如下：

$LVM = 0.80 \times 1.04 [(LVDd + PWT + IVST)^3 - (LVDd)^3] + 0.6$

（2）二维超声心动图简单面积长度法：$LVM = 1.035 \times 5/6 (A_t L_t - A_c L_c)$（$A_t$＝心外膜面积；$L_t$＝心外膜左心室长度；$A_c$＝心室腔面积；$L_c$＝心室腔长径）。

（3）二维超声心动图Simpson's法：假设心脏病伴有左心室不规则改变，应采用Simpson's法分别计算舒张末期左心室壁和左心腔的体积。

①$LVM = 1.05 (LVVep - LVVen)$

②LVM＝左心室重量；$LVVep$＝心外膜（整个心室）容积；$LVVen$＝心内膜（左心腔）容积

③$LVVep$和$LVVen$均以Simpson法公式计算，可应用于冠心病和心脏变形的左心室心肌重量的评价。

4.三维超声心动图：三维超声心动图（3DE）数据库由8～10个从主动脉瓣平面贯穿心尖部一系列短轴切面组成。计算机标记心内膜或（心腔）和心外膜边界轮廓，分别描画心腔和心外膜边界，分别计算心外膜与心内膜容积。$LVM = 1.05 \times$（心外膜容积－心腔容积）

5.斑点追踪技术：基于二维和三维斑点追踪技术均可测量左心室质量。

6.左心室舒张功能的测量：二尖瓣口血流频谱E峰、A峰，E/A比值；肺静脉口血流频谱S波、D波、a波；二尖瓣环组织多普勒e'、a'等。

7.左心室收缩功能的测量：EF、FS、CO等。

8.心功能：收缩和舒张功能参数（详见心功能章节）。

◆ 主要文字描述

1.二维和M型超声心动图观察室壁厚度、运动。

2.心腔扩大。

3.评价心功能是否存在异常。

4.多普勒超声心动图观察二、三尖瓣反流情况。

◆ 超声心动图报告提示

1.左心室壁增厚。

2.左心房扩大。

3.左心室舒张功能减低（可说明级别，如2级）。

4.结合临床考虑为高血压病心脏改变。

第32章

肺 栓 塞

【定义、病因和分类】

1.肺动脉栓塞（简称肺栓塞）是指全身静脉系统及右心腔内各种栓子堵塞肺动脉或其分支引起肺循环障碍的一种临床综合征。

2.引起肺栓塞的原因很多，如血栓、脂肪栓、空气栓、瘤栓、羊水栓塞及其他异物等。

3.以肺血栓栓塞最常见。而深静脉血栓形成在深静脉血栓形成的易患因素，常见的易患因素包括制动、创伤、术后、上肢静脉插管、慢性心肺疾病、恶性肿瘤、肥胖症，妊娠期口服避孕药等。

4.栓塞的动脉及其分支达到一定程度后，通过机械阻塞作用和神经体液、低氧血症引起的肺动脉收缩，导致肺循环阻力增高、肺动脉高压。

【临床表现】

1.症状

（1）肺动脉血栓栓塞轻者可无症状，或有不明原因的上述症状。

（2）多数有胸痛、咳嗽、心悸、烦躁不安、惊恐、濒死感，甚或猝死等。

2.体征

（1）除有肺动脉高压的体征外，肺部偶可闻哮鸣音和（或）细湿啰音及血管杂音、胸膜摩擦音。

（2）心动过速，血压不稳、严重时出现血压下降甚或休克。

3.肺血栓栓塞症（PTE）的临床分型

（1）急性肺血栓栓塞症

①高危（大面积）：以休克和低血压为主要表现。

②中危（次大面积）：血流动力学稳定，但存在右心功能不全和（或）心肌损伤。

③低危（非大面积）：血流动力学稳定，无右心功能不全和心肌损伤。

（2）慢性栓塞性肺动脉高压：多部位、较广泛的阻塞，慢性、进行性发展的肺动脉高压表现，后期右侧心力衰竭。

【适应证】

1.可疑肺动脉高压。

2.当临床和实验室检查结果均难以明确呼吸困难原因时，进行超声心动图检查以区分心源性还是非心源性呼吸困难。

3.随访肺动脉高压患者，测定肺动脉压力，评价疗效。

4.肺部疾病可能累及心脏（可疑肺心病）。

5.肺栓塞并疑诊右心房或右心室或主-肺动脉分支内有凝血块。

6.运动状态下的肺动脉压的测量。

7.晚期肺部疾病患者考虑进行肺脏移植或其他手术治疗。

【超声心动图表现】

◆ 二维和M型超声心动图

1.直接征象 右心系统出现栓子（图32-0-1，有视频）。

（1）血栓：肺栓塞于右心房及右心室、主-肺动脉和（或）左、右肺动脉内可观察到附壁血栓的中低回声，血栓可为附壁或活动，附壁者常见。新鲜血栓多回声较低，形状不定。

①新鲜血栓：指状、管状血栓；密度低，活动度高。

②陈旧血栓：附壁血栓，蚯蚓状，形态不规则；密度高，活动度低

③右心血栓：椭圆形、蛇形、管形或不规则形；密度低、活动度高、游离状运动，多见，易脱落，可能为脱落的血栓滞留；密度高，无活动。

④体静脉系统（下腔静脉常见）可见血栓回声。

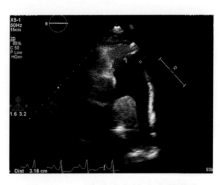

图32-0-1 肺动脉血栓（有视频）

肺动脉主干增宽，肺动脉融合部可见血栓回声

（2）肿瘤：右心系统原发性和继发性肿瘤（详见第33章 心腔占位性病变）。

2.间距征象

（1）右心房、右心室扩大：右心房大小或面积≥左心房，提示右心房扩大；胸骨旁及剑突下切面右心室舒张末内径＞3.5cm、心尖四心腔切面＞4.0cm提示右心室扩大（图32-0-2）。

（2）急性肺栓塞：右心室迅速扩大、心尖三角形形状消失而接近圆形，并

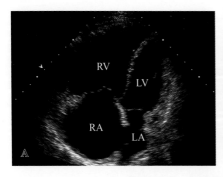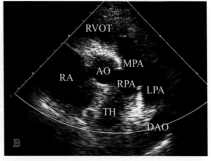

图32-0-2　急性肺栓塞、肺动脉高压

A.心尖四腔心切面示右心明显扩大、左心腔受压变小、房间隔向左心房膨出、右心室壁未见明显增厚；B.肺动脉长轴切面示右肺动脉增宽、右肺动脉内见血栓回声

伴有室间隔运动异常及向左心室移位。有3个主要征象。

①右心负荷过重。

②60/60征：TR压差≤60mmHg时，RV血流加速时间＜60ms。

③麦康乃尔征：RV游离室壁运动弱，心尖运动相对强。

（3）慢性肺栓塞：右心扩大外，合并右心室壁肥厚。

（4）右心室壁增厚：急性肺栓塞右心室壁厚度可正常；慢性右心室壁可增厚。右心室游离壁厚度＞0.5cm提示右心室肥厚，右心室见粗大肌束（含右心室调节束）。

（5）中-重度肺动脉高压收缩晚期及舒张早期室间隔向左心室运动、低平或弯曲，心室短轴观左室呈"D"形；左心室舒张末压力增高者可无此征象。

（6）右心室流出道和肺动脉增宽、扩张（＞3cm），主-肺动脉及左、右肺动脉可增宽。

（7）肺动脉瓣收缩中期关闭，正常A波消失，开放曲线呈"W""V"形。

（8）右心室壁运动异常：右心室前壁及游离壁运动减弱可能是急性肺栓塞的征象。慢性肺栓塞表现为右心室壁运动消失及右心室壁肥厚。

（9）下腔静脉扩张（＞20mm），肺栓塞者体静脉系统（下腔静脉常见）有时可见血栓回声。下腔静脉塌陷指数减低（正常情况吸气时下腔静脉直径应小于呼气时最大直径的40%）。

3.观察切面

（1）经胸超声心动图（TTE）

①左心长轴切面、四腔心切面观察左右心房和心室的大小、形态和右心室壁厚度。

②心底短轴切面观察右心室流出道和肺动脉宽度。

③心室短轴切面观察左右心室大小、形态及室间隔的形态和运动。

（2）经食管超声心动图（TEE）

①TEE经胃右心室长轴和右心室短轴切面观察右心大小、形态和右心室壁厚度。

②食管中段四心腔切面观察左右心大小、形态。

◆ 多普勒超声心动图

1.肺栓塞多普勒表现

（1）肺动脉阻塞近端腔内血流信号暗淡，形成狭窄处血流信号亮度增加或者呈现花彩。左、右肺动脉出现大块血栓者，其管腔内几乎无明显血流信号，而对侧动脉内血流信号强度及速度明显增加。

（2）对于无心肺基础病变的肺栓塞患者当发生大面积肺栓塞或肺动脉主支一支以上有中至大块血栓栓塞者，其肺动脉血流频谱曲线出现收缩早期突然加速、加速肢陡直、峰值流速前移至收缩早期，而后提前减速或瞬间暂停进而缓慢充盈。

（3）有时可于收缩晚期血流再次加速，出现第2个较低的峰，即第1峰＞第2峰（这可能为中–大块血栓栓塞者的特征表现）。

2.肺动脉高压表现

（1）三尖瓣反流

①根据三尖瓣反流束占右心房面积的比例可评估反流程度，频谱多普勒测量反流速度可用于估测肺动脉收缩压的程度（图32-0-3）。

②在观察三尖瓣反流程度的同时，应高度警惕反流束的亮度，因反流束亮

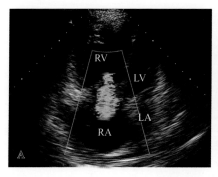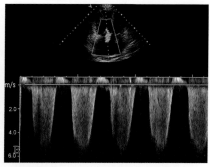

图32-0-3 肺动脉高压

A.彩色多普勒见三尖瓣反流；B.连续多普勒探测三尖瓣反流频谱，可估测收缩期肺动脉压力（PASP）

度越高，其反流速度越快，可为肺栓塞的诊断提供有价值的信息。

（2）肺动脉血流频谱表现为阻力增高：肺动脉血流频谱加速时间与射血时间缩短，加速时间＜80ms高度提示肺动脉高压。

（3）多数患者有肺动脉瓣反流：可根据肺动脉瓣反流峰值速度估测肺动脉平均压（PAMP），舒张期晚期速度估测肺动脉舒张压（PADP）。

（4）肺动脉高压分级（PASP，mmHg）

①轻度：30～50mmHg。

②中度：50～70mmHg。

③重度：＞70mmHg。

3.观察切面

（1）四腔心切面：观察三尖瓣反流束，评估反流程度，并通过频谱多普勒估测肺动脉收缩压。

（2）心底短轴切面：观察肺动脉瓣反流，估测肺动脉平均压（PAMP），舒张期晚期速度估测肺动脉舒张压（PADP）；观察肺动脉口收缩期血流频谱的形态，判断肺动脉压力。

【诊断要点】

1.右心扩大，右心室壁增厚，右心室游离壁厚度＞5mm诊断肺动脉高压的敏感性和特异性分别为93%和95%，肺动脉扩张。

2.多数有三尖瓣反流和肺动脉瓣反流；有的病例虽然三尖瓣反流量较少，但反流束亮度增高，说明反流速度增快，提示存在肺动脉高压。

3.右心腔、肺动脉主干或主要分支内和体静脉系统存在血栓回声，超声心动图可明确诊断肺栓塞。

【鉴别诊断】

1.肺栓塞的超声诊断应与肺心病或其他原因引起的右心负荷过重所导致的肺动脉高压相鉴别。

2.肺栓塞及肺动脉高压的临床表现缺乏特异性，临床表现与急性心肌梗死、主动脉夹层类似，需要鉴别。

【手术或介入治疗指征】

1.肺动脉血栓内膜切除术（PTE）适用于严重肺心病和慢性肺栓塞患者。

2.平均肺动脉压＞50mmHg的患者肺动脉血栓内膜切除术手术死亡率升高6倍。

3.超声可用于筛选适于PTE的患者，并且可为PTE术后的患者评价右心压力、腔室大小、右心室收缩和舒张功能提供帮助。

【随访】

1.定期超声心动图检查对于PTE术后患者评价肺动脉压力降低是有价值

的，最初为1个月，然后为每3～6个月进行1次检查。在PTE术后5d可观察到右心室大小和功能的改善，肺动脉压力的减低及右心室收缩和舒张功能的改善。

2.在内科治疗PPH的过程中，每1～3个月进行超声心动图检查可评价血管扩张药治疗的效果，并指导治疗方法的调整。

3.对于肺栓塞患者合并右心室功能障碍的患者，随访超声心动图应在约6周后进行，因为持续肺高压及右心室功能不良提示5年预后不良。

【注意事项】

1.经胸超声心动图（TTE）

（1）TTE能够对肺动脉高压合并或不合并肺源性心脏病的患者明确诊断，估测程度和评价预后。

（2）TTE可用于鉴别急、慢性肺源性心脏病和继发于左心疾患的右心疾患。

（3）TTE可明确右心室扩大、肥厚及功能障碍的严重程度。

2.经食管超声心动图（TEE）

（1）TEE可鉴别TTE右心室功能障碍血流动力学受累患者肺动脉近端较大栓子。

（2）TEE在探测和显示右心房、右心室血栓或肿物方面优于TTE，并能够对心内分流的TTE诊断起补充作用。

3.根据三尖瓣反流频谱峰值速度估测肺动脉收缩压的条件是无右心室流出道和（或）肺动脉（瓣）狭窄，当存在右心室流出系统梗阻时，根据公式计算的应是右心室压力。

4.根据三尖瓣反流频谱峰值速度常高估肺动脉收缩压，根据国内外专家的共识，当估测的压力＞40mmHg才认为存在肺动脉高压。

5.肺动脉平均压（PAMP）应根据肺动脉瓣反流频谱舒张早期峰值速度估测，肺动脉舒张压（PADP）应根据舒张晚期速度估测。

【报告书写要点】

◆ 重点测量数据

1.右心系统栓子的部位、大小。

2.右心房、右心室大小，右心室壁厚度。

3.肺动脉主干及分支内径。

4.下腔静脉宽度。

5.室间隔、心室壁的活动幅度。

6.三尖瓣反流频谱。三尖瓣反流的峰值压差，估测肺动脉压力。

7.肺动脉瓣口血流频谱。肺动脉血流频谱加速时间与射血时间缩短；动脉瓣反流峰值速度估测肺动脉平均压（PAMP），舒张期晚期速度估测肺动脉舒张压（PADP）。

◆ **主要文字描述**

1.右心系统栓子的部位、大小、回声、活动度等。下腔静脉是否有栓子。

2.右心房、右心室扩大的程度；右心室壁是否增厚。

3.室间隔及右心室壁的运动情况。

4.肺动脉压力评估，根据三尖瓣反流和肺动脉反流频谱估测。

◆ **超声心动图报告提示**

1.肺动脉内占位性病变（血栓可能）。

2.右心扩大。

3.右心室壁增厚。

4.三尖瓣反流。

5.肺动脉高压（注明程度）。

6.结合临床考虑为肺栓塞。

第33章

心腔占位性病变

第一节 概 述

心腔占位性病变包括心腔血栓形成和心脏肿瘤。

1.心腔血栓形成主要由心腔内血流淤滞所导致。

（1）左心房血栓

①风湿性心脏病二尖瓣狭窄。

②心房纤颤。

（2）左心室血栓

①扩张型心肌病。

②心肌梗死合并室壁运动障碍。

（3）右心系统血栓

①右心血栓多为下肢静脉系统血栓。

②右心心肌病或右心心内导管。

③右心腔内本身也可形成血栓。

2.心脏肿瘤。

（1）黏液瘤。

（2）其他心脏肿瘤。

第二节 左心房血栓

【定义、病因和分类】

1.较常见，左心房内血流淤滞时可形成血栓。

2.风湿性心脏瓣膜病二尖瓣狭窄为最常见病因，此外心房颤动亦是重要病因。

3.血栓脱落后会造成体循环栓塞。

4.超声心动图对血栓的检出具有很高的特异性，较高的敏感性。

5.经食管超声心动图的应用明显提高了左心房血栓的检出率。

【临床表现】

1.原发病的表现，如风湿性心脏病二尖瓣狭窄、心房颤动等。

2.左心房血栓脱落可导致体循环栓塞，常见肢体栓塞或脑栓塞症状。

【适应证】

1.探查左心房内血栓的位置、大小、形态及活动度。

2.探查原发疾病。

3.TEE可用于探查左心耳血栓。

4.二尖瓣狭窄或心房颤动消融术中TEE监测血栓以防突然脱落。

【超声心动图表现】

◆ 二维和M型超声心动图

1.部位 见图33-2-1，图33-2-2（有视频）。

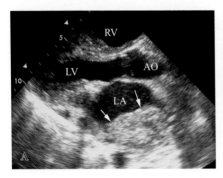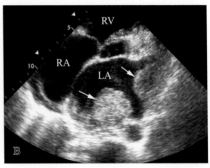

图33-2-1 左心房血栓

A.左心室长轴切面显示左心房内巨大血栓（箭头所示）；B.四心腔切面显示左心房内两个大血栓（箭头所示）

（1）血栓多数发生在左心房后壁、侧壁、左心耳，少数可延伸至房间隔。

（2）可单发或多发。

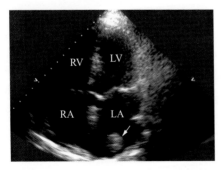

图33-2-2 左心房游离血栓（箭头所示，有视频）

（3）大小不一，小的约1cm，大的可占据心房大部。

2.形态与活动度

（1）多数为椭圆形或不规则形。

（2）基底部常较宽，无蒂，游离面较大。

（3）在心脏舒缩时不活动，陈旧血栓形态不随血流而改变，新鲜血栓可发生轻微改变，有飘浮感，与二尖瓣无粘连。

（4）二尖瓣狭窄时，个别血栓

脱落游离于左心房内，随血流而无规则活动。

3.回声

（1）新鲜血栓回声较弱。

（2）陈旧性血栓回声较强，发生钙化时尤为明显。

（3）M型超声心动图左心房内见异常回声，活动度小。

4.观察切面

（1）左心室长轴切面、心底短轴切面、心尖四腔及胸骨旁四腔切面、左心耳切面、剑突下双房切面。

（2）重点观察左心房内有无异常回声、血栓附着部位、数目、大小、形态、活动度、回声强弱。

（3）还应观察有无左心房超声自发显影现象。

◆ 多普勒超声心动图

1.血栓本身无特殊表现。

2.主要为原发病变的表现，如二尖瓣狭窄。

◆ 经食管超声心动图

1.对于左心房后壁、尤其左心耳及较小血栓的敏感性大大高于经胸超声心动图（图33-2-3，图33-2-4）。

2.左心耳血栓可呈球形、椭圆形或楔形。

3.多数患者可见到左心房内超声自发显影，表现为"云雾状"紊乱的微细点状回声，其形态不固定，此为血栓形成的高危状态。

4.观察切面：心底短轴切面、四腔心切面、左心耳切面、心房两腔心切面。于食管中下段做0°～180°连续扫描可显示左心房全貌，使左心房血栓的特征显示更加清晰。

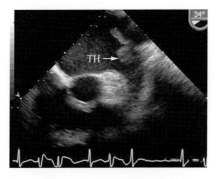

图33-2-3 左心耳血栓（1）

血栓呈椭圆形

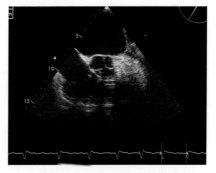

图33-2-4 左心耳血栓（2）

血栓呈楔形

【诊断要点】

1.左心房内异常团块状回声，附着于左心房壁和（或）左心耳内。

2.基底部较宽，附着面较大，游离面较小，椭圆形或不规则形，表面光滑或有不规则凸起。

3.活动度小。

4.原发病变的表现：风湿性二尖瓣狭窄、心房纤颤等。

【鉴别诊断】

1.左心房黏液瘤

（1）多有蒂附着于卵圆窝附近。

（2）活动度较大。

（3）舒张期可通过二尖瓣口进入左心室，收缩期返回左心房。

（4）瘤体形态可改变。

2.左心房云雾影（自发显影）

（1）应注意与新鲜血栓相鉴别。

（2）左心房内见云雾影样回声。

（3）形态不固定，呈漩涡样流动。

3.左心耳梳状肌

（1）为左心耳内正常结构。

（2）经食管超声检查时左心耳梳状肌常显示为向左心耳腔内突出的2～4个齿样排列的条索状回声

（3）无活动，位于左心耳角。

【预后的判断】

1.左心房或左心耳血栓易发生肢体或脑栓塞。

2.一旦发现左心房血栓需药物或手术治疗。

【手术治疗指征】

1.单纯心房颤动患者左心房血栓采用溶栓药物治疗，以免消融过程中血栓突然脱落造成体循环栓塞。

2.伴有二尖瓣狭窄患者在换瓣手术的同时去除左心房血栓。

【术中应用】

瓣膜置换术采用TEE监测

1.观察左心房或左心耳血栓的全貌。

2.术前超声，尤其是TEE，对确定手术途径是非常重要的。

3.手术过程中监测血栓以防突然脱落。

4.人工瓣膜置换术后即刻评价疗效。

5.评价左心室壁厚度和左心室收缩功能。

【随访】

1.左心房血栓采用药物治疗者建议每个月复查超声。一旦疑似出现栓塞症状者即刻到医院复查超声。

2.瓣膜置换手术者随访见人工瓣膜内容。

【注意事项】

1.新鲜血栓由于其声阻抗与血液相近，常易漏诊，经食管超声心动图可提高其检出率。

2.因左心耳角狭小，位于左心耳角的小血栓检出有一定困难，经食管超声心动图可提高其检出率。

【报告书写要点】

◆ 重点测量数据

1.血栓的大小、数目

2.心腔大小　左心室长轴切面M型测量左心房和左心室前后径；必要时二维四心腔切面测量横径和长径。

3.心脏基础疾病的相关测量　如二尖瓣狭窄。

（1）二尖瓣口面积。

（2）二尖瓣瓣环径：左心室长轴切面和四心腔切面测量。

（3）二尖瓣口血流速度和压差：心尖四心腔连续多普勒获取二尖瓣口血流频谱，测量峰值幅度和压差、平均速度和压差，评估狭窄程度。

◆ 主要文字描述

1.左心房内血栓的部位、大小、回声强度、数目和活动度。

2.心腔大小的情况。

3.心脏基础疾病的情况，如二尖瓣的形态结构、血流状况等。

◆ 超声心动图报告提示

1.风湿性心脏病。

2.二尖瓣狭窄（注明程度）。

3.左心房内血栓形成。

4.肺动脉高压（注明程度）。

第三节　左心室血栓

【定义、病因和分类】

1.左心室内血流淤滞时可形成血栓。

2.扩张型心肌病、心肌梗死合并室壁运动障碍时常并发左心室血栓（右心室血栓）。

【临床表现】

1.原发病的表现，常见为心肌梗死，其次为扩张型心肌病。

2.左心室血栓脱落可有肢体体循环栓塞症状。

3.左心室血栓的临床栓塞事件发生率不到1%，低于左心房血栓。

【适应证】

1.探查左心室内血栓的位置、大小、形态及活动度。

2.探查原发疾病。

3.评价左心室壁运动及左心室收缩功能。

4.有些患者，由于对心内膜的分辨率较低、慢性肺疾病或肥胖而使TTE应用受限。这些患者可以应用TEE来检测和识别左心室血栓。

【超声心动图表现】

◆ 二维和M型超声心动图

1.部位　多位于心肌梗死部位，室壁多无运动，室壁瘤内高发。

2.形态（图33-3-1，图33-3-2）

（1）附壁型：血栓扁平，分层状，表面与心内膜平行，基底广泛附着于左心室壁。

（2）伸探型：血栓呈球形或不规则形，突入左心室腔，一般基底仍较宽，有蒂或活动很大的血栓极为罕见。

（3）二型可同时存在。

3.回声

（1）陈旧或机化血栓回声较高，与心内膜较易区分。

（2）新鲜血栓回声浅淡，有时有飘动感，与心内膜有时不易区分界限。

（3）血栓中央可发生液化，表现为无回声区。

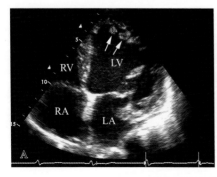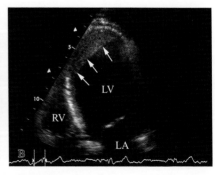

图33-3-1　左心室血栓（1）

A.左心室内血栓突入左心室腔；B.左心室内扁平血栓

（4）左心室造影有助于低回声血栓的发现。

4.M型超声心动图 左心室内见异常回声，活动度小。

5.观察切面

（1）取左心室长轴、四心腔、左心两腔、左心室短轴切面。

（2）观察心室壁上有无异常回声团块，尤其是心肌梗死部位的室壁，在整个心动周期始终存在，能在至少2个切面中观察到。

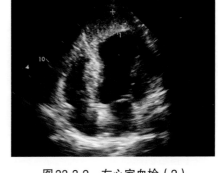

图33-3-2 左心室血栓（2）
心肌梗死后左心室心尖部血栓形成

（3）注意观察血栓附着部位，基底部附着情况，血栓的回声、大小、形态、活动度。

（4）TTE诊断左心室血栓的敏感性＞90%，特异性＞85%，可能优于TEE，尤其是对心尖部血栓的观察。

◆ **多普勒超声心动图**

主要为原发病变的表现，如心肌梗死后室壁瘤形成、扩张型心肌病等。

◆ **经食管超声心动图**

1.TEE对于胸壁肥厚、肺气肿及新鲜血栓其敏感性及特异性均高于经胸超声心动图。

2.但对于左心室心尖血栓的显示并不优于经胸超声心动图，对于急性心肌梗死患者应慎重选择。

【诊断要点】

1.左心室内有异常团块状回声，层样、球形或不规则形附着于室壁，多无明显活动，极少数带蒂者活动较大。

2.原发病变的表现，心肌梗死、扩张型心肌病等。

【鉴别诊断】

1.左心室黏液瘤

（1）多有蒂，附着于左心室壁，有一定活动度。

（2）与无蒂血栓较易鉴别，与有蒂血栓鉴别困难。

2.左心室横纹肌瘤

（1）是婴幼儿最常见的心脏肿瘤，约3/4的患者年龄小于1岁。

（2）本病多与结节性硬化密切相关，肿瘤可突入心腔引起梗阻，或引起心脏收缩或舒张功能异常。

（3）超声检查表现为回声强度明显增高，纹理粗糙的心肌内团块，边界清楚，可突入心腔，造成梗阻。

（4）绝大多数为多发性，最常累及左心室。

3.异位肌束

（1）横跨于左心室内的纤维或肌束，见于正常人。

（2）异位肌束位于乳头肌与室间隔之间或游离壁与游离壁之间，单发或多发。

（3）位于心尖部的异位肌束易与左心室血栓混淆，多切面观察可见异位肌束与心尖仍有少许间隙。

【预后的判断】

1.如果心室血栓带蒂或活动度大，则发生心血管栓塞的可能性较大。

2.左心室血栓的临床栓塞事件发生率不到1%，低于左心房血栓。

【手术治疗指征】

1.采用溶栓药物治疗。

2.心肌梗死室壁瘤患者可手术切除室壁瘤，同时去除血栓。

【随访】

1.左心室血栓采用药物治疗者建议每个月复查超声。一旦疑似出现栓塞症状者即刻到医院复查超声。

2.心肌梗死室壁瘤患者若手术切除室壁瘤则同时去除血栓。术后3个月、6个月、1年复查超声，以后每年复查超声1次。

【注意事项】

1.患者多有心肌梗死病史，可合并室壁瘤。

2.经食管超声心动图对于左心室心尖血栓的显示并不优于经胸超声心动图，对于急性心肌梗死患者应慎重选择。

【报告书写要点】

◆ 重点测量数据

1.血栓的大小、数目。

2.心腔大小，左心室长轴切面M型测量左心房和左心室前后径；必要时二维四心腔切面测量横径和长径。

3.心脏基础疾病的相关测量，如冠心病室壁瘤形成。

（1）室壁运动。

（2）瓣膜反流。

（3）心功能的测量。

◆ 主要文字描述

1.左心室内血栓的部位、大小、回声强度、数目和活动度。

2.心腔大小的情况。

3.心脏基础疾病的情况，如冠心病的形态结构、血流状况等。

◆ 超声心动图报告提示

1.节段性室壁运动异常。

2.心尖部室壁瘤并血栓形成。

3.左心室功能减低。

第四节 黏 液 瘤

【定义、病因和分类】

1.黏液瘤（myxoma）是较为常见的心脏原发性良性肿瘤，占所有良性肿瘤的30%～50%。

2.任何年龄均可发生，以30～60岁最为常见，大多散发。

3.最常见的为左心房黏液瘤。

4.病理解剖

（1）黏液瘤多发生于心腔的心内膜面。

（2）极少数见于心脏瓣膜和大血管。

（3）多有蒂附着。

（4）75%位于左心房。

（5）少数于同一心腔多发或在不同心腔同时发生。

5.本节讲解左心房黏液瘤。

【临床表现】

1.典型病例临床表现有栓塞、心内梗阻、全身性反应。

2.心脏听诊可有扑落音。

3.栓塞：肿瘤碎片或肿瘤表面血栓脱落，可导致体循环或肺循环栓塞，可反复发生。

4.心内梗阻的表现。

5.全身性反应：发热、乏力、贫血、体重减轻等，实验室检查呈现血沉加快，血清球蛋白升高。

【适应证】

1.评价黏液瘤的位置、大小及活动度。

2.评估二尖瓣功能性狭窄及反流情况。

3.TEE可以进一步评价肿瘤的位置、大小，形态和数目，并为外科手术切除提供信息。

4.术后复查肿瘤是否切除彻底。

5.对于换瓣患者检查人工瓣膜情况。

【超声心动图表现】

◆ 二维和M型超声心动图

1.部位

（1）大多数附着于卵圆窝边缘（图33-4-1，有视频）。

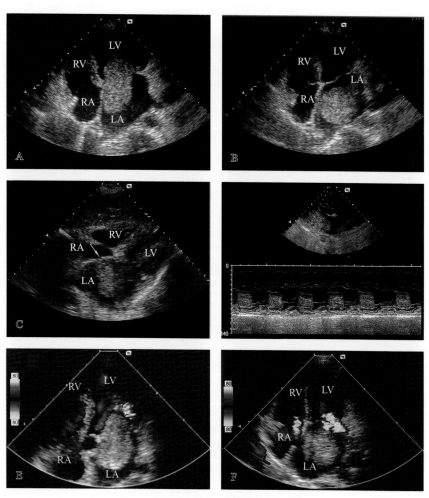

图33-4-1　左心房黏液瘤（1）（有视频）

A.心尖四腔切面左心房内见一中等强度、回声均匀的团块，舒张期通过二尖瓣口进入左心室；B.心尖四腔切面收缩期见瘤体返回左心房；C.剑突下双房切面见瘤体借一蒂附着于房间隔卵圆窝处；D.M型超声心动图见舒张期二尖瓣水平前后叶间一团块状回声；E.彩色多普勒瘤体与二尖瓣前后叶间舒张期出现明亮的红色射流束；F.收缩期二尖瓣、三尖瓣心房侧见少量反流

（2）极少数附着于房壁、房室环、瓣膜、肺静脉入口处及下腔静脉瓣上
（图33-4-2）。

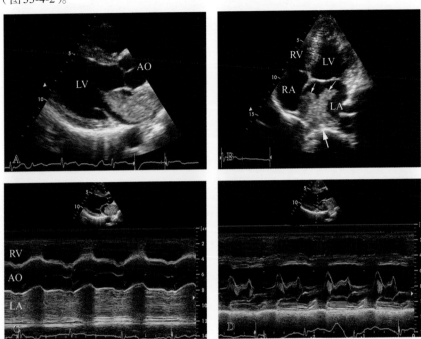

图33-4-2　左心房黏液瘤（2）

A.左心室长轴切面于左心房内见一中等强度、回声均匀的团块，表面呈稻穗样，舒张期移向
二尖瓣口；B.心尖四腔切面见瘤体附着于肺静脉入口处，瘤体形态不规则，呈分叶状；C.M型超
声心动图左心房内见团块状回声；D.M型超声心动图见舒张期二尖瓣水平前后叶间一团块状回声

（3）另有少数黏液瘤无蒂而直
接附着于房壁上。

（4）多数发生在左心房，附着
卵圆窝的左心房侧。

（5）三维超声有助于黏液瘤形
态和附着部位的观察（图33-4-3，图
33-4-4）

（6）多为单个，可为多个。

（7）可发生在一个心腔，亦可
多个心腔同时发生（图33-4-5至图
33-4-7）。

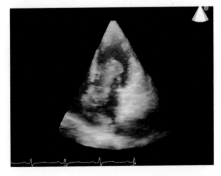

图33-4-3　左心房黏液瘤的三维超声成像

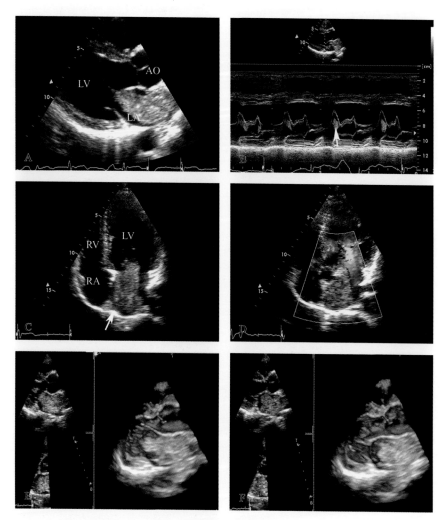

图33-4-4　左心房黏液瘤（3）

A.左心室长轴切面于左心房内见一中等强度、回声均匀的团块，表面呈稻穗样，舒张期移向二尖瓣口；B.二尖瓣口的M型超声仅于舒张期见较小的瘤体回声（箭头所示）；C.心尖四腔切面见左心房内一中等强度、回声均匀的团块，未见明显的蒂，仅在右肺静脉入口处见一较强回声（箭头所示），手术证实该部位为黏液瘤的附着处；D.彩色多普勒舒张期在瘤体与二尖瓣前后叶间的狭窄间隙处出现明亮的红色血流信号；E.三维成像见黏液瘤几乎占据整个左心房，舒张期移向二尖瓣口；F.三维成像收缩期黏液瘤返回左心房

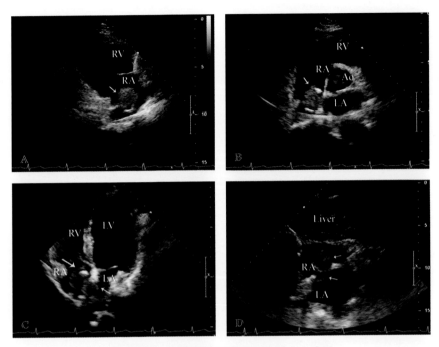

图33-4-5　双房黏液瘤术前经胸超声心动图

A.右心室流入道切面可见右心房内类圆形稍强回声团块（箭头所示），未累及三尖瓣；B.大动脉短轴切面可见右心房内类圆形稍强回声团块（箭头所示），起自房间隔卵圆窝处，与房间隔关系密切；C.心尖四心腔切面可见卵圆窝处稍强回声团块分别向左、右心房凸起（箭头所示），右心房侧团块呈类圆形且其内可见强回声钙化斑，左心房侧团块形态不规则，团块与房间隔关系密切；D.剑突下双心房切面可见卵圆窝处稍强回声团块分别向左、右心房凸起，右心房侧团块呈类圆形，左心房侧团块形态不规则，团块与房间隔关系密切

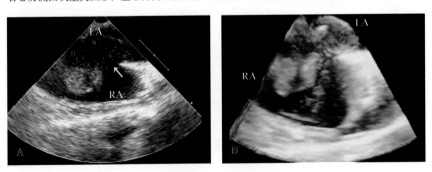

图33-4-6　双房黏液瘤术中经食管超声心动图

A.彩色多普勒双心房切面示房间隔卵圆窝稍强回声团块分别向左、右心房突起（箭头所示），右心房侧团块较大（23.5mm×23.6mm），左心房侧团块较小（11.2 mm×16.4mm），均与房间隔未见明显分界，瘤体内未见明显血流信号；B.三维探查可见右心房、左心房瘤体起自房间隔

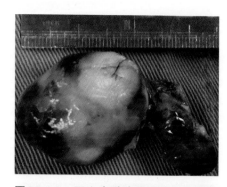

图 33-4-7　双心房黏液瘤手术切除瘤体标本

2.形态

（1）心房黏液瘤患者心房内可见一致密的反射光团，直径有的小于1cm，大的几乎充满整个心房。

（2）瘤体多为椭圆形或类圆形，少数有分叶。

（3）多数瘤体柔顺度大，收缩期多为类圆形，舒张期移向房室瓣口，瘤体伸长，呈椭圆形。

（4）黏液瘤一般为大致均匀的回声团，中心如出现钙化，表现为斑点状或强回声，液化则表现为液性暗区。

（5）瘤体表面光滑或有小的凸起，呈穗状。

3.活动度

（1）有蒂的可随心动周期舒缩而活动，舒张期移向二尖瓣，甚至达左心室腔，收缩期返回心房。

（2）蒂长、瘤体大、附着部位低的黏液瘤对房室瓣口阻塞重，反之则轻。

4.M型超声心动图

（1）在心底波群中，左心房中有一光团反射，收缩期出现或变大，舒张期消失或变小。

（2）二尖瓣口波群，舒张期二尖瓣前叶与后叶间可见团块状反射，前叶EF斜率下降，收缩期瓣口团块状反射消失。

5.观察切面

（1）心尖四腔切面、胸骨旁四腔切面、胸骨旁左心室长轴切面、胸骨旁大动脉短轴切面、剑突下四腔心切面、剑突下双心房切面。

（2）观察瘤体大小、形态、表面特征、数目、蒂附着部位、瘤体内有无液化、钙化、瘤体活动度、与房室瓣装置有无粘连，是否造成房室瓣口狭窄。

◆ 多普勒超声心动图

1.瘤体较大，舒张期阻塞二尖瓣口时，彩色多普勒在瘤体与瓣叶间出现明亮的红色射流束，探及舒张期射流频谱。

2.影响房室瓣关闭时，可探及收缩期瓣膜反流信号。

3.频谱多普勒可定量测量瓣膜狭窄程度及是否引起继发性肺动脉高压。

◆ 经食管超声心动图

1.观察切面：四腔心切面、主动脉根部短轴、左心耳长轴切面、心房两腔心切面。

2.于食管中下段做0°～180°连续扫描可显示左心房全貌,可使肿瘤更加完整的显示,得到更多信息。

【诊断要点】

1.心房内出现一中、低回声团块,形态随心动周期而变化。

2.有蒂附着于房间隔或左心房壁等其他心内结构上,舒张期移向房室瓣口,收缩期返回心房。

3.可对房室瓣口造成不同程度的梗阻,有时合并关闭不全。

【鉴别诊断】

1.**心房血栓** 多发生于房室瓣狭窄的基础上,极少有蒂,活动性差,形态固定,与房壁连接明显。

2.**房室瓣赘生物**

(1)多发生在有风湿性心脏病、感染性心内膜炎、先天性心脏病病史的患者。

(2)赘生物表现为瓣叶上大小不等的强回声团块,回声一般高于黏液瘤。

(3)与瓣叶附着紧密,活动度较小。

3.**房室瓣乳头状瘤**

(1)与瓣叶附着面较宽,有利于与瓣叶上的黏液瘤相鉴别。

(2)房室瓣上的黏液瘤较为疏松,有一短蒂与瓣叶相连,本身有一定活动度。

4.**冠状窦瓣**

(1)出生后多退化,部分人残留。

(2)超声上表现为一纤细的光带连于冠状静脉窦开口,另一端游离于右心房。

5.**希阿利网**

(1)是从冠状窦瓣和下腔静脉瓣穿过右心房内部延伸至界嵴的纤维网。

(2)超声上表现为右心房内回声较强的膜性结构,由下腔静脉口延伸至房间隔或三尖瓣。

【预后的判断】

1.若不手术切除,有发生体循环栓塞和猝死的危险。

2.黏液瘤有再发倾向,我国术后再发病例占1%～2%。

【手术指征】

1.本病有发生猝死的危险,故诊断明确后,尽早做心脏肿瘤切除术,可获得较好的疗效。

2.单纯黏液瘤患者若无全身反应,叮做常规择期手术。

3.全身反应严重、病情发展快且有凶险征象者,排除非黏液瘤因素后,应做急症手术安排。

4.反复发作动脉栓塞有死亡威胁者，应做急症手术安排。

【随访】

术后4年内每半年复查超声1次，4年后每年1次。

【注意事项】

1.由于食管探头位于左心房后方，避开了胸壁与肺的干扰，且探头的频率高于经胸超声探头，因而分辨率较好，能更清晰显示肿瘤特征。

2.由于黏液瘤易脱落导致栓塞，经食管超声检查对患者有刺激，经胸超声如能确诊原则上不进行经食管超声。

【报告书写要点】

◆ 重点测量数据

1.黏液瘤的部位、大小、数目。

2.心腔大小。

3.黏液瘤所在部位流入和流出系统的血流状况。

◆ 主要文字描述

1.黏液瘤的部位、大小、回声、活动度；有无蒂及附着部位等。

2.心腔是否扩大及程度；右心室壁是否增厚。

3.室壁的运动情况。

4.黏液瘤所在部位流入和流出系统的血流状况：有无梗阻、瓣膜反流等。

◆ 超声心动图报告提示

1.左心房占位性病变（考虑为黏液瘤）。

2.左心房扩大。

3.二尖瓣反流。

第五节　其他心脏肿瘤

【定义、病因和分类】

心脏肿瘤分为原发性与继发性，25%的原发性心脏肿瘤属于恶性肿瘤，绝大多数为肉瘤，是仅次于黏液瘤的第二位最常见的原发性心脏肿瘤。最常见的肉瘤是血管肉瘤与横纹肌肉瘤，可发生于任何年龄，30～50岁多见，无明显性别差异。

◆ 良性肿瘤

1.乳头状瘤（papilloma）

（1）又称乳头状弹力纤维瘤，可发生于心脏的任何部位，多有蒂附着于瓣叶及其附属装置上。

（2）超声心动图乳头状瘤表现为回声均匀的圆形或椭圆形团块，表面呈乳头状，多附着于心内瓣膜上。

（3）位于房室瓣上的乳头状瘤于舒张期进入心室内，收缩期则回复至瓣叶的闭合处。

2.纤维瘤（fibroma）

（1）心脏纤维瘤可引起心室流出道或流入道梗阻、心力衰竭、心律失常或猝死。

（2）肿瘤多发生于心室，以室间隔和左心室前壁最为多见，可向心内膜和心外膜生长，但心内膜和心外膜完整。

（3）超声心动图表现为左、右心室壁心肌内出现异常回声团块，没有包膜，回声反射较心肌为强。

（4）部分纤维瘤可向心腔内生长。

（5）位于流出道或形体较大的纤维瘤可导致左心室或右心室流出道梗阻。利用彩色多普勒可了解其梗阻程度。

（6）诊断时应注意与肥厚型心肌病、心室内肥厚和变异的乳头肌、心内膜、纤维化室壁瘤等相鉴别。

3.脂肪瘤

（1）常发生于房间隔（脂肪瘤样房间隔肥厚），主要为孤立性脂肪瘤和浸润性脂肪瘤。

（2）脂肪瘤可发生于心脏其他任何部位，通常位于心腔外，但也可侵入心腔内。心肌内的脂肪瘤常较小且有完整包膜，也有生长于二尖瓣或三尖瓣上。脂肪瘤多发生于心室，可为单发，亦可多发。

（3）超声心动图于心室内可见回声稍增强的团块，呈圆形或椭圆形，与室壁的附着面较大，活动度较小。

（4）位于流出道附近的脂肪瘤亦可造成流出道的梗阻。利用彩色多普勒和频谱多普勒可观察脂肪瘤对流出道的梗阻程度。

4.横纹肌瘤

（1）心脏横纹肌瘤多见于15岁以下儿童，胎儿时期即可发生。约50%的病例伴有结节性硬化。

（2）肿瘤小者可无症状，大者可向心腔凸起，引起阻塞症状，多发性肿瘤常引起严重的充血性心力衰竭。

（3）超声表现为心腔内单个或多个圆形或椭圆形强回声团块。边界清晰，内回声均质，位于室间隔或心室壁内，最常累及左心室，其次为右心室和室间隔。肿瘤位于心室的流入道或流出道时可造成梗阻，多普勒检查有助于评估梗阻严重程度。多发性者可影响心脏功能（图33-5-1，图33-5-2）。

5.心内平滑肌瘤病　子宫静脉内平滑肌瘤延伸入右心系统。

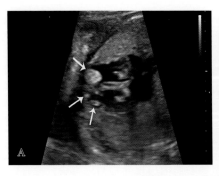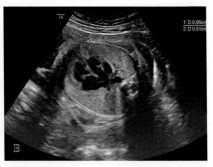

图33-5-1 心脏横纹肌瘤（1）

胎儿时期超声心动图表现，A.四腔心切面示左、右心室内可见多个偏强回声团块突入心腔内（箭头所指）；B.较大者团块位于左心室内，大小约9.5mm×5.1mm

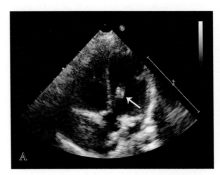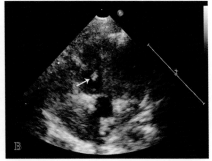

图33-5-2 心脏横纹肌瘤（2）

胎出生后超声心动图表现，A.心尖五腔心切面于左心室内可见一偏强回声团块（箭头所指）；B.于右心室内亦可见一偏强回声团块（箭头所指）

（1）心内平滑肌瘤病为一种罕见、类型及生长方式特殊的良性肿瘤。发生于28～80岁女性，常伴有子宫肌瘤或子宫切除术病史。在病理学上属良性肿瘤，但生长方式类似恶性肿瘤。

（2）发生于右心系统，肿瘤从下腔静脉延伸入右心系统，主要延伸途径为左、右子宫静脉−髂内静脉−髂总静脉−下腔静脉；左卵巢静脉−左肾静脉−下腔静脉/右卵巢静脉−下腔静脉。

（3）超声表现为右心内可见一椭圆形或不规则形等回声团块。边界清晰，内回声一般较均匀。肿瘤从下腔静脉延伸入右心，其与心内膜面及下腔静脉管壁无明显粘连，在下腔静脉及右心内活动度较大。肿瘤位于右心室流入道或流出道时可造成梗阻，多普勒检查可用于评估梗阻严重程度［图33-5-3（有视频），图33-5-4］。

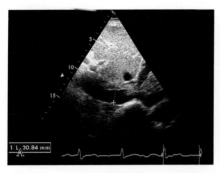
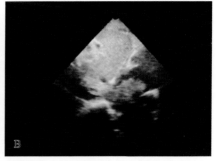

图33-5-3　心内平滑肌瘤病（1）（有视频）

超声成像，A.剑突下切面示下腔静脉增宽约30 mm，下腔静脉内占位性病变延续至右心房；B.三维超声心动图示下腔静脉内占位性病变向右心房延续

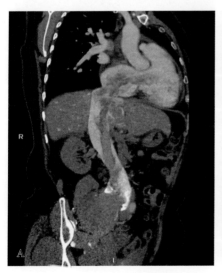
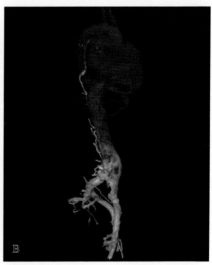

图33-5-4　心内平滑肌瘤病（2）

上图患者的CT成像，A.矢状位重建示盆腔内低密度团块通过下腔静脉延伸到右心房内；B.下腔静脉CT静脉造影示下腔静脉内占位性病变

6.心包囊肿（pericardial cyst）

（1）最常见的心包囊性占位性病变，多为单房，也可为多房。

（2）超声心动图探查可见囊肿位于心脏轮廓外，与心包相连。囊壁光滑，钙化时可见强反射带状或斑点状回声，囊腔内为液性暗区。

（3）心包囊肿为心包的囊性凸起，不随心脏活动，且心房心室壁完整。

◆ 恶性肿瘤

1.原发于心脏的恶性肿瘤多为肉瘤，其中以血管肉瘤较为常见，其次为横纹肌肉瘤（图33-5-5）、间皮肉瘤、纤维肉瘤、淋巴肉瘤等。

2.肿瘤可位于心室，也可发生于心房。

3.恶性肿瘤形体多数较大，呈分叶状或不规则形状，内部回声不均匀。

4.肿瘤多呈浸润性生长，与心壁的附着面较广，多无蒂，活动度小。

5.肿瘤可侵及心壁内，并可累及心包，对瓣膜也有不同程度的破坏，亦可伴有心包积液。

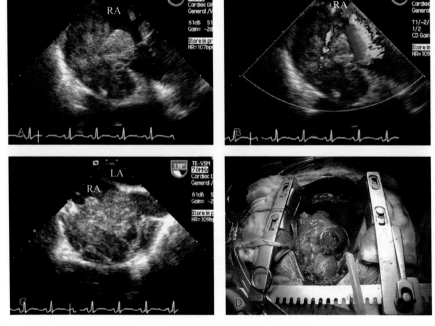

图33-5-5　右心房横纹肌肉瘤

经食管超声，A.右心房内见呈分叶状中等强度的团块；B.彩色多普勒团块内见有血流信号；C.右心房内分叶状的团块与右心房壁广泛粘连；D.术中显示右心房肿瘤

6.较大的肿瘤多可造成不同程度的梗阻。恶性肿瘤在手术后可原位复发。

7.超声表现为心腔、心肌或心包内出现团块状不均匀回声，形状不规则，边缘欠清楚，活动度差，与瓣膜和房室壁广泛粘连。

8.彩色多普勒肿块内可见血流信号，彩色和频谱多普勒可较为直观地显示肿瘤对心腔的梗阻程度。

9.恶性肿瘤可根据肿瘤的形态、内部回声、与心壁的附着情况可初步定性，超声上很难对恶性肿瘤做出病理诊断，必须依靠病理检查确诊。

【诊断要点】

1.心腔、心肌或心包内出现异常团块状回声。活动度、与心壁的粘连情况依肿瘤的性质而定。

2.实质性团块内可有多普勒血流信号。

3.肿瘤对心腔有梗阻者彩色和频谱多普勒探及异常湍流信号。

【鉴别诊断】

注意良性与恶性肿瘤的鉴别（表33-5-1）。

表33-5-1　心脏良性与恶性肿瘤的鉴别

	良性肿瘤	恶性肿瘤
形态	规则	分叶状或不规则
内部回声	均匀	不均匀
基底	窄	宽
蒂	多有	多无
浸润性	无	有
活动度	幅度大	幅度小或固定不动
长径/基底直径之比	多＞2	多＜2
心包积液	少数有积液	多数有积液

【注意事项】

1.患者临床表现形式多样，但多无特异性，程度差别较大。

2.X线及心电图往往无特殊表现。

3.虽然超声心动图容易发现心脏肿瘤，但除黏液瘤外，对其他心脏肿瘤较难做出准确的病理诊断，确诊需要病理检查。

4.经胸壁超声心动图具有较高的敏感性。经食管超声心动图能更清楚地显示心脏的结构，尤其是心脏深部的结构，对心脏及邻近部位的占位性病变的探查具有重要的价值。

【报告书写要点】

◆ 重点测量数据

1.肿瘤的部位、大小、数目。

2.心腔大小。

3.肿瘤所在部位流入和流出系统的血流状况。

◆ 主要文字描述

1.明确肿瘤部位：心腔内、心肌还是心外肿瘤。

2.肿瘤的、数目、大小、回声、活动度；有无蒂及附着部位等。

3.肿瘤与心壁的关系、活动规律；室壁的运动情况。

4.继发性改变：描述肿瘤邻近部位的血流有无受阻、受肿瘤侵犯的心腔大小、功能状态、有无积液等。

◆ 超声心动图报告提示

左心房实质性占位性病变（可能为恶性）。

第34章

心包疾病

第一节 心包积液

【定义、病因和分类】

1.心包积液 各种病因导致心包腔内液体增加超过正常（＞50ml）导致心包脏、壁层分离，同时伴有壁层心包运动的减低。

2.心脏压塞 短时间内心包腔内液体积聚、大量积液或各种原因致心包腔内压力增高（＞3mmHg），限制心脏的舒张期充盈，导致每搏输出量降低。

3.常见病因 感染（主要为结核及病毒）、继发于全身性疾病（如心力衰竭、尿毒症、甲状腺功能减退等）、创伤、急性心肌梗死及心包恶性肿瘤、恶性肿瘤心包转移等。

4.心包积液分类 可分为漏出性、渗出性、乳糜性、血性和脓性。

5.心脏压塞分类 可分为不伴奇脉的心脏压塞、低压心脏压塞和局限的心脏压塞。

（1）不伴奇脉的心脏压塞：左和（或）右心室舒张末压高而不出现右心室塌陷和奇脉，吸气时室间隔移位不明显，每搏输出量变化不明显。

（2）低压心脏压塞：低血容量致舒张末压减低而出现右心房、右心室甚或左心室塌陷而临床。

（3）无心脏压塞表现。

（4）局限的心脏压塞：短时间少量或局部的心包积液或积血导致。

【临床表现】

1.少量心包积液或慢性的大量心包积液但无心脏压塞的患者可以没有任何症状。

2.呼吸困难，胸部压迫感。缓慢积聚的大量心包积液产生咳嗽、吞咽困难、呃逆、声音嘶哑等症状。

3.心脏压塞。严重的气急、心悸、面色苍白或发绀、肢冷、前倾端坐呼吸，濒死感、意识丧失等。

4.体格检查可发现呼吸急促，颈静脉怒张、肝颈静脉回流征阳性，心浊音界扩大、心音遥远低钝、窦性心动过速、奇脉（吸气时脉搏减弱）、收缩压降低，左肺底 Ewart 征，肝脏增大及外周水肿如双下肢水肿、胸腔积液、腹水等。

5.心电图 QRS 波群低电压，电交替，窦性心动过速。

6.胸部 X 线检查，大量心包积液时心影呈球形或烧瓶状。

【适应证】

1.出现无明显诱因的胸部疼痛、发热、干咳、气急和颈静脉怒张。听诊闻及心包摩擦音等症状和体征，可疑存在心包积液、心脏压塞、心包缩窄或渗出缩窄的患者。

2.确定是否存在心包积液并定位，评估心包积液量。

3.可早期发现大量积液或积液快速聚积造成的心脏压塞征象。

4.怀疑心包腔内出血。

5.判断部分心包积液病因，如肿瘤、心肌梗死等。

6.恶性肿瘤患者超声发现心包渗液、心包内团块或无原因的心脏压塞要除外是否有心包肿瘤。

7.引导、监护及评价心包穿刺术。

【超声心动图表现】

◆ 二维和 M 型超声心动图

1.二维超声心动图是检出心包积液的首选方法。识别积液量、心腔舒张期塌陷和是否存在心包增厚、粘连［图34-1-1，图34-1-2（有视频）］。

2.左心长轴切面、心尖四腔心切面、心室短轴切面、剑突下切面均可理想观察。

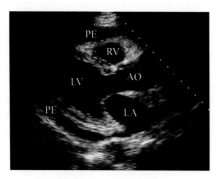

图34-1-1 心包积液
左心长轴切面观心包腔内见液性暗区

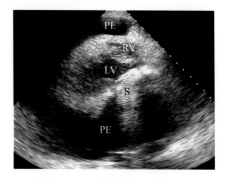

图34-1-2 心脏压塞（有视频）
左心长轴切面观示大量积液、心脏压塞，右心室舒张期塌陷

3.心包积液表现为心包脏、壁层分离，其间见无回声液性暗区。

4.心包腔内可见纤维素渗出。心包脏、壁层常可见一些絮状、条带样中等回声附着，可交织呈网格状，位于局部或均匀分布在整个心包腔，可漂动。

5.非包裹性积液定量。液体分布随体位改变，故需具体问题具体分析。

6.心脏压塞。超声心动图表现与原发病变的严重程度及心包腔内液体积聚的速度和范围、患者的血容量状态、左右心室舒张末压及心包病变有关。

（1）心包腔内见大量液性暗区，可见心脏摆动征。

（2）吸气时右心室内径增大，左心室异常减小。

（3）舒张期塌陷征：一个或多个心腔舒张期向内运动的异常现象。

①舒张晚期和收缩早期右心房塌陷征。

②舒张早期至中期右心室塌陷征，右心室流出道处易见。

③严重时左心舒张亦受限，舒张晚期和收缩早期左心房塌陷。

7.包裹性积液。心包腔内局限性液性暗区，积液量和部位不定，不随体位变动而移动；常同时可见心包增厚或心包腔内大量网格状纤维条索回声。

8.M型超声心动图

（1）对于很少量的液体敏感，可测量左心室后壁后方积液的深度。

（2）发生心脏压塞时可见右心室舒张期塌陷并观察其持续时间。

（3）吸气时二尖瓣前叶DE振幅减小、EF斜率降低。

（4）剑突下切面可见下腔静脉内径增宽，深吸气时塌陷程度＜50%、甚至消失。

◆ 多普勒超声心动图

1.彩色多普勒各瓣口彩色血流信号暗淡。

2.心脏压塞

（1）右心房室瓣口彩色血流信号的宽度、长度及面积相对增大，左心房室瓣口的彩色血流信号则明显减小。

（2）吸气时三尖瓣口E峰增高，二尖瓣口E峰减低。

（3）呼气时三尖瓣口E峰减低，二尖瓣口E峰增高。

【诊断要点】

1.心包脏、壁层分离，心包腔内见液性无回声区，其内可见条索样或絮状中等回声。

2.心脏压塞。心包腔内见大量或局限性心包积液，可见心脏摆动征；右心房、右心室舒张期塌陷；下腔静脉内径增宽，吸气时塌陷消失；二、三尖瓣口血流及多普勒血流模式异常。

3.心包积液定量分析（表34-1-1）。

表34-1-1　心包积液的半定量分析

心包积液	估计液量（ml）	心包腔无回声区宽（mm）	出现部位
少量	50～100	3～5	仅见于左心室后下壁和房室沟处
中量	100～300	5～10	心脏周围均可见液体积聚，以左心室后下壁区域为主
大量	300～1 000	10～20	出现心脏摆动征
极大量	＞1 000	＞20	包绕整个心脏，明显心脏摆动征，常发生心脏压塞

【鉴别诊断】

1.心外膜脂肪　常见于右心室前壁前方，肥胖患者常见。

2.左侧胸腔积液　于剑突下切面可与心包积液明确区分。

3.包裹性积液与心包周围血管结构鉴别　运用彩色多普勒血流显像与血管结构鉴别。

【预后的判断】

1.积液局限，形成包裹性积液。

2.心包积液吸收后部分患者心包粘连、钙化，形成缩窄性心包炎。常见于结核性。

3.恶性肿瘤常导致顽固心包积液，预后差。

4.心力衰竭、肾功能不全及低蛋白血症等全身疾病所致心包积液于病因解除或有效治疗后可自行消失。

【术中应用】

1.心包穿刺术前行穿刺点定位，以积液与穿刺针间除胸壁外无其他组织，且积液深度尽量最深处为宜。

2.确定穿刺方向及深度，术中引导穿刺针走行以避免损伤心脏。

3.评价治疗效果。

4.决定是否需要行心包切开术。

【随访】

1.动态观察心包积液量的变化。

2.非手术治疗无症状及体征的心脏压塞患者需每周复查。

3.观察是否并发心包增厚、钙化甚或缩窄性心包炎。

【报告书写要点】

◆ **重点测量数据**

1. 各室壁外心包积液宽度，以定量分析。

2. 房室腔的大小。

3. 室壁运动幅度，M型和解剖M型测量各室壁的运动。

4. 下腔静脉内径。

5. 二、三尖瓣口血流频谱，吸气和呼气时E峰的变化。

◆ **主要文字描述**

1. 描述心包积液部位及宽度，估测心包积液量，即少量、中量、大量、极大量。

2. 描述心包积液内部回声，判断积液的性质，如浆液性积液，液性暗区透声好，随体外改变位置变化较大、纤维渗出性积液，可见纤维素形成的条带状回声，形成多个小的间隔、化脓性积液或血性积液，液性暗区较混浊，其内探及细密点状弱回声。

3. 描述心房及心室壁运动情况及M型超声显示房、室壁有无舒张期塌陷运动。

4. 房室腔大小。

5. 二、三尖瓣口血流频谱E峰随呼吸的变化情况。

6. 有无心脏压塞；若有压塞，需判断原因并明确心包是否与心腔相通。

7. 有无缩窄性心包炎。

8. 若有心包肿瘤时，报告其位置、数量及其相关心脏血流动力学异常、受累瓣膜关闭情况、有无肺动脉高压。

9. 其他合并的心血管畸形。

◆ **超声心动图报告提示**

心包积液（定量分析，如中量）。

第二节 缩窄性心包炎

【定义、病因和分类】

1. 缩窄性心包炎是各种原因引起心包增厚、粘连、纤维化和（或）钙化，压迫心脏，导致心脏充盈压升高、心室舒张期充盈受限的心包疾病；可伴或不伴有心包积液。

2. 结核是最常见病因。

3. 根据是否伴有心包积液可分为单纯缩窄性心包炎和渗出-缩窄性心包炎。

【临床表现】

1. 体循环静脉淤血 腹胀、食欲缺乏、乏力、尿少、下肢水肿等。

2.肺淤血和心排血量减低　胸闷、气短、乏力及劳力性呼吸困难等。

3.体征　颈静脉怒张，Kussmaul 征阳性（吸气时颈静脉压升高），肝、脾肿大，肝-颈静脉回流征阳性，移动性浊音阳性，下肢水肿等；听诊可闻及心包叩击音；收缩压及脉压减低。

4.胸部X线检查　可见心包钙化表现。

【适应证】

1.既往有心包炎及心包积液病史，以明确是否存在心包缩窄。

2.判断心包病变范围及程度。

3.心包剥脱术后评价。

4.鉴别本病与限制型心肌病。

【超声心动图表现】

◆ 二维和M型超声心动图

1.左心长轴切面、心尖四心腔切面、心室短轴切面、剑突下等一系列切面均可观察心包的情况。

2.心包明显增厚、回声增强，有时可见钙化的强回声，尤以房室沟处增厚、钙化显著；心包厚度＞3mm或钙化高度提示缩窄性心包炎。心包的增厚或钙化呈片状或弥散分布。

3.可伴有心包积液，含包裹性积液。

4.常见双心房明显扩大，左心室腔正常或缩小，有时可呈"葫芦"征；心脏轮廓僵硬、扭曲变形。

5.心室舒张明显受限，严重时心室收缩受限。

6.室间隔异常运动-间隔弹跳征：舒张早期异常地向左心室腔内摆动并在舒张中期立即向右心室侧反弹（图34-2-1，有视频）。

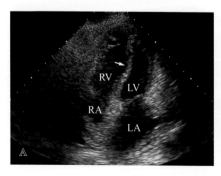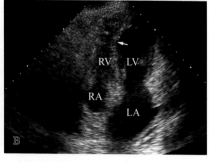

图34-2-1　缩窄性心包炎（有视频）

A.心尖四心腔切面见左心室后壁及右心房壁心包增厚、回声增强，同时可见间隔弹跳（箭头所示）；B.与图A相比见间隔弹跳征象（箭头所示）

7.下腔静脉明显增宽，内径呼吸周期性变化减低甚至消失。

8.M型超声心动图

（1）室间隔舒张早期异常向左心室腔内摆动并立即反弹形成室间隔舒张早期"V"形切迹（与间隔弹跳对应）。

（2）二尖瓣提前关闭，舒张中、晚期左心室后壁突然变平坦，二尖瓣EF斜率变陡。

（3）肺动脉瓣提前开放，下腔静脉扩张且深吸气时内径不能缩小。

◆ 多普勒超声心动图

1.彩色多普勒见二、三尖瓣流入道血流信号变窄。

2.吸气时二尖瓣口E峰减低，呼气时E峰增高。等容舒张时间缩短，常＜80ms。

3.吸气时三尖瓣口E峰增高，呼气时E峰减低。

4.吸气时主动脉血流速度明显减低。

5.二尖瓣口E峰高尖而A峰低小，EF斜率快速下降，E/A比值明显增大。

6.肝静脉血流频谱呈特征性"W"模式。

【诊断要点】

1.心包增厚、钙化，可有心包积液。

2.常见左、右心房明显扩大，亦可正常或轻大，心室舒张受限。

3.室间隔异常运动-间隔弹跳征和室间隔"呼吸性漂移"运动。

4.下腔静脉明显增宽，内径呼吸周期性变化减低甚至消失。

5.二尖瓣口E峰增高，A峰减小，E/A比值增大。

6.吸气时二尖瓣口血流E峰减低，呼气时E峰增高；三尖瓣口血流表现与之相反。

【鉴别诊断】

限制型心肌病

1.心包无明显增厚、钙化。

2.心内膜增厚、回声增强（详见限制型心肌病）。

【预后的判断】

预后差。心包剥脱术常不能完全剥脱病变心包，且术后粘连亦是本病的病因之一。

【术中应用】

1.经食管超声心动图可在心包剥脱术中定位病变心包的位置及范围。

2.评价心功能。

【随访】

1.治疗后重新评价血流动力学。

2.心包切开术后4～6周评价手术成功与否。

【报告书写要点】

◆ 重点测量数据

1.心包脏壁层的厚度；各室壁外心包积液宽度。

2.房室腔的大小。

3.室壁运动幅度，M型和解剖M型测量各室壁的运动。

4.下腔静脉内径。

5.二、三尖瓣口血流频谱，吸气和呼气时E峰的变化。

◆ 主要文字描述

1.描述二维超声心动图观察到的心包改变情况，是否增厚、粘连、钙化等。心包腔内有无积液情况。

2.描述心脏形态改变情况，如缩窄部位位于房室环处，二维四腔切面显示心脏呈"葫芦"形。

3.描述房室大小的改变情况，如双心房增大，心室内径正常或稍小。

4.描述下腔静脉、肝静脉内径有无增宽情况，下腔静脉内径呼吸周期性变化情况，描述下腔静脉内径随呼吸塌陷率。

5.描述M型超声心动图室壁运动曲线，有无室间隔舒张早期切迹，即室间隔"弹跳"征。

6.描述多普勒超声心动图测量房室瓣口脉冲多普勒特征性表现，观察二、三尖瓣口舒张期前向血流随呼吸变化情况。

7.描述房室瓣口有无反流情况。

8.描述组织多普勒技术测量的房室瓣环运动情况。

◆ 超声心动图报告提示

缩窄性心包炎。